OBESIDAD - Tratamiento Juvenil

Mercedes Rubiano - Vanegas

Carmen Macbeth - Vanegas

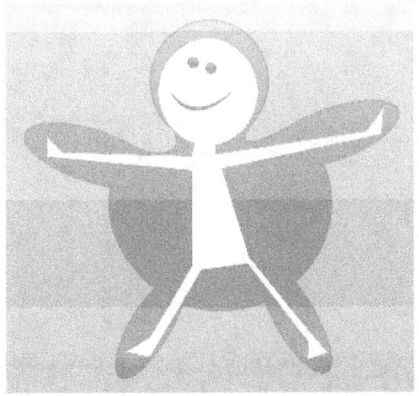

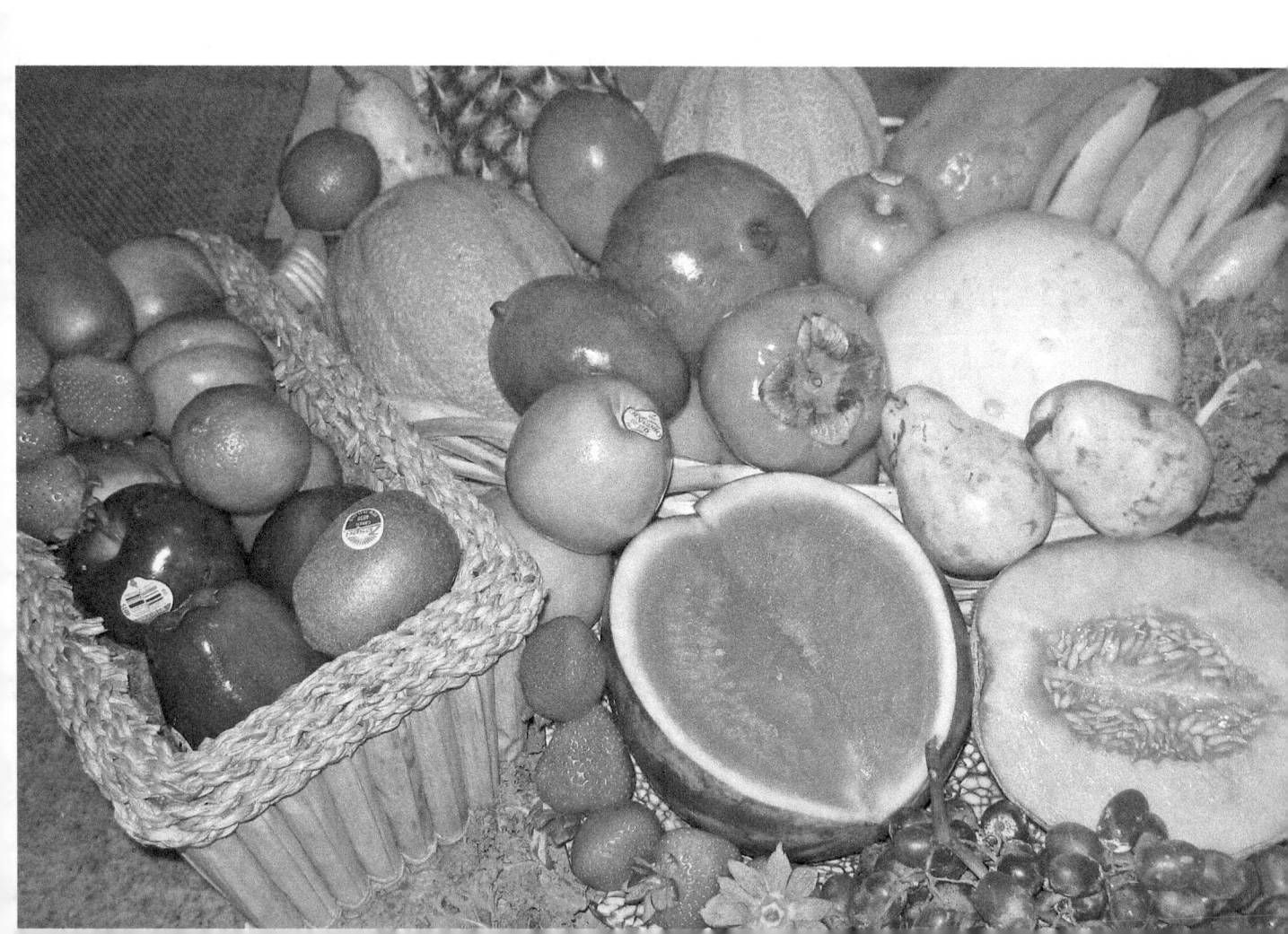

Agradecimientos

Damos nuestros sinceros agradecimientos a la inmensa y generosa colaboración del esposo de Carmen, BILL MACBETH, quien con mucho interés, tuvo a bien darnos el asesoramiento, soporte y ayuda para realizar este libro.

De igual manera queremos mencionar a Laura Burgos, quien tuvo a su cargo la parte de embellecer el libro con las bonitas ilustraciones que ella dibujó.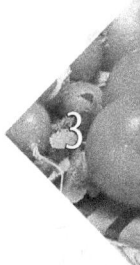

Y finalmente a Marcela Camacho por el magnífico trabajo realizado con el diseño y coordinación del proyecto.

Cordialmente,
María Mercedes y Carmen

3

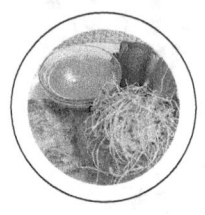

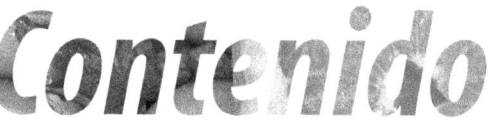

Contenido

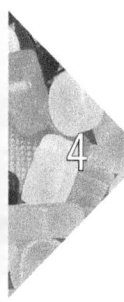

4

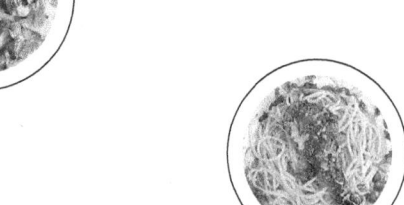

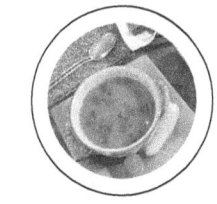
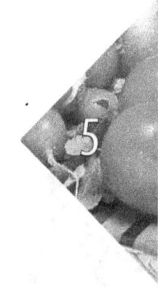
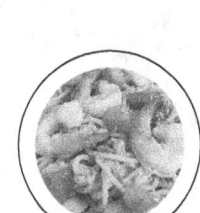
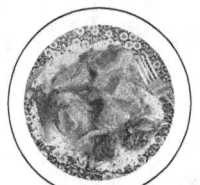
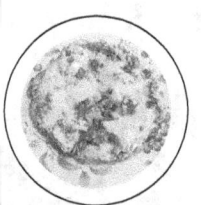
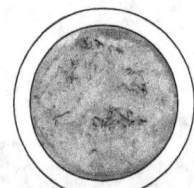

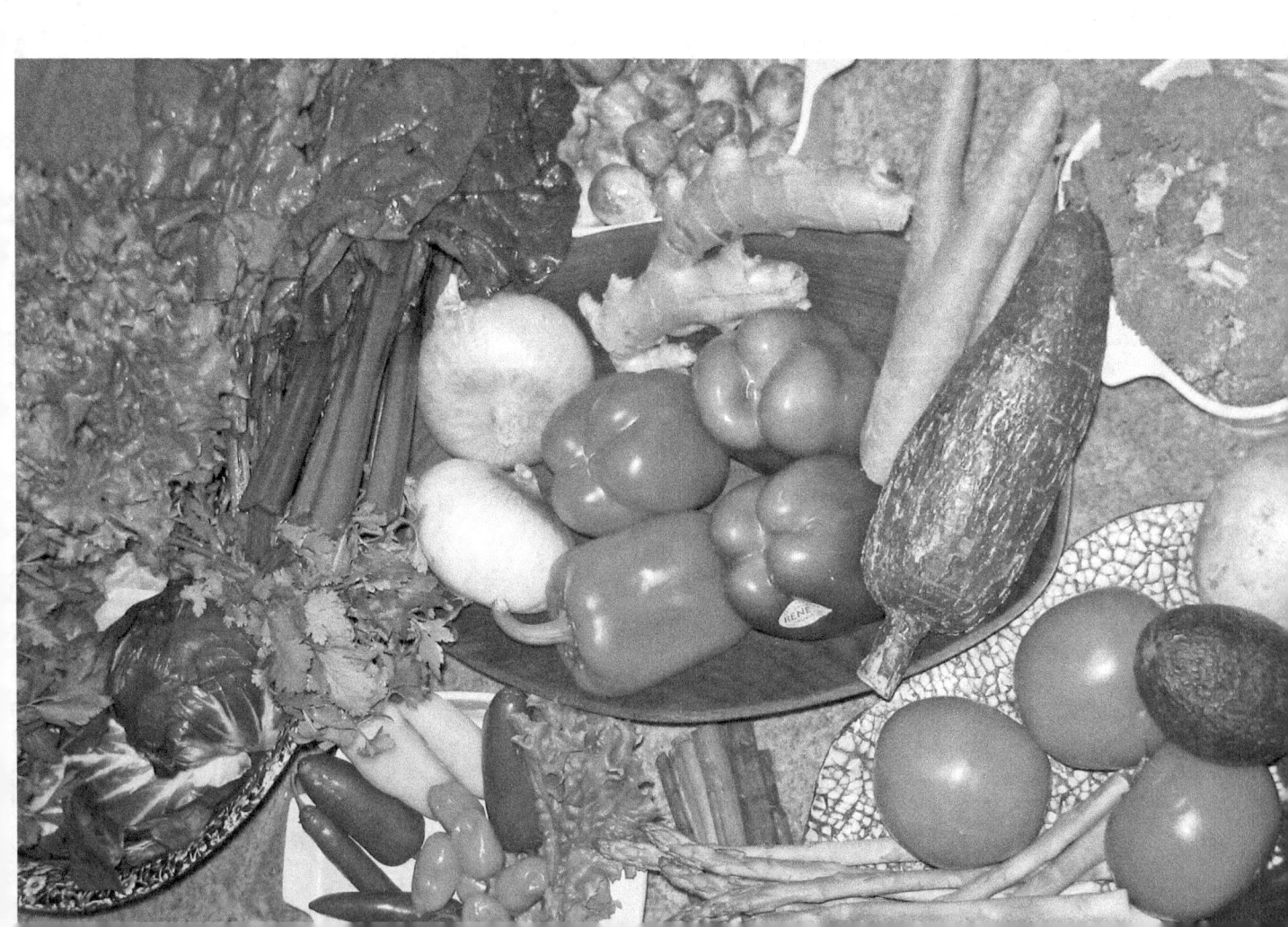

Prefacio

El tema que se refiere a la Obesidad en los Niños, está tratado aquí por profesionales responsables y con basta experiencia en diversos casos conocidos por ellos.

Además del trabajo realizado a lo largo de varios meses, durante los cuales nuestro interés, seriedad y profesionalismo fueron necesarios a fin de conseguir la información para realizar este compendio, se adjuntan otros artículos que contienen estudios importantes, realizados en varios países del mundo por hospitales, entidades gubernamentales, públicas y privadas, sobre la obesidad en los niños; también ofrecemos las conclusiones obtenidas y los mejores consejos y soluciones para combatir esta epidemia mundial.

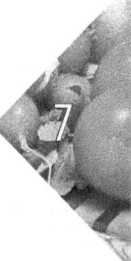

El deseo de sus autoras es el de compartir la información existente y contribuir con las familias hispanoparlantes, en su lucha por encontrar las soluciones necesarias para prevenir este problema y ayudar a sus hijos a superarlo. Además, encontrarán una serie de recetas de dieta muy fáciles de cocinar, las cuales no solamente mantienen el buen sabor, sino que son muy efectivas para enseñar a la familia el gusto por la buena nutrición.

Esperamos tener la satisfacción de que este libro logre su cometido.

Las Autoras

María Mercedes Rubiano - Vanegas, M.sc, R.D., CCM

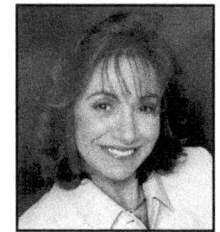

Es nutricionista licenciada y dietista registrada con especialización en Nutrición Clínica, por más de 25 años. En la actualidad es la Dietista Médica del Hospital Adventista y de la Clínica Taams en Willemstad, Curaçao. También es Nutricionista colaboradora de "Stichting Prinses Wilhelmina Fonds" (Fundación para el Cáncer) y "Curaçaosche Hartstichting" (Fundación para el cuidado del corazón), lugares dedicados a novedades sobre la salud nutricional, información sobre la terapéutica en nutrición y dietética más avanzada para pacientes con cáncer, problemas cardiovasculares y temas afines. Es invitada frecuente a diferentes programas de televisión, de radio y colabora en periódicos locales para hacer las recomendaciones más recientes en el área de dietética y nutrición. Colabora en la división de salud pública a nivel estatal "Bureau Ziektekostenvoorzieningen" (BZV), en la planificación y promoción de programas de nutrición para la comunidad.

Antes de unirse a Taamskliniek, participó durante más de una década como dietista oficial para Cybeco (Curaçao Youth Beauty Contest Organization), organización internacional de los concursos de belleza, para controlar el desarrollo de las participantes en el concurso, a través de charlas sobre temas de nutrición y dieta. Así mismo ha sido jurado en diferentes ocasiones para eventos relacionados con la belleza integral, debido a su amplia experiencia en este ramo. También fue presentadora en el programa de televisión "A Buena Hora" en el espacio dedicado a novedades en el campo de la salud, la terapéutica, el ejercicio y la alimentación, difundido en varias islas del Caribe.

Como nutricionista y dietista licenciada, Maria Mercedes participó en la creación de programas educativos nutricionales para diferentes organizaciones en las Antillas Holandesas. Ha escrito artículos para "Súper Magazine", una revista dedicada a la juventud y recientemente participó en un estudio epidemiológico de Obesidad Infantil, de cuyo resultado surgió la idea de realizar este texto.

María Mercedes ha recibido adiestramiento en diversas instituciones en Bogotá, Colombia; entre ellas, Hospital Universitario San Ignacio, Hospital Universitario Infantil Lorencita Villegas de Santos, Hospital Militar Central y realizó la tesis de investigación a nivel internacional sobre lactancia materna para la compañía Nestlé.

Nacida en Bogotá, Colombia y de ascendencia francesa, María Mercedes Rubiano-Vanegas es licenciada en Ciencias, con especialización en Nutrición y Dietética de la Pontificia Universidad Javeriana de Bogotá, y tiene posgrado en Nutrición Orthomolecular en Baarn, Holanda. Habla español, inglés y papiamento y comprende el holandés y el francés.

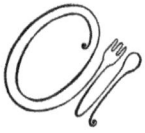

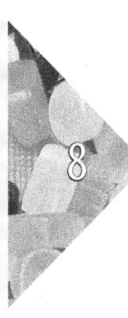

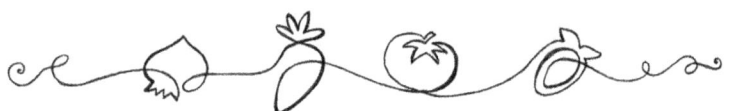

Carmen Macbeth - Vanegas, Chef

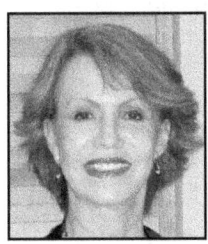

Desde que era muy joven, recibíamos en casa a nuestras amistades y disfrutábamos cocinando para ellos platillos que les encantaban; esto hizo que me interesara en aprender alta cocina y decidí inscribirme en la Academia de Segundo Cabezas, un chef Cordon Bleu, que me enseñó el arte de preparar comidas gourmet; recibí el titulo de Chef Ejecutiva.

Después, cuando nacieron mis hijos, empecé a aprender repostería y pastillaje para hacer sus pasteles en ocasiones especiales e inicié mis clases con el Español Atelier Internacional Marco Antonio, quien me enseñó el arte de preparar ponqués delicados con la decoración de pasta laminada australiana y flores elaboradas en azúcar de una finura muy natural y delicioso gusto. Con este aprendizaje me di a conocer y empecé a recibir órdenes no sólo de ponqués para bodas y celebraciones especiales, sino que además me ordenaban el menú completo para recepciones en clubes y salones muy exclusivos; deseaban algo especial para saborear y además admiraban el estilo de "garnish" que realizaba en la decoración de las bandejas y platos y también la de los salones, con adornos de flores, frutas, velones y figuras en hielo con luces, para crear un ambiente espectacular.

El gusto por la cocina lo heredé de mi abuela paterna; una dama francesa con un exquisito gusto por la comida gourmet; ella tuvo en su época un exclusivo salón de té, que era el sitio de reunión de damas bogotanas distinguidas que iban a tomar "onces" en aquel lugar, donde actualmente hay un centro comercial cuyo nombre, Terraza Pasteur, es el que llevaba el antiguo salón; por ser tan famoso, su localización era un punto de referencia para citas y encuentros.

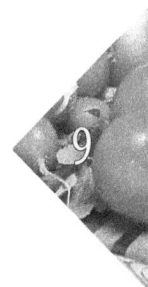

Hace ya 20 años que vivo en USA y aquí empecé trabajando en Hollywood donde manejaba las comidas de dieta para muchos personajes: Mel Brooks y Ann Bancroft , Victoria Principal, Warren Beatty, Jane Seymour, Rod Stewart, Sheila y Joe Barbera, Roy Scheider, Eriq La Salle, el elenco de Warner Brothers "ER"y muchos otros artistas y celebridades. También me especialicé en preparar comidas macrobióticas, lo cual se define como "el arte de alimentarse con el fin de rejuvenecer el cuerpo y preservar la estabilidad psicofísica", muy recomendado para personas con problemas del sistema digestivo, el cáncer o enfermedades del corazón.

Con mi hermana María Mercedes, graduada en Nutrición y Dietética, decidimos escribir este libro dedicado a la gente hispano parlante, a fin de que las familias se informen acerca de los últimos estudios e investigaciones para la prevención y las soluciones en la lucha contra la obesidad infantil y de igual manera comprueben que mis recetas de fácil elaboración, no solamente son bajas en calorías, sino que tienen mucho sabor, lo que hará que toda la familia se adapte fácilmente a los cambios que ofrece esta comida y obtenga una buena nutrición.

1. Introducción

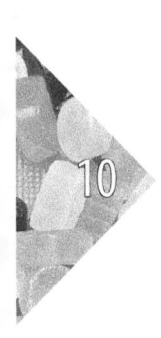

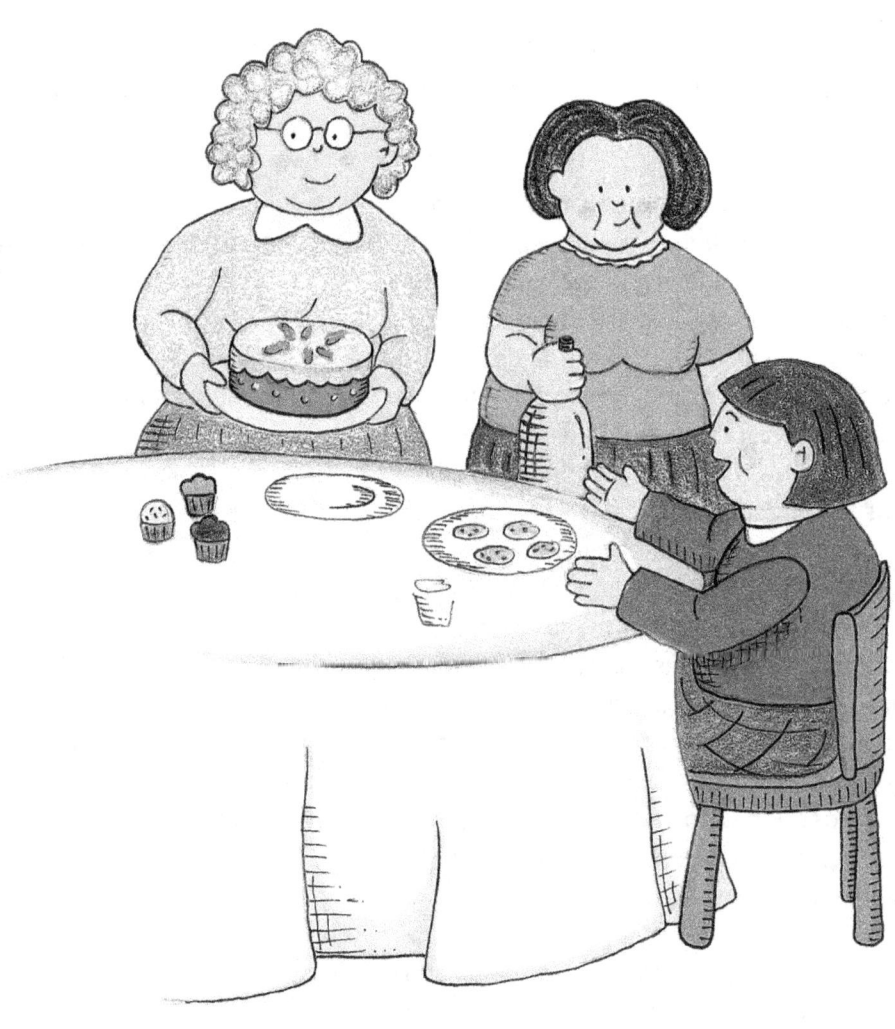

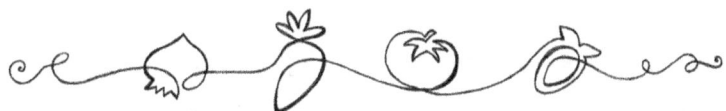

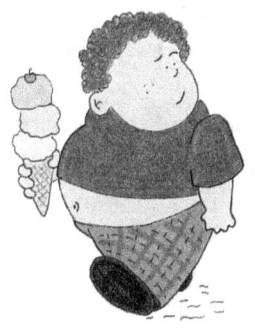

LA MOTIVACIÓN FUNDAMENTAL para realizar este libro, surgió a raíz de investigaciones realizadas a nivel internacional sobre Obesidad Infantil, las cuales me mostraron la necesidad de ayudar a solucionar de una manera más amplia este problema que afecta en forma determinante el futuro de los niños que lo padecen y que de no corregirse, estaríamos hablando de una reducción en la expectativa de vida. Además, en mi experiencia profesional como Nutricionista Dietista y habiendo tratado exitosamente múltiples casos, tanto en los hospitales donde trabajo, como en mi consultorio particular y en mi labor como docente, he recibido un gran reconocimiento al lograr la recuperación de niños con problema de obesidad severa, con el apoyo de las recetas que comparto con mi hermana, quien de igual manera lleva muchos años trabajando en Los Ángeles, California como Chef Ejecutiva para diversas celebridades y sus hijos, algunos con problemas de obesidad. Por esta razón decidimos compartir nuestras experiencias con las personas interesadas en recibir orientación profesional en este aspecto y lograr la recuperación de sus hijos.

Podemos afirmar que lo que no se logre cambiar durante la infancia, será más difícil en las décadas siguientes. Cuando la obesidad se manifiesta en la infancia y no se trata a tiempo, persiste en la adolescencia y probablemente se mantendrá hasta la edad adulta. La niñez es una etapa en la que todo (o casi todo) es posible en cuanto a los hábitos y conductas.

En ella se ordena la personalidad y se establecen patrones que serán la base del comportamiento en la edad adulta. Por esta razón es necesario que, para prevenir el sobrepeso, todos los que están relacionados con el mundo infantil y comprometidos con esta tarea, ya sea directa o indirectamente, concentren sus esfuerzos para que la educación alimenticia del niño sea la mejor posible y le proporcione una vida sana en todos los sentidos. Es necesario estar consciente de que la salud es un objetivo importante para el equilibrio de los niños.

La obesidad es una enfermedad en la que se presenta acumulación excesiva de grasa corporal, especialmente en el tejido adiposo; se puede percibir por el aumento del peso corporal cuando alcanza 20% más del peso ideal según la edad, la talla y el sexo de la persona. Para calcular el peso ideal de un niño entre los dos y los cinco años, aunque de forma apenas aproximada, hay que multiplicar la edad en años por dos más ocho. Ejemplo: para saber cuánto debe pesar, en promedio, un niño de cinco años, multiplica la edad (5) por 2 y suma 8. Es decir, 5x2+8=18 Kg. Sin embargo, este método no es exacto. Se trata sólo de una ilustración. Es necesario consultar y tener en cuenta lo que diga el pediatra del niño.

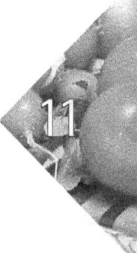

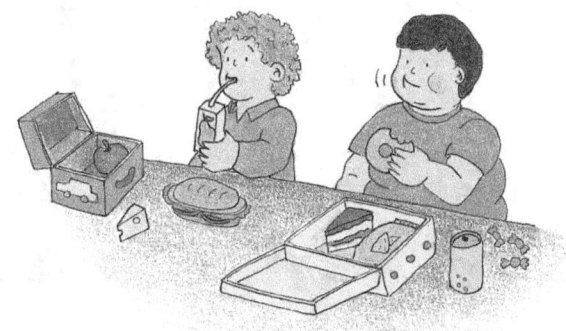

Para muchas familias, tener un hijo gordito y lleno de pliegues es señal de que está bien, fuerte, y lleno de salud. Pero para los profesionales en salud no es igual. A algunos padres les parece que lo importante es que su hijo(a) no se enferme, pero le restan importancia a que su niño(a) aumente de peso. En realidad, la obesidad infantil es una enfermedad emergente y su incidencia se ha duplicado en los últimos diez años. En algunos lugares, hasta hace sólo cinco años, apenas un 5% de menores eran obesos. Actualmente, en los Estados unidos el 32 % de la población escolar tiene sobrepeso o es obesa. En algunos países la mitad de la población infantil presenta exceso de peso. Este es un hecho alarmante en sociedades donde hay abundancia y variedad de alimentos y no hay problemas económicos para mantener una dieta saludable.

Según la Organización Mundial de la Salud (OMS), la obesidad y el sobrepeso han alcanzado características de epidemia a nivel mundial. Las cifras asustan. Más de mil millones de personas adultas tienen sobrepeso y de ellas al menos 300 millones son obesos. En el grupo de niños, si no existe una concientización de parte de los padres, las estadísticas seguirán aumentando.

No existe una cantidad exacta de comida que deba consumir un niño. Cada uno es un mundo y sus deseos y necesidades son diferentes. Por esta razón, primero hay que dejar al propio niño que decida cuánto puede comer y los padres no deben obligarlo a que coma más, porque él sabe con exactitud cuando ha comido suficiente. Normalmente, los niños comen más que las niñas, pero en cuestión de apetito no se puede generalizar y no se deben emplear métodos que los fuercen para complacer a los mayores.

A muchos padres que tienen que dividirse entre las múltiples tareas laborales y domésticas, se les hace más cómodo ofrecer una comida más rápida a sus hijos. Empiezan con las preparaciones fritas (i.e: chuletas con papa frita), productos industrializados, alimentos procesados que se calientan en micro-ondas, para terminar con helados y paletas de azúcar o alimentos por el estilo. Eso, día tras día, acaba por convertirse en un hábito y en la mala costumbre de consumir todo un grupo de comidas atractivas por su aspecto, pero que no contienen los nutrientes ni las vitaminas necesarias para que los niños crezcan fuertes y sanos. Estos alimentos son conocidos por los especialistas en alimentación y por las dietistas

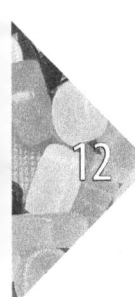

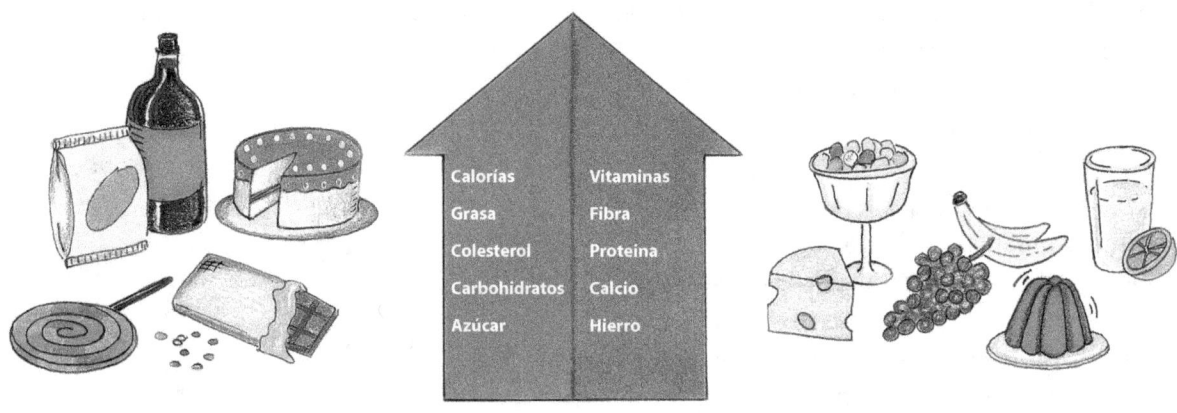

Calorías	Vitaminas
Grasa	Fibra
Colesterol	Proteina
Carbohidratos	Calcio
Azúcar	Hierro

como "calorías vacías". Para los padres que nunca tienen tiempo, lo más importante es saciar el hambre de sus hijos, sin preocuparse de si están o no comprometiendo su salud.

Los padres, así como muchos abuelos, también pecan al preocuparse exageradamente por la cantidad de comida que consumen los niños. Les ofrecen unos menús sin considerar los controles de grasas, azúcares, y otros componentes que sólo engordan; lo lamentable es que en este proceso los malos hábitos cambian, pero para empeorar la situación del niño, que en lugar de comer arroz, verduras o legumbres está comiendo dulces, bebidas, grasas y golosinas llenas de calorías.

Además del consumo de alimentos con alto contenido en grasas y azúcares, la falta de dinamismo en su actividad diaria se ha ido convirtiendo en sedentarismo, lo cual los hace más obesos. La práctica de una actividad física es esencial para el crecimiento y la salud. El estilo de vida que llevan los niños también ha cambiado mucho. La mayoría de las actividades que realizan se concentran en torno a la televisión, el computador y los videojuegos no

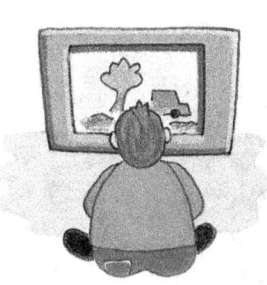

interactivos. Muchas familias, por falta de tiempo o por comodidad, acaban dejando a los niños delante de la televisión toda una tarde, en lugar de llevarlos al parque o a que realicen cualquier otra actividad que los favorezcan más. Los juegos al aire libre, las excursiones, los deportes, etc., son cada día sustituidos fácilmente por actividades sedentarias. En promedio, un niño pasa de dos y media horas diarias viendo la televisión y media hora adicional jugando videojuegos o

conectado al Internet.

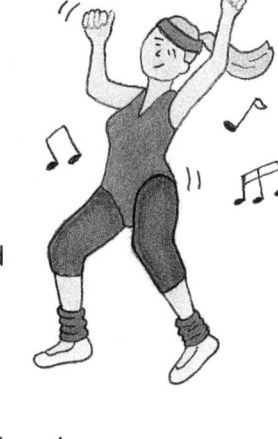

Además del mal hábito alimenticio y la falta de actividad física, que encabezan los motivos por los que se presenta obesidad infantil, hay otros factores que la determinan. Puede haber influencias sociales, fisiológicas, metabólicas y genéticas. Un niño con padres obesos, por ejemplo, estará predispuesto a ser obeso. También se puede presentar obesidad en caso de que el niño sufra algún trastorno psicológico.

Uno de los hábitos que puede prevenir la obesidad infantil es crear en el niño la costumbre de alimentarse bien. Darle el alimento adecuado desde su nacimiento es la mejor forma de mantenerlo con buena salud. Todo empieza con la leche materna, luego con las papillas y después con los menús. Es necesario que el niño pruebe de todo un poco, que su alimentación sea variada y completa hasta por lo menos los dos años de edad.

Además del hábito de seleccionar bien los alimentos que damos a los niños, es necesario crear, paralelo a éste, el hábito de compartir mesa, y compañía; hacer que la comida sea un encuentro placentero. Se debe evitar comer delante de la televisión. Padres obesos o no obesos son siempre ejemplos para los hijos; si el padre o la madre o ambos comen demasiada cantidad de comida y son obesos, es casi seguro que el hijo también adquirirá ese hábito. En este caso es necesario modificar las costumbres familiares en cuanto a la alimentación y paralelamente estimular las actividades físicas al aire libre, como montar en bicicleta, los juegos de pelota, el baile y la natación (cuando es posible) etc.

Malos hábitos adquiridos durante la infancia pueden llevar al niño a sufrir consecuencias preocupantes. El riesgo de desarrollar trastornos durante la adolescencia es un ejemplo claro de lo que puede suceder si el niño obeso no recibe el tratamiento y la atención adecuada a su alimentación y forma de vida.

Hace algunos años la obesidad era un problema exclusivo de adultos. Hoy en día esta complicación envuelve a personas cada vez más jóvenes. La obesidad en la infancia compromete la salud de los niños. Puede generar problemas como diabetes tipo 2, hipertensión arterial, y niveles altos de colesterol y los niños pueden desarrollar problemas psicológicos. Las bromas, la intimidación, o el rechazo por parte de sus iguales, pueden llevarlos a tener una baja autoestima. Son marginados por el aspecto que tienen y ese cuadro puede generar trastornos como la bulimia, la anorexia, la depresión, y llevarlos a contraer hábitos extremos como el consumo de drogas y otras sustancias nocivas.

Pero el tratamiento de la obesidad infantil no es una tarea fácil, ni para la familia, ni para los niños, ya que se basa en la modificación de los estilos de vida, lo que implica la alteración de sus hábitos alimenticios y físicos. Cuanto mayor sea el niño, más difícil será llevar a cabo esos cambios, pero no imposible. Cuando el niño es menor de cinco años, son los padres quienes deben encabezar el tratamiento y responder por el niño en todo lo que se relaciona con la terapia. De los cinco a los nueve años, los niños tendrán más autonomía en el tratamiento, aunque se hace necesaria la vigilancia y la responsabilidad de los padres. Solamente a partir de los nueve o diez años, el niño tendrá mayor grado de responsabilidad y podrá responder con casi total libertad al tratamiento.

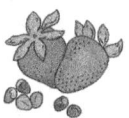

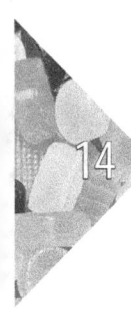

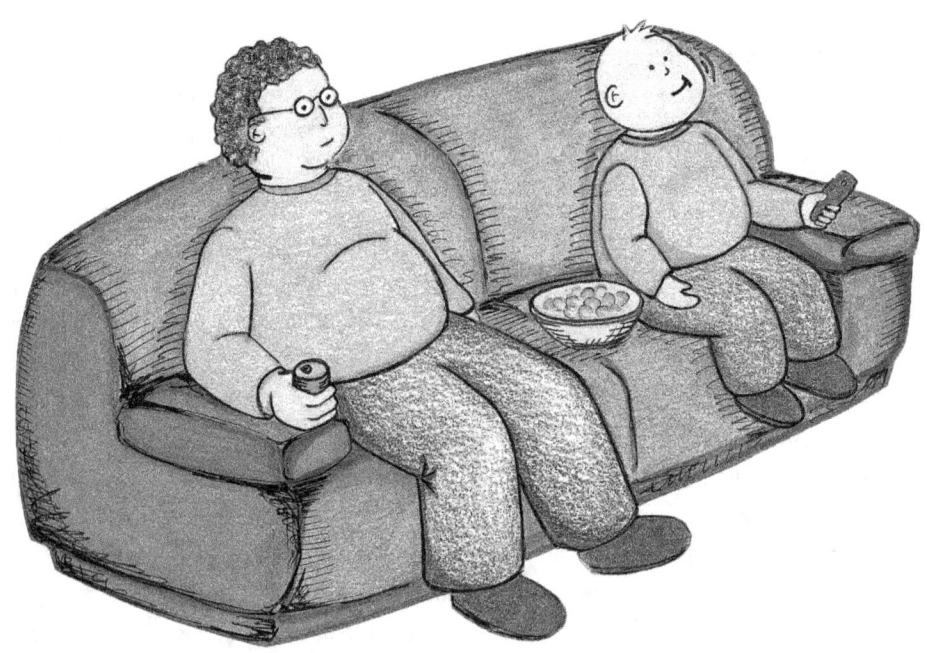

2. ¿Qué es la nutrición?

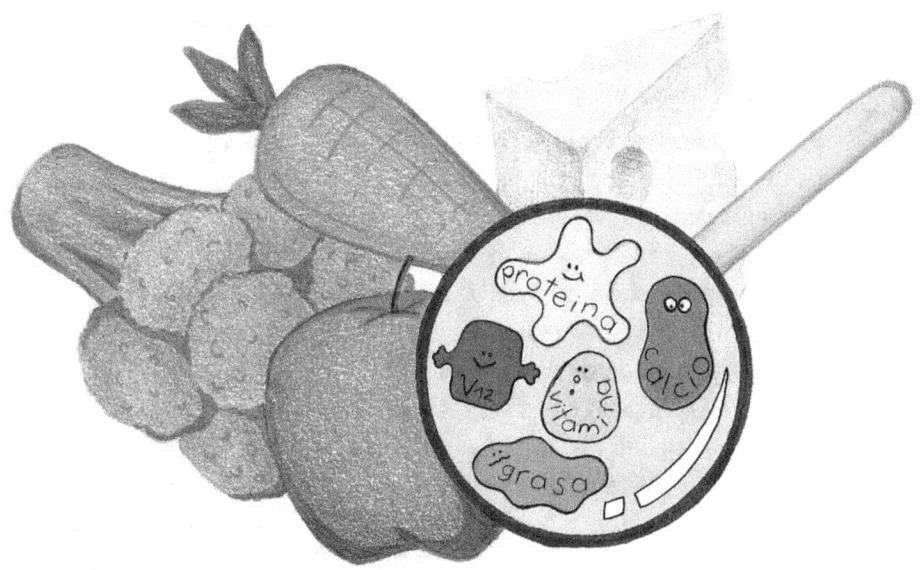

LA NUTRICIÓN ES EL ESTUDIO de los alimentos y de la manera como estos funcionan en el cuerpo. Una buena nutrición está constituida por los elementos que se encuentran en la comida: vitaminas, proteínas, grasas y demás, que son los nutrientes importantes para crecer y permanecer sano. Es importante mantener una alimentación balanceada y consumir alimentos como frutas, verduras, cereales, productos lácteos y proteínas como carne sin grasa, pescado, aves como el pollo o el pavo.

Además, siempre es conveniente conocer el valor nutritivo que traen las etiquetas en las comidas empacadas, para tener la seguridad de que lo que se va a consumir contiene todos los ingredientes necesarios para una buena nutrición.

Desde antes de 1970 se empezó a ver un número cada vez mayor de niños y adolescentes con problemas de peso. Hoy hay más de nueve millones de niños entre los cinco y los quinceañeros que tienen sobrepeso y más de la mitad de los adultos tienen sobrepeso o son obesos.

Para la salud de los niños o de los adultos, tener sobrepeso, además de ser estéticamente molesto y de provocar la burla de la gente, ocasiona muchas enfermedades que pueden llegar a ser mortales.

El peso es el equilibrio entre las calorías que se consumen y las calorías que se queman. Si se ingieren más calorías de las que el cuerpo necesita, aumentará demasiado de peso. Si se logra el equilibrio al consumir las calorías que se pueden quemar con la actividad y el ejercicio, el peso será el adecuado y se logrará un crecimiento saludable. El estilo de vida puede cambiar su aspecto físico, lo cual le producirá mayores satisfacciones personales.

Las bases del tratamiento

El método usado para tratar la obesidad infantil se basa fundamentalmente en la combinación de una dieta limitada y el aumento de la actividad física, la educación nutricional y el cambio de conductas. Pero eso sólo será efectivo si el niño cuenta con el apoyo y el estímulo de su familia. La terapia de conducta del niño empieza con el aprendizaje de autocontrol. Para que la dieta surta efecto es necesario que el niño reciba estímulos y refuerzo social a través de mensajes positivos, para que pueda mejorar su autoestima y sentirse más seguro de sí mismo. En otras palabras, el trabajo inicial se basa especialmente en combatir la ansiedad y el abatimiento, sentimientos que pueden provocar un aumento de peso.

Es importante conocer los hábitos alimenticios y de conducta del niño y de la familia; saber lo que comen, los intervalos entre una comida y otra, el ejercicio que realizan, así como sus costumbres en cuanto al ocio. A partir de esto se puede detectar mejor lo que provoca la obesidad del niño. Los cambios de hábitos a través de la terapia conductual son un componente imprescindible en el tratamiento del niño con sobrepeso.

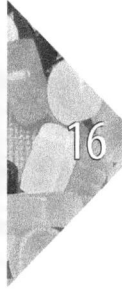

Los padres deben recordar que el comportamiento de sus hijos depende también del medio ambiente que los rodea; hay que tener mucha paciencia y mantener la disciplina constantemente, para que no sean ellos quienes impongan las reglas a los padres sobre la forma como deben realizar el tratamiento dietético. Tienen que comprender que desde la mañana hasta la noche el niño se encuentra bombardeado por avisos comerciales, vallas de propaganda para que coma y beba todo tipo de alimentos. Además, están los famosos compañeros "saboteadores" que los tientan con alimentos muchas veces no saludables. Es entonces cuando los padres deben tener una muy buena comunicación con sus hijos, para explicarles las razones por las cuales deben rebajar de peso.

Las opciones disponibles para el tratamiento de la obesidad en niños son limitadas. En adultos con obesidad, hay medicamentos disponibles para ayudar a suprimir el apetito o que interfieran con la absorción de grasas. El uso de estos medicamentos no ha sido estudiado en tratamientos pediátricos. En niños obesos, la base de la terapia incluye dieta y ejercicio, ambos importantes para que el control del peso sea exitoso. En niños que están creciendo, el objetivo del control del peso es a menudo el de mantener el actual mientras el niño aumenta en estatura; de esta manera se alcanza un Índice de Masa Corporal IMC (o BMI, siglas en ingles) más apropiado. Si requiere saber las cantidad exacta de calorías que el niño necesita, puede consultar a un nutricionista o dietista, para que asesore a la familia acerca de dicho aspecto, que determine el tamaño de las porciones, cómo hacer la elección apropiada de alimentos y el ejercicio que debe ser por lo menos de 30 minutos de actividad aeróbica (caminar energéticamente, nadar, o andar en bicicleta) todos los días.

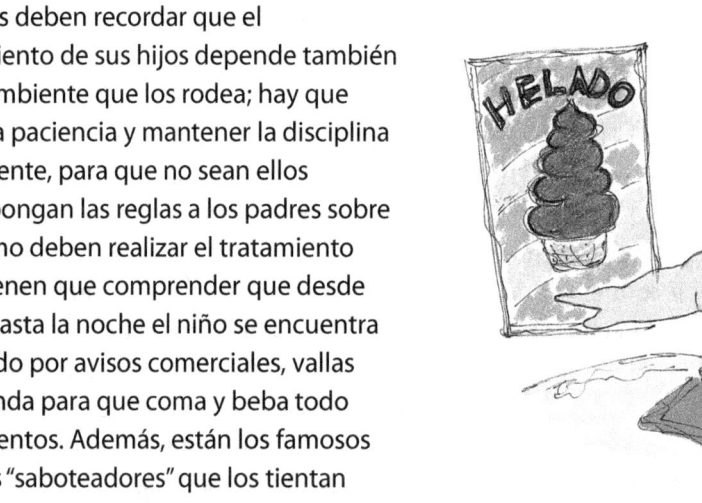

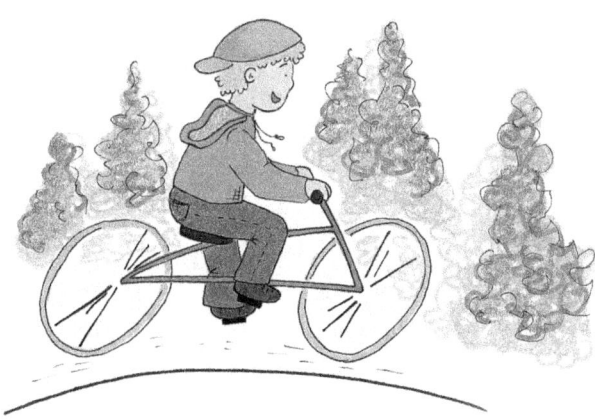

Las terapias de comportamiento también son útiles en el tratamiento de la obesidad. La mejor técnica consiste en que el niño se vigile a sí mismo, manteniendo un diario del ejercicio realizado y de los alimentos consumidos. Si el padre o la madre de un niño de más edad trata de regular la dieta, el plan a menudo falla cuando el niño descubre otras formas para obtener alimentos que no son permitidos en su dieta. Por eso es tan importante que en la escuela el profesor esté al tanto del tratamiento y ayude a vigilar lo que el niño come. De igual forma se les debe informar a los familiares más cercanos para que no saboteen la dieta. Los cambios que son importantes en el comportamiento incluyen comer sentado en la mesa, en lugar de hacerlo frente a la televisión; diversos estudios han mostrado que es más probable que los niños que miran la televisión consuman más calorías. Las comidas deben ser hechas en un horario regular, para que el niño tenga una hora apropiada para las comidas y minimice los refrigerios entre comidas. Fortalecer la autoestima y alentar al niño para que trate el control de peso con una actitud positiva, contribuirán a alcanzar el éxito.

La obesidad es una cuestión significativa en nuestra sociedad actual. Los niños obesos tienden a convertirse en adultos obesos; las complicaciones por la obesidad incluyen enfermedad cardiovascular, diabetes e hipertensión. Un cuidado preventivo debe incluir la identificación de la obesidad, la identificación de cualquier complicación y la iniciación del tratamiento. Por lo general se recomienda que éste sea personalizado y para ello debe efectuarse un buen diagnóstico.

En resumen, los puntos básicos del tratamiento son los siguientes:

• Modificar los hábitos y el estilo de vida.
• Mantener una dieta apropiada
• Realizar suficiente ejercicio con regularidad.
• Sostener un tratamiento médico si se presenta alguna patología específica.
• Someterse a un tratamiento quirúrgico en casos refractarios al tratamiento médico.

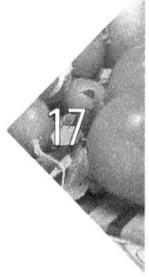

Para verificar que un niño comienza a tener sobrepeso se puede utilizar el índice de masa corporal (IMC); medido al menos dos veces al año, es una buena manera de diagnosticar el desarrollo de la obesidad en un niño, como lo plantea el Instituto Francés para la Salud e Investigación Médica. El IMC tiene la ventaja de contabilizar tanto la altura como el peso del individuo. En la práctica, señala si un niño está ganando demasiado peso para su altura. En contraste con los adultos, la cantidad de grasa en un niño varía fisiológicamente con su crecimiento.

Se considera que un niño con un índice de masa corporal (IMC) que esté por encima del 95 %, teniendo en cuenta su sexo y edad, tiene sobrepeso. El IMC utiliza las medidas de estatura y peso para estimar cuánta grasa corporal tiene una persona. Para calcular el IMC de su hijo, divida su peso (en Kilogramos) por el tamaño de su estatura (en metros), es decir, peso/estatura. Una vez haya determinado el IMC de su hijo, puede representarlo en una grafica estándar de IMC. Su hijo pertenecerá a una de las siguientes cuatro categorías:

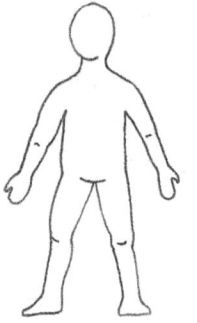 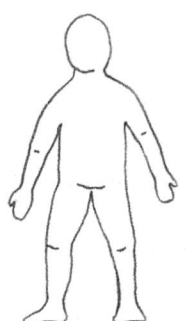 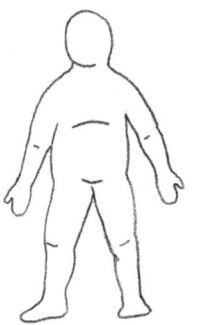 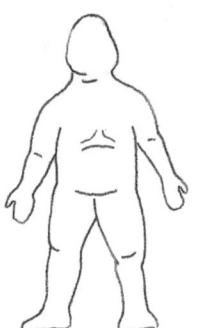 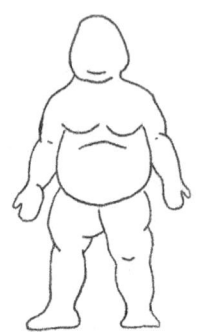

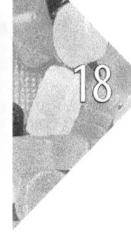

• Peso por debajo de lo normal: IMC por debajo del percentil 5.

• Peso normal: IMC entre los percentiles 5 y 85.

• Riesgo de sobrepeso: IMC entre los percentiles 85 y 95.

• Sobrepeso: IMC por encima de percentil 95

El gráfico de referencia del IMC mostrará que el peso-por-altura:

• Aumenta durante el primer año de vida.

• Decrece como a la edad de seis años por ser éste el período de máximo crecimiento.

• Aumenta de nuevo entre los siete y los ocho años, lo que frecuentemente se reconoce como el rebote de grasa.

Para finalizar, aproximadamente 25 al 28% de los niños presentan obesidad infantil, pero lo más preocupante es que en los últimos 20 años se ha incrementado de manera importante esta proporción hasta casi un 60% más.

El problema empieza desde la forma y el tipo de alimentación de la madre antes de concebir al niño, continúa con su forma y tipo de alimentación durante el embarazo; su forma y tipo de alimentación durante la lactancia, la introducción de la alimentación (aglactación) en el bebé y así sigue esta cadena. Como se puede apreciar, el problema de obesidad infantil se debe atacar realmente desde que el hijo se encuentra en el vientre de la madre y son los padres los mayores responsables de que su hijo no llegue a ser obeso.

En la siguiente página electrónica, encontrará la manera de calcular fácilmente el Índice de Masa Corporal (IMC) de su hijo.

CDC BMI Calculador

http://apps.nccd.cdc.gov/dnpabmi/calculator.aspx

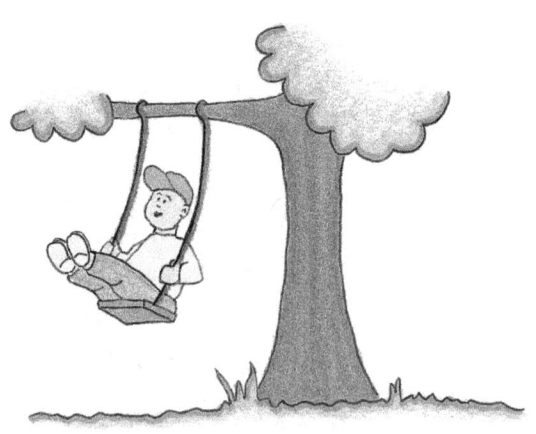

Índice de Masa Corporal IMC/BMI para Niñas

Esta tabla tiene una valoración del Índice de Masa Corporal según la edad.
Calcule primero el IMC/BMI de su hija

Edad	IMC/BMI - Bajo Peso	IMC/BMI - Peso Normal	IMC/BMI - Sobrepeso	IMC/BMI - Obesidad
2	menos de 13,09	13,09 - 18,08	18,08 - 19,81	mas de 19,81
3	menos de 13,60	13,60 - 17,56	17,56 - 19,36	mas de 19,36
4	menos de 13,30	13,30 - 17,28	17,28 - 19,15	mas de 19,15
5	menos de 13,00	13,00 - 17,15	17,15 - 19,17	mas de 19,17
6	menos de 13,00	13,00 - 17,34	17,34 - 19,65	mas de 19,65
7	menos de 13,00	13,00 - 17,75	17,75 - 20,51	mas de 20,51
8	menos de 13,10	13,10 - 18,35	18,35 - 21,57	mas de 21,57
9	menos de 13,30	13,30 - 19,07	19,07 - 22,81	mas de 22,81
10	menos de 13,60	13,60 - 19,86	19,86 - 24,11	mas de 24,11
11	menos de 13,90	13,90 - 20,74	20,74 - 25,42	mas de 25,42
12	menos de 14,40	14,40 - 21,68	21,68 - 26,67	mas de 26,67
13	menos de 15,00	15,00 - 22,58	22,58 - 27,76	mas de 27,76
14	menos de 15,60	15,60 - 23,34	23,34 - 28,57	mas de 28,57
15	menos de 16,10	16,10 - 23,94	23,94 - 29,11	mas de 29,11
16	menos de 16,60	16,60 - 24,37	24,37 - 29,43	mas de 29,43
17	menos de 17,00	17,00 - 24,70	24,70 - 29,69	mas de 29,69
18	menos de 17,40	17,40 - 25,00	25,00 - 30,00	mas de 30,00

Índice de Masa Corporal IMC/BMI para Niños

Esta tabla tiene una valoración del Índice de Masa Corporal según la edad.
Calcule primero el IMC/BMI de su hijo

Edad	IMC/BMI - Bajo Peso	IMC/BMI - Peso Normal	IMC/BMI - Sobrepeso	IMC/BMI - Obesidad
2	menos de 14,00	14,00 - 18,41	18,41 - 20,09	mas de 20,09
3	menos de 13,50	13,50 - 17,89	17,89 - 19,57	mas de 19,57
4	menos de 13,20	13,20 - 17,55	17,55 - 19,29	mas de 19,29
5	menos de 13,10	13,10 - 17,42	17,42 - 19,30	mas de 19,30
6	menos de 13,10	13,10 - 17,55	17,44 - 19,78	mas de 19,78
7	menos de 13,10	13,10 - 17,92	17,92 - 20,63	mas de 20,63
8	menos de 13,30	13,30 - 18,44	18,44 - 21,60	mas de 21,60
9	menos de 13,50	13,50 - 19,10	19,10 - 22,77	mas de 22,77
10	menos de 13,70	13,70 - 19,84	19,84 - 24,00	mas de 24,00
11	menos de 14,00	14,00 - 20,55	20,55 - 2510	mas de 25,10
12	menos de 14,40	14,40 - 21,22	21,22 - 26,02	mas de 26,02
13	menos de 14,80	14,80 - 21,91	21,91 - 26,84	mas de 26,84
14	menos de 15,30	15,30 - 22,62	22,62 - 27,63	mas de 27,63
15	menos de 15,80	1 5,80 - 23,29	23,29 - 28,30	mas de 28,30
16	menos de 16,30	16,30 - 23,90	23,29 - 28,88	mas de 28,88
17	menos de 16,80	16,80 - 24,46	24,46 - 29,41	mas de 29,41
18	menos de 17,10	17,10 - 25,00	25,00 - 30,00	mas de 30,00

Definición del problema

Para hacer una correcta evaluación del estado nutricional de los hijos, los padres tienen en este libro las tablas de "Índice de Masa Corporal" IMC/BMI para niños y niñas, según su edad, altura y peso actual, acomodado a los patrones de crecimiento.

Estas tablas les permitirán a los padres saber en qué clasificación de IMC/BMI se encuentra su hijo(a), para que se concienticen acerca de su estado de salud y de esta manera manejen mejor el problema de exceso de peso

El cálculo del IMC/BMI se realiza de la siguiente forma:

A. Método Métrico Decimal:
1. Determine el peso actual de su hijo(a). Si el niño(a) va a comenzar con el proceso de reducción de peso, es importante que este dato se tome siempre a la misma hora cada semana, con el mismo tipo de ropa y sin zapatos; es decir, si decide hacer la evaluación el día sábado, los controles de peso se seguirán haciendo todos los sábados, según las recomendaciones dadas.

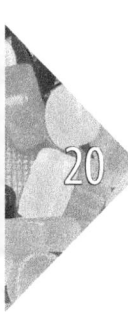

2. Tome la altura de su hijo(a) contra una pared usando una escuadra. Mire que su niño(a) junte bien los pies a la pared con las rodillas bien rectas, para evitar errores en la estatura. Donde marque la punta de la escuadra contra la pared, será el punto que indica su talla exacta.

3. Con estos dos datos ya puede emplear la fórmula matemática como sigue:
IMC/BMI = Peso / (Altura)^2

Ejemplo: Una niña de 7 años con una estatura de 1.37 metros y un peso corporal de 42 kilos.
42 / (1.37)^2 42 / 1.877 = 22.37 de IMC/BMI

4. Con este dato busque en la tabla de IMC/BMI que aparece en el libro, según la edad, para determinar en qué clasificación nutricional se encuentra su hijo(a). Cada edad y sexo tienen un valor de "peso saludable".

En el caso del ejemplo que utilizamos, la niña con 7 años tiene un IMC/BMI de 22.37 que la sitúa en: **Obesidad.**

Una vez definido el problema, proceda según sea el caso, a seguir la dieta correspondiente, de manera que la pérdida de peso se desarrolle de manera continua para que cree, no sólo en el hijo(a) con exceso de peso, sino en la familia, hábitos de consumo saludables.

Se establecerá entonces como meta el siguiente objetivo, es decir, llevarlo (a) a su peso normal. Es importante que sus hijos no vean tan "lejos" la meta que deben cumplir.

Además no se le debe exigir gran pérdida de peso por semana. Una libra o 400 gramos es más que suficiente. Recuerde que también el niño(a) va a estar creciendo y en este caso, puede suceder que no vea cambio en la balanza; entonces tómele de nuevo la altura para rectificar su meta y evitar que baje su motivación para continuar con el tratamiento.

B. Método Métrico Inglés:
- Igual al número 1 del párrafo anterior.
- Igual al número 2 del párrafo anterior.

Con estos datos ya podemos emplear la siguiente fórmula matemática:

Divida el peso por la altura. El resultado se divide de nuevo por la altura. Por último se multiplica por 703 y nos dará el resultado:

Entonces tomemos como ejemplo un niño de 6 años con una estatura de 54 pulgadas (4 ¾ pies) y un peso corporal de 70 libras.
70 / 52 = 1.296 1.346 / 52 = 0.026
0.026 X 703 = 18.27

Con este dato se busca en la tabla de IMC/BMI que aparece en el libro, según la edad, para determinar en qué clasificación nutricional se encuentra su hijo(a).

Ejemplo: Un niño con 6 años que tiene un IMC/BMI de 16.88 que la sitúa en: **Sobrepeso**.
- Igual al número 5 del párrafo anterior.
- Igual al número 6 del párrafo anterior.
- Igual al número 7 del párrafo anterior.

Nota

Es importante que los padres tengan en cuenta que para valorar el Índice de Masa Corporal ICM/BMI de sus hijos, no pueden utilizar el mismo valor que para los adultos. Por lo tanto, la recomendación de tener un IMC/BMI ≤ de 25 en los adultos como "peso saludable", no se aplicara a niños ni a adolescentes, porque ellos están en etapa de crecimiento, como pudieron darse cuenta en los ejemplos anteriores.

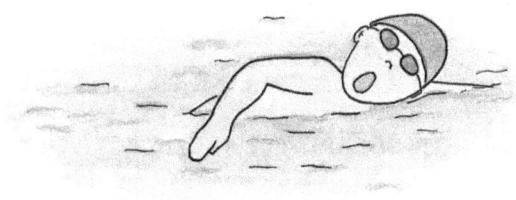

Los ejercicios físicos

Las actividades físicas y la dieta se deben realizar en forma paralela. Inicialmente se buscará una actividad atractiva y que esté más de acuerdo con los intereses y las posibilidades del niño. Se empezará con movimientos suaves a los que el niño se vaya adecuando de forma gradual. Si se pide al principio un ejercicio fuerte el niño puede asustarse, cansarse, y al final rechazarlo. El ejercicio debe ser primeramente suave, pero desarrollado de forma continua, a diario y que sea divertido. Es importante que el niño lo practique y lo comparta, máximo con 2 o 3 personas.

Consejos importantes

• Mientras se introduce una actividad física a la vida del niño, se debe reducir el tiempo que él dedica a la televisión o a otras actividades sedentarias.

• Se ha demostrado que el uso de fármacos en el tratamiento de la obesidad infantil no es del todo efectivo.

• Cuanto antes se detecte y se trate el problema de sobrepeso en el niño, mejor será el resultado.

• El beneficio del ejercicio influye directamente en el gasto energético. El estímulo de la respuesta termogénita aumenta la tasa metabólica también en reposo.

• La actividad física aumenta la capacidad de movilización y oxidación de la grasa. Esta reducción de la grasa corporal permite aumentar la masa muscular.

• De otra parte, reduce la resistencia a la insulina, debido a que aumenta los transportadores de Glut-4 en las células.

• Está demostrado que el ejercicio aeróbico, mejora la capacidad cardiopulmonar.

• Reduce los niveles de colesterol altamente alterados, disminuye los índices de Colesterol malo (LDL) y a su vez eleva el colesterol bueno (HDL).

• Mediante el movimiento se logra bajar la presión arterial, si ésta presenta alteración patológica.

• Obviamente el tratamiento sólo será efectivo si el niño cuenta con el apoyo y el estímulo de su familia.

• Es más fácil cambiar la conducta de los niños que la de sus padres, aunque si lo consiguen puede favorecerlos a todos.

• El tratamiento no se planea de igual manera para todos los niños; se deben considerar el carácter, la disposición, los intereses y las posibilidades del niño, puesto que cada uno es un mundo diferente y de igual manera hay que tratarlo.

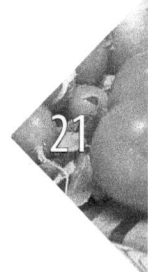

Estimado de calorías requeridas

(En kilos) En grupos, por sexo y edad en tres niveles de
Actividad Física, para perder o mantener un peso saludable.

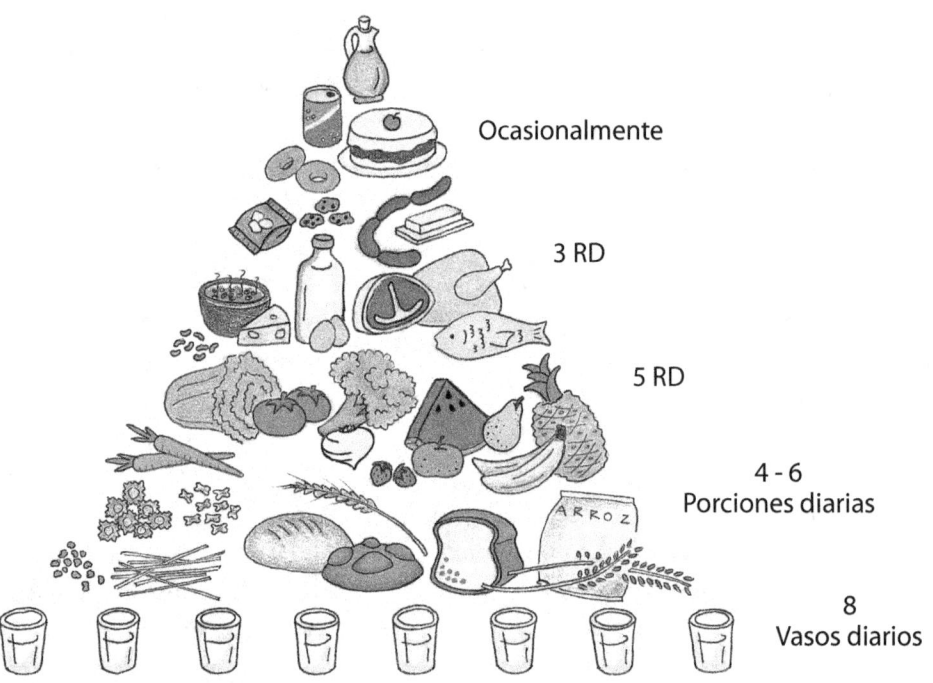

Ocasionalmente

3 RD

5 RD

4 - 6
Porciones diarias

8
Vasos diarios

NIVEL DE ACTIVIDAD				
SEXO	EDAD	INACTIVO (b)	ACTIVIDAD MODERADA(c)	MÁS ACTIVO (d)
Infante	2 - 3	1.000	1.000 - 1.400	1.000 - 1.400
Niña	4 – 8	1.200	1.400 - 1.600	1.400 - 1.800
	9 - 13	1.600	1.600 - 2.000	1.800 - 2.200
	14 - 18	1.800	2.000	2.400
Niño	4 - 8	1.400	1.400 - 1.600	1.600 - 2.000
	9 - 13	1.800	1.800 - 2.200	2.200 - 2.600
	14 - 18	2.200	2,400 - 2.800	2.800 - 3.200

Fuente: HHS/USDA Dietary Guidelines 2006

a. Estos niveles están basados en los requisitos de la energía estimada energía (EER).
b. Sedentario/ Significa un estilo de vida que requiere únicamente una ligera actividad física
c. Actividad Moderada significa un equivalente de 1.5 a 3 millas por DIA.
d. Activa significa un estilo de vida equivalente de 3 a 4 millas, más una actividad física de ejercicios por DIA.

Los diferentes niveles de calorías que se han mostrado, están acomodados a diferentes edades dentro del correspondiente grupo. Para los jóvenes se necesitan más calorías que en la edad adulta.

Guía para calcular las calorías quemadas en actividades comunes

FUENTE: www.surgeongeneral.gov/topics/obesity
Muestra de las calorías quemadas en 30 minutos

ACTIVIDAD	CALORÍAS (quemadas)
Caminando – 2 millas x hora	85
Caminando rápido	170
Haciendo jardinería	135
Recogiendo hojas	145
Bailando	190
Montando bicicleta - 10 millar X hora	205
Nadando a nivel mediano	240
Trotando, 5 millas X hora	275

*Una persona con 68 kilos de peso.
Con menos peso quema menos calorías y con más peso quema más.

Cada una de estas actividades quema aprox. 150 calorías*

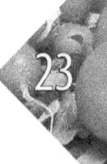

23

ACTIVIDADES COMUNES	Menos Fuertes Más Tiempo	ACTIVIDADES DEPORTIVAS	Menos Fuertes Más Tiempo
Lavando y polichando un carro por 45 a 60 min.	I	Jugando voleibol por 45 a 60 min.	I
Lavando vidrios o pisos por 45 a 60 min.	I	Jugando fútbol por 45 min.	I
		Caminando 1 ½ millas en 35 min.	I
Haciendo Jardinería Por 30 a 45 min.	I	Básquetbol (Haciendo canastas) por 30 min.	I
Manejando su silla de Ruedas 30 a 40 min.	I	Montando bicicleta 5 millas por 30 min.	I
Empujando el caminador 1 ½ millar en 30 min.	I	Bailando rápido (Social) por 30 min.	I
Recogiendo la nieve por 15 min.	I	Aeróbicos en agua por 30 min.	I
		Nadando fuerte en 20 min.	I
Subiendo escaleras	I	Saltando laso por 15 min.	I
	Más vigorosos Menos tiempo	Corriendo 1 ½ millas en 15 min.	Más vigorosos Menos tiempo

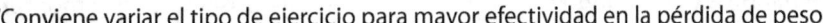

"Conviene variar el tipo de ejercicio para mayor efectividad en la pérdida de peso

Medidor de calorías Vs. actividad física

Papas fritas, 1 bolsa de 150 gramos

400 Kcal., 20 gramos de grasa y 5 gramos de grasa saturada.

• Se pueden quemar caminando 93 minutos o nadando 33 minutos o montando bicicleta 54 minutos.

Mayonesa, 1 cucharada (15 gramos)

110 Kcal., 12 gramos de grasa y 2 gramos de grasa saturada.

• Se pueden quemar caminando 26 minutos o nadando 9 minutos o montando bicicleta 15 minutos.

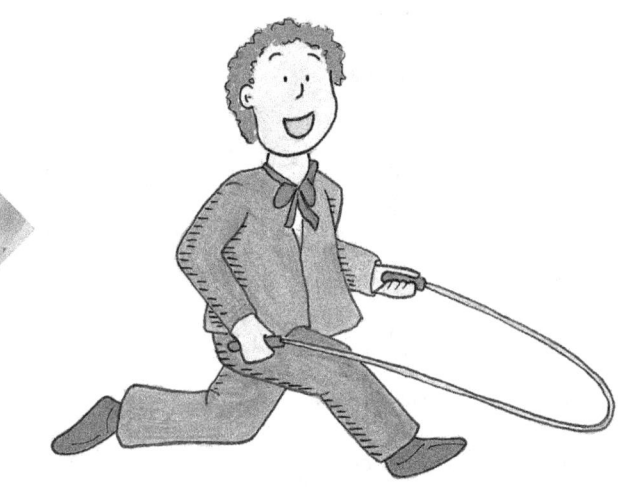

Bola de Carne (1)

60 Kcal., 4 gramos de grasa y 2 gramos de grasa saturada.

• Se pueden quemar caminando 14 minutos o nadando 5 minutos o montando bicicleta 8 minutos.

Hamburguesa sencilla (1)

230 Kcal., 8 gramos de grasa y 3 gramos de grasa saturada.

• Se pueden quemar caminando 53 minutos o nadando19 minutos o montando bicicleta 31 minutos.

Salchicha (1)

210 Kcal., 16 gramos de grasa y 5 gramos de grasa saturada.

• Se pueden quemar caminando 37 minutos o nadando 13 minutos o montando bicicleta 28 minutos.

Empanadas o croquetas (1)

150 Kcal., 9 gramos de grasa y 4 gramos de grasa saturada.

• Se pueden quemar caminando 35 minutos o nadando 12 minutos o montano bicicleta 20 minutos.

Mini pizza de 100 gramos

290 Kcal., 11 gramos de grasa y 2 gramos de grasa saturada.

• Se pueden quemar caminando 67 minutos o nadando 24 minutos o montando bicicleta 39 minutos.

Perro caliente (1)

310 Kcal., 21 gramos de grasa y 9 gramos de grasa saturada.

• Se pueden quemar caminando 72 minutos o nadando 25 minutos o montando bicicleta 42 minutos.

Nueces 1 cucharada de 20 gramos

130 Kcal, 11 gramos y 2 gramos de grasa saturada.

• Se pueden quemar caminando 30 minutos o nadando 11 minutos o montando bicicleta 18 minutos.

Chips, 3 unidades (10 gramos)

55 Kcal., 4 gramos d grasa, 1 gramo de grasa saturada.

• Se pueden quemar caminando 13 minutos o nadando 4 minutos o montando bicicleta 7 minutos.

Maní, 1 cucharada de 20 gramos

120 Kcal., 10 gramos de grasa y 2 gramos de grasa saturada.

• Se pueden quemar caminando 28 minutos o nadando 10 minutos o montando bicicleta 16 minutos.

Waffle, 1 porción de 25 gramos

65 Kcal., 0 gramos y 0 gramos de grasa saturada.

• Se pueden quemar caminando 15 minutos o nadando 5 minutos o montando bicicleta 9 minutos.

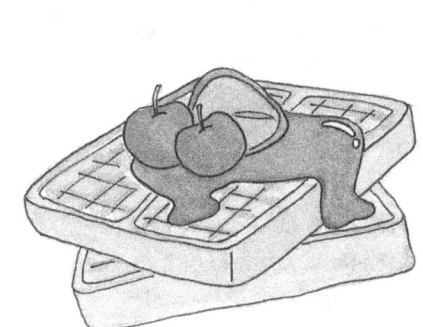
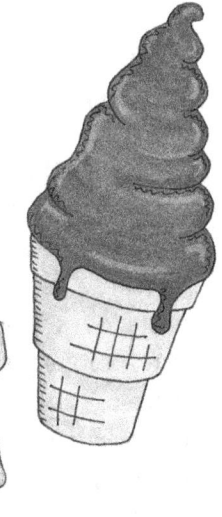

Galletas Rellenas, 2 porciones de 60 gramos

260 Kcal., 11 gramos de grasa y 4 gramos de grasa saturada.

• Se pueden quemar caminando 60 minutos o nadando 21 minutos o montando bicicleta 35 minutos.

Torta o Ponque blanco, 1 tajada de 30 gramos

130 Kcal., 7 gramos de grasa y 2 gramos de grasas saturadas.

• Se pueden quemar caminando 30 minutos o nadando 11 minutos o montando bicicleta 18 minutos.

Pie de Fruta, 1 porción de 75 gramos

170 Kcal., 5 gramos de gramos y 2 gramos de grasa saturada.

• Se pueden quemar caminando 40 minutos o nadando 14 minutos o montando bicicleta 23 minutos.

Bizcocho de crema, 1 de 90 gramos

270 Kcal, 16 gramos de grasa saturadas y 10 gramos de grasa saturada.

• Se pueden quemar caminando 63 minutos o nadando 22 minutos o montando bicicleta 37 minutos.

Helado, 1 bola

100 Kcal., 5 gramos de grasa y 3 gramos de grasa saturada.

• Se pueden quemar caminando 23 minutos o nadando 8 minutos o montando bicicleta 14 minutos.

Paleta de crema de vainilla cubierta con chocolate (1)

260 Kcal, 14 gramos de grasa y 11 gramos de grasa saturada.

• Se pueden quemar caminando 60 minutos o nadando 21 minutos o montando bicicleta 35 minutos.

Chocolate, 1 barra de 10 cms.

240kCal, 15 gramos de grasa, 9 gramos de grasa saturada.

• Se pueden quemar caminando 56 minutos o nadando 19 minutos o montando bicicleta 32 minutos .

Dulces, 5 unidades

150 Kcal, 0 gramos de grasa y 0 gramos de grasa saturada.

• Se pueden quemar caminando 35 minutos o nadando 12 minutos o montando bicicleta 20 minutos.

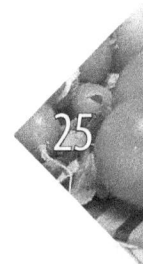

Conviene variar el tipo de ejercicio para que la pérdida de peso sea más efectiva

Cuando se hacen ejercicios regularmente, notará que algunas veces su hijo(a) se queja de que ya no obtiene los resultados deseados, que parece que el tiempo invertido no da los resultados esperados. Esto no es totalmente cierto, porque al aumentar el ejercicio los músculos van a incrementar en volumen y a su vez pesarán más, pero este es un "peso sano". Entonces, para evitar que la pérdida de peso se estanque, conviene variar el tipo de ejercicios de vez en cuando, para no caer en la rutina utilizando solamente los mismos músculos, lo cual afecta a su hijo tanto física como anímicamente.

Es importante alternar diversas modalidades deportivas para ejercitar todos los músculos del cuerpo y crear nuevos objetivos dentro del tratamiento. Si está cansado de caminar, llévelo a nadar tres veces por semana. Si no le dan mucho resultado las clases de aeróbicos, no lo retire del gimnasio, permítale que haga otro tipo de ejercicios como danza a ritmo de salsa, danza árabe o clases de ejercicios con máquinas. Si se cansa de usar la bicicleta, que pruebe correr, saltar lazo, jugar pelota. Incluso si el niño usa el mismo grupo de músculos, lo estará haciendo de forma diferente a la habitual y al no estar acostumbrado a ese tipo de ejercicio, quemará más calorías de lo habitual.

Otro aspecto que puede contemplar con su hijo(a) es agregar una actividad deportiva en grupo como básquet, fútbol, tenis, para evitar el aburrimiento que surge, de forma casi inevitable, si se pasan meses y meses haciendo lo mismo sin resultado. En ocasiones, si ya practica algún deporte, no es necesario cambiar de modalidad deportiva, basta con variar el ritmo. Por ejemplo, si hace bicicleta, qu tome clases de "spinning" para hacerlo con música y en grupo.

Por último, cambiar de deporte es también una forma de evitar lesiones. Con frecuencia, éstas son consecuencia de repetir una y otra vez el mismo movimiento, pues ejercitar un músculo siempre igual puede dañarlo. Repartir el esfuerzo de forma más equitativa reduce el riesgo de sobrecargar músculos y articulaciones. Además, si su hijo(a) llega a sufrir alguna lesión, va a retardarse el proceso de reducción de peso y la inmovilidad que esto ocasiona puede hacer que vuelva a recuperar el peso perdido y se resista a continuar con su proceso de reducción de peso.

Intervención de los padres

Como se ha podido apreciar hasta ahora, la obesidad trae no sólo problemas de exceso, sino que puede producir muchas otras enfermedades que perjudican tanto la vida del niño obeso como la de todo el círculo familiar. También se encuentran los problemas psicológicos y físicos.

Muchos padres "pecan" por:
- Obligar al niño a que coma más de lo que puede.
- Suministrar preparaciones sin tener en cuenta la forma como se cocinan los alimentos; por lo general las frituras son la opción mas fácil pero con calorías elevadas.
- Premiar un buen comportamiento con golosinas y otros alimentos calóricos.
- Castigar al niño sin comida si presenta alguna conducta desfavorable.

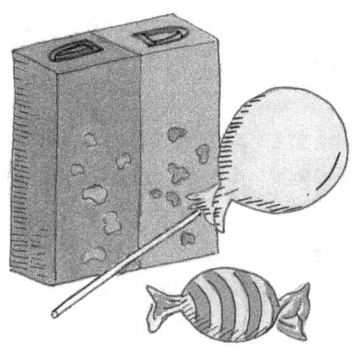

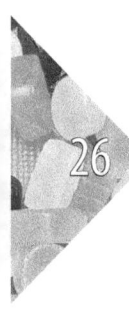

26

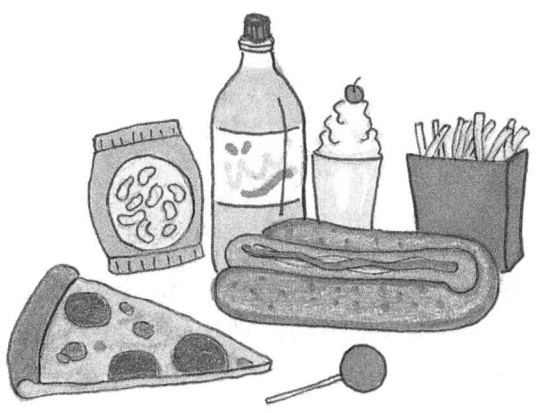

• Festejar cualquier acontecimiento importante de la vida del niño ofreciéndole una "comida basura".

• Permitir el consumo diario de "comida chatarra", tortas, bebidas gaseosas y azucaradas.

• Ofrecer, con frecuencia, platos pre-cocidos por la falta de tiempo.

También se debe destacar que hay casos en los que algunos niños nacen obesos. Entonces hay que mantener una alimentación correcta para que el niño no sufra consecuencias negativas.

El hecho de que un bebé que se vea "gordito" o que esté en el límite superior de su peso a una edad determinada, no quiere decir necesariamente que ese niño, cuando crezca, va a ser un adulto obeso. Si se mantiene dentro de estos parámetros deseados de peso correspondiente a su edad, según va creciendo, no hay nada que temer: el niño se desarrolla en la forma en que se supone que lo haga. A medida que crece, aumenta su consumo de calorías y por lo tanto, aunque coma más, es posible que siga manteniéndose dentro de los límites deseables. Puede ser también que cuando el niño comience a caminar, a correr y a interesarse en descubrir su nuevo mundo, se olvide comer. Es entonces cuando no se le debe forzar a comer ni darle suplementos vitamínicos que pueden aumentar el apetito y hacer imposible que el niño mantenga su peso normal.

Cada niño es un individuo que ya desde pequeño tiene sus gustos y preferencias. Algunos están listos para las primeras cucharadas de cereal a los cuatro meses y otros a los seis. Entre usted y el pediatra pueden tomar la mejor decisión de cuándo introducir poco a poco frutas, vegetales y carnes.

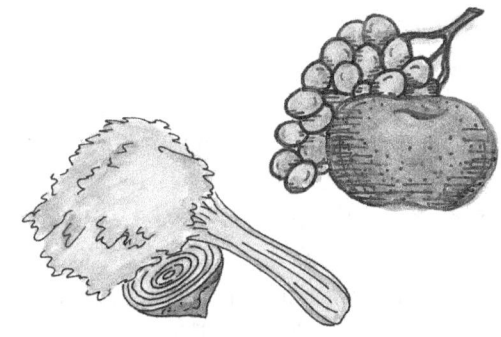

Consejos de alimentación después de los seis meses

Es importante tener en cuenta dos grupos de alimentos que no aumentan el peso en el bebe:

1. Las frutas y los vegetales cocidos, aplastados, o de los que ya vienen hechos puré en recipientes de vidrio. Sirva los vegetales antes de la fruta, porque los niños tienen una tendencia natural a preferir lo dulce.

2. El pescado, pollo o carne, que son alimentos proteínicos, se deben hervir en agua o caldo, o usar una yema de huevo cocida y dársela una vez al día.

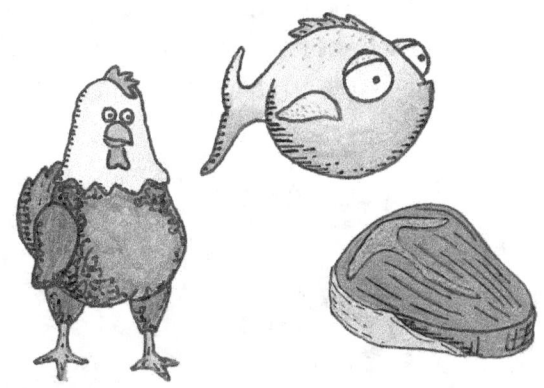

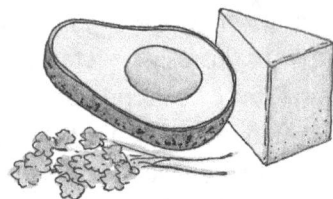

Consejos de alimentación después de los nueve meses

En esta etapa se debe tener en cuenta lo siguiente:

1. Corte los alimentos en porciones pequeñas para que el niño no se atragante. Haga una buena selección de frutas y vegetales variados. Conviene prestar atención y adoptar una actitud conveniente hacia la comida, para hacerla más atractiva y lo más nutritiva posible.

2. Carnes blandas como pollo y pescado (siempre quitar completamente las espinas antes de servirlo). Permita que el niño coma con los dedos hasta que desarrolle la habilidad manual para sostener un cubierto.

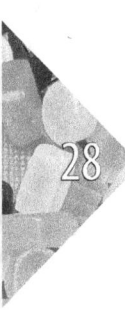

Consejos de alimentación después de los once meses

Sirva siempre la mayor variedad posible de alimentos para que su hijo se convierta en un adulto que coma de todo, pero no abuse con las especias. Es mejor no acostumbrar al niño a comidas muy cargadas de sabores: cuanto más naturales sean los alimentos, mejor. Si lo acostumbra a la variedad, el niño por su cuenta irá ampliando el alcance de los sabores y las texturas. Se debe evitar en todo caso agregar sal a sus comidas hasta que haya cumplido un año de edad.

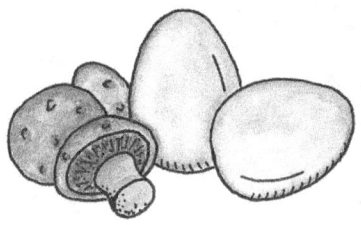

Factores que intervienen en la obesidad infantil

Entre ellos se encuentran:

1. Factores psicosociales.

Ambientales: el estilo de vida (dieta y ejercicio) influye considerablemente en la expresión de la obesidad.

a. Relación comida-afecto: es este caso, la conducta alimentaria de los niños está asociada al consumo de alimentos principalmente dulces, lo cual está relacionado con el afecto que sienten los padres por ellos.

b. De asociación: si ve a sus padres o familiares obesos, para el niño será muy normal tener exceso de peso.

2. Consumo de Energía

a. El volumen de consumo de alimentos no debe ser igual en todos los niños, incluso en una familia puede haber unos hijos que tienen peso normal y otros que presentan sobrepeso. En este caso se les debe hablar desde muy temprana edad sobre la diferencia que se debe dar en el consumo.

b. Las porciones de alimento no deben ser iguales para un niño en etapa escolar y para un adolescente.

Se deben tener en cuenta las actividades físicas que realiza el niño, para determinar la cantidad de calorías que debe consumir.

3. Factores Genéticos

a. Hereditarios: se sabe que la obesidad es frecuentemente diagnosticada dentro de la familia como hereditaria; por ejemplo, si hay alteraciones específicas en la vía de la Leptina.

b. Síndrome de Cushing: es una alteración

de la glándula suprarrenal que consiste en el aumento en la producción de cortisol, lo que conduce a la obesidad.

4. Factores Hormonales

a. Insulinoma: es muy rara la presencia de un tumor de insulina, el cual puede llevar a la obesidad.

b. Hipotiroidismo: la disminución de la hormona tiroidea puede producir obesidad. Esta patología casi siempre se descarta frente a un cuadro de obesidad, ya que es una causa poco frecuente.

c. Hipogonadismo: en el hombre, la disminución de la hormona testosterona aumenta el tejido adiposo y produce obesidad.

5. Factores Patológicos

a. Enfermedades cardiovasculares, pulmonares o algunos cánceres que se presentan en la historia clínica de la familia pueden ser la causa de la obesidad.

b. Síndrome de Ovario Poliquístico: es la causa más común de la obesidad en la mujer joven. Se asocia a irregularidades menstruales, acné, hirsutismo y resistencia insulínica.

c. Alteraciones Hipotalámicas: ciertos tumores, inflamación o traumas a nivel del sistema nervioso central pueden producir alteraciones en los centros reguladores de la saciedad.

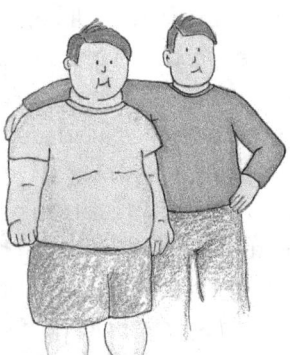

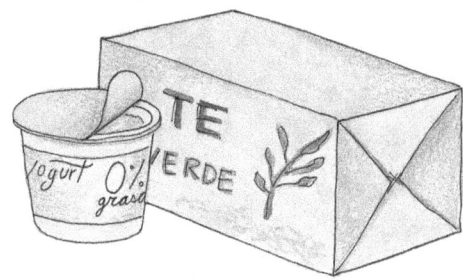

Alimentación saludable para adolescentes

Balanceando la buena nutrición y la diversión

Has decidido el cuidar de ti mismo comiendo saludablemente. Felicidades!

El comer saludablemente es la mejor manera de:
- Tener energía durante todo el dia.
- Conseguir las vitaminas y minerales que necesitas.
- Mantenerte fuerte para realizar deportes y otras actividades.
- Alcanzar tu estatura máxima, si todavía estas creciendo.
- Mantener un peso que sea el mejor para tu cuerpo.
- Prevenir hábitos de alimentación que no sean saludables.

¿Qué significa comer saludablemente?
- Procurando hacer todas las comidas y meriendas a tiempo.
- Comer cada día de todos los grupos de alimentos, para llenar tus necesidades de crecimiento y salud.
- Balancear los alimentos altos en nutrición con cantidades moderadas de otros alimentos como los dulces y las comidas rápidas (fast foods).
- Comer cuando tienes hambre y parar de comer cuando estes lleno
- Aprender mas de nutrición y hacer de los alimentos una parte importante en tu vida.

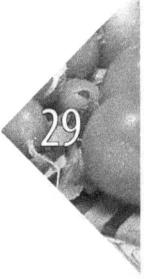

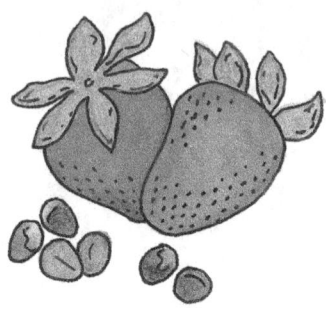

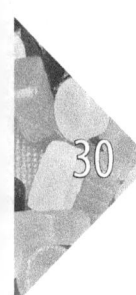

Consejos para comer saludablemente

1. No omitas las comidas - planifica tus comidas y meriendas.

• Lo creas o no – el comer 3 comidas y 2 meriendas es la mejor manera para mantener tus niveles de energía y un peso saludable. Tu estarás más propenso a comer de más o a seleccionar alimentos bajos en nutrición cuando tienes demasiada hambre.

• ¿Vas a comer fuera de la casa? No te quedes desamparado - lleva alimentos contigo o averigua dónde puedes comprar alimentos que sean saludables y que te satisfagan.

2. Aprende maneras simples y saludables de preparar alimentos.

• Piensa en hornear, hervir, asar, sofreír y cocinar al microhondas como maneras saludables de cocinar en vez de freír tus alimentos.

• Usa hierbas secas (albahaca, orégano, perejil) y especias (pimienta de limón, polvo de chili, polvo de ajo) para darles sabor a tus comidas, en vez de añadirles mantequilla, margarina y salsas con grasa.

• Quítale la piel y la grasa a las carnes; vas a continuar recibiendo la nutrición que necesitas y continuarás disfrutando del rico sabor y además es más saludable para el corazón!

3. El azúcar es "energía vacía" - evita comer demasiada.

• Las bebidas carbonatadas y los refrescos son una gran fuente de energía vacía. Esto significa que contienen mucha energía que no necesitas y pocas vitaminas, minerales, proteína y fibra.

Toma refrescos de dieta o bebidas en polvo sin azúcar, y agua en vez de refrescos y jugo. Aun los jugos sin azúcar contienen mucha energía que no necesitas. Pero no exageres – está bien tomar 2 vasos pequeños de soda regular o de jugo al día.

• El azúcar se encuentra en postres, galletas y dulces. Ocasionalmente haz lugar en tu dieta para estos alimentos, pero no dejes de comer alimentos nutritivos por comer dulces.

4. Pon atención a tu cuerpo y a lo que comes.

• Come lentamente. Trata de relajarte y come despacio para que tus comidas duren por lo menos 20 minutos, ya que ese es el tiempo para que tú te sientas lleno.

• Escucha tu cuerpo. Come cuando tengas hambre y para de comer cuando estés lleno, esto le ayudará a tu cuerpo a balancear las necesidades de energía y a que te sientas comfortable. Pregúntate: ¿Estoy comiendo porque tengo hambre, o porque tengo ansiedad o estoy aburrido?

• Ingiere comidas que sean calientes (sopas, cereal cocido, cocoa) y alimentos altos en fibra (grano íntegro, vegetales, habichuelas) para que te sientas lleno.

5. Mantente saludable y contento - evita el pensar en dietas.

• No hay alimentos buenos o malos. Todos los alimentos que se consumen con moderación pueden ser parte de una dieta saludable.

• Tú no necesitas comprar alimentos que sean sin grasa o dietéticos. Los alimentos sin grasa o dietéticos no son necesariamente bajos en calorías, a algunos de ellos le añaden azúcar para remplazar la grasa.

• Tú eres más importante que tu peso o el tamaño de tu cuerpo - ¡Créelo! Tu salud y felicidad pueden ser afectadas por planes de dieta muy drásticos. Si todavía no has alcanzado tu estatura de adulto, una pérdida de peso excesiva podría interferir con tu crecimiento, aunque tengas sobrepeso. Para jóvenes que estén creciendo, es importante mantener un peso estable mientras crecen, en vez de enfocarse en perder peso. Si tú tienes sobrepeso y quieres hacer cambios en tu ingesta de alimentos y tu estilo de vida, pídele a tu doctor (a) que te dé un referido para la nutricionista.

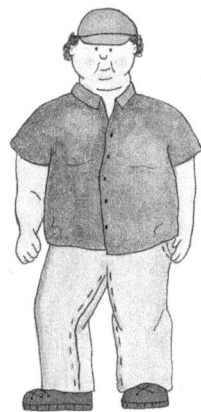

Apoyo para adolescentes con desórdenes alimenticios

Una guía para familiares y amigos íntimos
Desórdenes alimentarios afectan a millones de mujeres jóvenes. Si estás leyendo esta guía informatica, lo más probable es que seas un familiar o un amigo de una de estas adolescentes con desorden alimentario. Es normal sentirse inútil o confundido por ratos. Sin embargo, aprender sobre estos desórdenes puede ayudarte a dar el apoyo apropiado. Ten en mente que todas las sugerencias no son apropiadas para todos. Este guía fue creada para ofrecer ideas de cómo se puede ayudar a una mujer joven con un desorden alimentario. Es importante que recuerdes que esta guía no remplaza las recomendaciones y cuidados de su médico, terapeuta o nutricionista.

El camino a la recuperación
Sé paciente. Intenta buscar progresos en forma semanal y no diaria. Es importante que recuerdes que lleva mucho tiempo desarrollar un desorden alimentario. Este puede ser desencadenado por múltiples hechos. Años de mensajes de los medios de comunicación, la industria de comida y grupos de pares contribuyen a moldear conductas alimentarias y percepciones sobre la imagen corporal. Estos mensajes negativos afectan los pensamientos de las adolescentes con desordenes alimentarios. No hay ningun tratamiento rápido o cura. Lleva mucho tiempo recuperarse de estos desórdenes, porque implica cambiar tanto la forma de pensar, como el comportamiento. El camino a la recuperación lleva tiempo.

Ofreciendo apoyo durante tiempos de comida y bocados
Coman juntos. El tiempo de comidas y bocados es el más difícil del día. El comer puede ser causa de ansiedad para ellas, y generalmente requieren apoyo y supervisión. Generalmente estos adolescentes se sienten muy culpables por comer. Si alguien en quien confían come con ellos, hace más agradable la experiencia de comer.

Mantengan las conversaciones positivas. Hablen sobre temas neutros durante la comida en vez de enfocarse en la comida, las calorías, o el contenido graso de los alimentos. Traten de hablar sobre cosas divertidas, como sus equipos favoritos de deportes, música, o pasatiempos.

Inventen un pacto alimentario. Acuerden antes no hablar sobre pensamientos desordenados de alimentación como el tamaño de las porciones, calorías, o el contenido de grasa de los alimentos. Varias mujeres jóvenes con desórdenes alimentarios tienen pensamientos negativos continuos sobre la comida. Los pactos alimentarios reducirán la tensión y el éstres que generalmente se asocian con la comida.

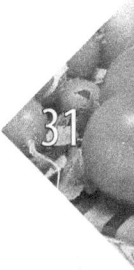

Planeen antes, como una familia y concuerden en la estructura de la cena: a qué hora comerán, el contenido de las comidas (selecciones de comida), y quién estará presente a la hora de comida.

Compras de mercado: Comidas nuevas

Hagan las compras juntas. Exploren su mercado favorito, o visiten uno nuevo. Busquen nuevas comidas y pongan el objetivo de probar un nuevo alimento cada semana. Muchas veces las adolescentes con desórdenes alimentarios crean una lista de alimentos "seguros," alimentos que les resulta tolerable comer. Generalmente estos alimentos tienen bajo contenido de grasas, calorías y carbohidratos. Durante la recuperación es importante aumentar la selección de comida. Un nutricionista ayuda a establecer estas metas.

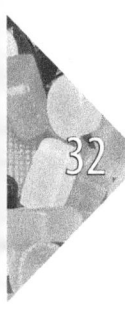

Asegúrese de que todos los alimentos estén a mano antes de tiempo. Esto ayuda a disminuir la tensión en el momento de la comida. A veces, si un alimento falta en el momento de la comida, la adolescente puede entrar en pánico y limitar la comida que come.

Cocinen juntas y prueben nuevas recetas.

Muchas adolescentes disfrutan de cocinar con alguien en quien confían. Aprender a cocinar es otra habilidad para la recuperación. Probar nuevas recetas tambien ayuda a ampliar la lista de comidas seguras.

Actitud saludable

Aliente nuevos intereses. Propóngale actividades como clases de arte, servicio de voluntariado, música o yoga. Es importante remplazar las conductas alimenticias desordenadas (ejercicio excesivo, dietas restrictivas, etc.) por nuevas conductas e intereses. Estas adolescentes generalmente tienen un número muy limitado de intereses, ya que estan absorbidas por la idea de perder peso, hacer dieta, y realizar ejercicios ritualistas en forma repetitiva. Es difícil para ellas romper con este patrón de comportamiento; sin embargo, probar nuevas actividades puede ayudar a remplazar las conductas alimenticias desordenadas y a mejorar la auto estima depués de un tiempo.

Organice un evento especial

Pida un turno en la peluquería para que cambie su peinado, se haga las manos, o reciba un masaje. Al recuperarse de su desorden alimentario, experimentará cambios importantes en la forma de su cuerpo, su rostro, su cabello, y su apariencia en general. Muchas veces las adolescentes no se sienten merecedoras de cosas buenas. Un evento especial puede ser una buena forma de ayudar a su adolescente o amiga a acomodarse a su nueva imagen. Es una forma de decirle que se merece un evento especial y agradable.

Organice una salida de compras

Al ir recuperándose, su cuerpo irá transformándose. Compre algunas prendas de ropa, pero no compre un nuevo guardarropa. Ir a una tienda nueva a un centro comercial diferente puede ser divertido.

Hablando con adolescentes

Intenta no hacer comentarios directos sobre su apariencia física o la forma de su cuerpo. Comentarios como: "¿Cuántos kilos aumentaste?," o "Te ves mejor, has aumentado de peso," o "¡Te ves esplendida!," o "¿Has perdido peso? ¿Qué está pasando?" hacen que las adolescentes se sientan muy incómodas. Durante su recuperación las adolescentes generalmente se ven más sanas, brillantes, más fuertes y mejor nutridas. Sin embargo, recibir comentarios de este tipo es frecuentemente interpretado por ellas en forma negativa. Un comentario como "Te ves mucho mejor ahora que no eres sólo piel y huesos" será interpretado como "¡Estoy gorda!" por una adolescente con desórdenes alimentarios.

Comente sobre su salud y su nivel de energía

Comentarios como "¡Te ves llena de energía!" o "¡Te ves bien descansada!" son más apropiados y hacen que las adolescentes se sientan apoyadas en su camino de recuperación. Este tipo de convesación demuestra reconocimiento de salud mejorada y no se enfoca en la forma o tamaño del cuerpo.

¡Sonría! La alegría es contagiosa

¡Una actitud positiva, alegre y optimista crea maravillas! Es muy difícil observar a alguien que amas luchar con una enfermedad. Las lágrimas y las caras de preocupación generalmente hacen que estas adolescentes se sientan culpables de padecer estas enfermedades y puedan tener mayor angustia y ansiedad, auto-desprecio, y depresión. Es muy importante que intente ser positiva. Una simple sonrisa puede transmitir un mensaje de esperanza y alegría a adolescentes con desordenes alimentarios.

Actitud positiva!

Es una gran ayuda compartir una actitud positiva con un ser querido, que está luchando con un desorden alimentario y con preocupaciones de su imagen corporal. Mire www.nationaleatingdisorders.org para "Diez Pasos para un Imagen Corporal Positiva" y sugerencias para combatir pensamientos negativos.

Recuerda

"Tú como padre o madre", eres una pieza clave en la educación de los hábitos alimentarios de tus hijos!

Resumen de las complicaciones de la obesidad

• Peligros de esta epidemia, que además puede causar en el niño complicaciones y problemas:

• Diabetes tipo 2, Hipertensión arterial y niveles altos de colesterol.

• Problemas psicológicos debido a la intimidación, rechazo y bromas por parte de sus compañeros, lo cual les genera una baja autoestima.

• El sentirse marginados puede generarles trastornos de bulimia, anorexia, depresión; esto mismo puede llevarlos incluso a tener hábitos como el consumo de drogas y otras sustancias nosivas.

• Hipertensión arterial.

• Ortopédicos: Artrosis, epifisiolisis de fémur y problemas vertebrales.

• Problemas respiratorios: síndrome de apnea obstructiva del sueño, agravación del asma.

• Problemas digestivos: cálculos biliares, esteatosis hepática.

• Algunos tipos de cáncer están asociados a la obesidad y a la alimentación poco balanceada: útero, seno, colon.

• Además, estas complicaciones van a reducir su tiempo de vida.

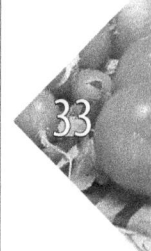

33

¿La obesidad en la infancia tiene consecuencias en la edad adulta ?

La probabilidad de persistencia de la obesidad de la infancia en la edad adulta, aumenta con la edad del niño (de 20 a 50 % en el periodo de la pre-pubertad y de 50 a 70 % en la adolescencia). El riesgo asociado a la presencia de antecedentes familiares es más importante cuando el niño es más pequeño. Al aumentar la edad del niño, su propio grado de obesidad se vuelve predecible.

El riesgo a largo plazo de otras patologías asociadas a la obesidad infantil no puede evaluarse sino por medio de estudios epidemiológicos que relacionan el grado de obesidad en la infancia con la ocurrida en patologías o muertes durante un período de observación prolongada. Estos estudios constituyen nuestra única fuente de datos.

Estos estudios epidemiológicos concluyen que la obesidad en los niños está asociada a un aumento del riesgo de muerte en la edad adulta entre un 50 y 80%. En todos los estudios que proporcionan la comparación, menos en uno, el riesgo era más importante en los niños varones.

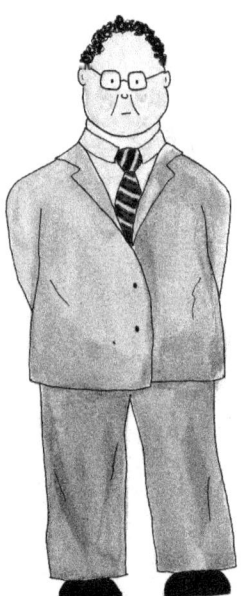

Las muertes que se presentaron fueron sobre todo de origen cardiovascular. El único estudio con datos sobre el Índice de Masa Corporal (IMC) en la edad adulta, sugiere que el aumento del riesgo asociado a la obesidad en los niños no está enteramente explicado por la persistencia de la obesidad en la edad adulta.

La buena y la mala alimentación

Para lograr una buena educación nutricional, ante todo debemos reconocer los errores en la alimentación y fijar conductas que los rectifiquen. Además, es bueno confirmar qué hábitos alimenticios son correctos, para aclarar más este aspecto.

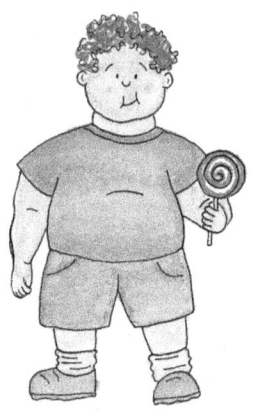

Errores en la alimentación

La comida no es un premio, no es un castigo y tampoco debe ser un desahogo a las tensiones de una persona. La comida debe tener su lugar, su hora y su control. Los grandes responsables por el sobrepeso de un niño son sus padres, que determinan lo que se consume en la casa. Normalmente, sea por errores, obsesiones o por desconocimiento e ignorancia de los padres, los niños consumen más cantidad de alimentos: grandes cantidades de carne, alimentos precocidos, dulces y golosinas; no consumen verduras, legumbres, frutas, ni pescado. A eso se suma el que muchos niños salen de casa sin desayunar. En la última investigación acerca del sobrepeso en la infancia, entre otras cosas se constató que el 8% de los niños acuden a la escuela sin haber desayunado. El desayuno es una de las comidas más importantes del día y está directamente relacionada con la regulación del peso.

Aciertos en la alimentación

Cuando los padres dan a los hijos la atención debida y se preocupan por su alimentación, las posibilidades de que sufran sobrepeso son bajas. El control de los adultos es fundamental a la hora de prevenir la obesidad infantil. Para eso es necesario observar algunas pautas alimenticias, considerando que los primeros años de vida de un niño son cruciales en su educación:

• Establecer un consumo de alimentos desde el inicio de su etapa de vida. A los bebés no hay que darles el pecho totalmente según la demanda que presenten; desde el principio se les debe enseñar a alimentarse bien y en el debido momento.

• Saber que cuando el bebé llora, no es por hambre, sino por otros motivos. No se le debe ofrecer el pecho sin antes detectar la causa del llanto e intentar calmarlo. La consecuencia de dar el pecho de forma indiscriminada, puede ser que el niño, cuando sea mayor, recurra a la comida cuando sufra cualquier malestar.

• Programar visitas periódicas al pediatra, cuando sea necesario o a las revisiones determinadas por el centro de salud. Se ha demostrado que un niño que sigue el control médico tiene menos posibilidades de sufrir obesidad o cualquier otra enfermedad.

• Memorizar las recomendaciones alimenticias que da el pediatra mes a mes para el bebé. Respetar e introducir los alimentos según la edad que tenga el niño, es un buen medio de prevención.

• Seleccionar en lo posible una gran variedad de alimentos hasta los dos años de edad, para que el bebé tenga la oportunidad de probar de todo un poco, para educar su paladar y lograr una porción de nutrientes más diversos.

• Organizar una rutina constante, para controlar que los niños no omitan ninguna comida.

• Preparar las comidas con ingredientes frescos y naturales, siempre que se pueda. También considerar el consumo de alimentos "orgánicos" en la medida de lo posible, por su efecto favorable para la salud. Tomar conciencia de que usted no "gasta" en la compra de estos alimentos, sino que, por el contrario, está "invirtiendo" en darle un futuro más saludable a sus hijos y familiares.

• Consultar la tabla de pesos y medidas que ofrecemos y la que determine el pediatra de su hijo. Y en el caso de que el bebé o niño no presente un cuadro de medidas dentro de la normalidad, hable con el pediatra acerca de la forma de mejorar la situación o consultar a una nutricionista que determine cómo corregir este problema.

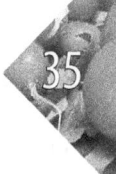

• Ofrecer una alimentación variada en carnes, harinas, verduras, frutas etc. Recuerde que "la buena alimentación comienza en el supermercado". Lo que traigamos a la casa en nuestras bolsas de mercado será lo que vamos a consumir durante la semana.

• Suministrar muchos líquidos a los niños especialmente en temporadas de mucho calor y después de que practiquen ejercicios físicos. El agua es una buena fuente y un fluido que no tiene calorías.

Alcanzado el peso ideal. ¿Qué se debe hacer para mantenerlo de manera definitiva?

Lo realmente difícil no es lograr que su hijo pierda el exceso de peso, sino que una vez alcance el peso ideal mantenga su estado nutricional, porque si no se trabaja en este

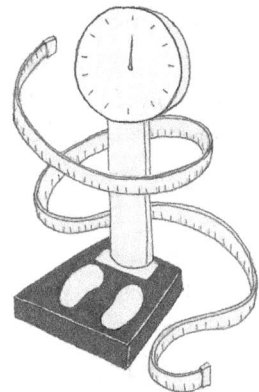

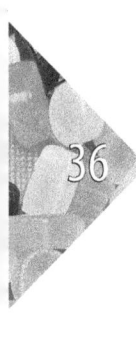

punto es muy fácil y rápido recuperar el peso perdido. Cuántas veces se escucha a las madres angustiadas ante esta nueva situación. Se han invertido muchos esfuerzos en consejos y utilizado trucos para lograr que su hijo pierda ese exceso de peso y lo que menos quieren las madres es que vuelva a verse obesos o siquiera con sobrepeso. Por esto, se deben tener en cuenta las siguientes recomendaciones para alcanzar dicho objetivo en el que la fuerza de voluntad y la disciplina volverán a desempeñar un papel fundamental.

• Tanto padres como hijo(a) no deben olvidar la fórmula matemática relativa al equilibrio entre la cantidad de calorías que ingiere su hijo y la energía que gasta en su actividad física diaria. Si es mayor la primera que la segunda, el peso aumentará de forma automática.

• Recuérdele a su hijo que no piense que haber adelgazado es un 'cambio temporal' sino algo a largo plazo para lograr una vida más saludable y obtener una aceptación social notoria.

• Su hijo(a) debe continuar pesándose una vez por semana, para ajustar el nivel de actividad física y de ingesta de alimentos; así podrá mantener control para que el peso "ideal" se mantenga constante con un margen de 2 ó 3 kilos. Considere que su hijo(a) irá creciendo y por lo tanto su peso aumentará gradualmente. En todo caso, consulte las tablas de IMC/BMI que aparecen en el libro.

• Está demostrado que hacer ejercicio de manera regular no sólo es vital, sino que además es casi la única manera de no volver a ganar peso. El ejercicio ayuda a su hijo(a) a mantener el equilibrio de energía, mejora la función muscular, reduce el riesgo de depresión y mientras hace ejercicio se evita la tentación de comer en exceso.

• Como padres, deben tener presente que las grasas y los dulces son muy energéticos pero no sacian el hambre de forma duradera. Por lo tanto, es mejor ofrecerle a su hijo los alimentos que contienen fibra en buena cantidad.

• Como el hambre tiene un componente psicológico importante, es necesario que los padres utilicen estrategias para que su

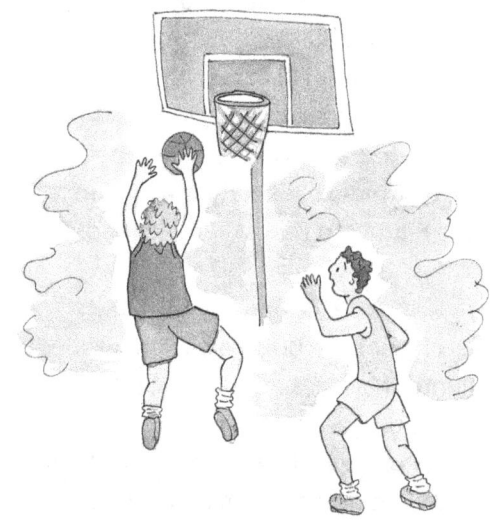

hijo(a) sienta que come bastante. Por ejemplo, continuar srviéndoles la ensalada como primer plato y utilizar un plato de comida más pequeño para que tengan la sensación de comer más, recordarles que deben masticar bien los alimentos; asi, van a permanecer más tiempo en la mesa y a pensar que han comido mucho.

• Si durante el tratamiento para bajar de peso se dieron cuenta, tanto los padres como el hijo(a) de que la fruta y la verdura eran grandes aliadas para perder kilos, también lo son a la hora de mantener el peso; se logrará entonces que el resultado alcanzado se mantenga.

• Si la familia se encuentra de vacaciones, simplemente organícele el consumo de alimentos a su hijo(a) para poder permitirte de vez en cuando algún exceso.

• Es importante que tenga a la mano alimentos bajos en calorías, que sus hijos puedan consumir: quesitos, yogures de dieta, mini-zanahorias "baby carrots", mandarinas, etc.

• Procure que su hijo(a) no coma alimentos excesivamente salados. La sal hace retener el agua y ésta se suma al peso del cuerpo. Principalmente evite tener en casa productos industrializados de paquete, que por lo general contienen mucha sal.

• Por último, si nota que el peso de su hijo(a) está sobrepasando los 5 kilos, regrese de nuevo al periodo de dieta para evitar que el problema de obesidad regrese y se haga aún peor.

Hay que inculcar buenos hábitos alimenticios desde la infancia

La llegada de un bebé a casa es un momento repleto de alegría, pero también de muchas dudas e inseguridades. Con el fin de

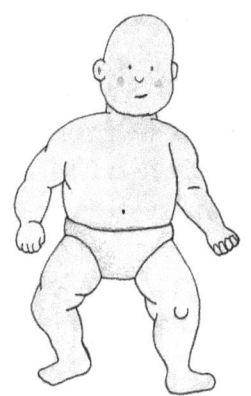

solucionarlas, acaba de presentarse el **Manual de Puericultura** de la Asociación Española de Pediatría en colaboración con Dodot, que va a convertirse en una guía de referencia para los padres, en relación con el cuidado y bienestar del bebé y a la cual va a poder acudir las 24 horas del día para solucionar cualquier inquietud sobre alimentación, higiene, descanso, seguridad, comportamiento y desarrollo del pequeño. Un total de nueve capítulos que abarcan desde el parto hasta el desarrollo del niño durante los tres primeros años de su vida, incluyen todos los aspectos relacionados con el hecho de ser padres.

El doctor acaba de presentar el **Manual de Puericultura** de la Asociación Española de Pediatría, una herramienta útil, cuya característica principal es que está dirigido a los padres, con lenguaje para padres y con una estructura científica sencilla en la medida de lo posible, para que puedan consultar de forma rápida los diferentes problemas que tengan respecto de

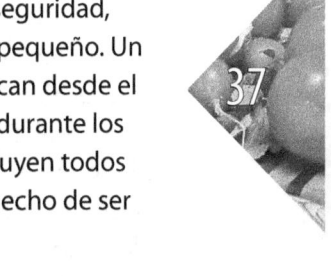

su hijo. Es un libro perfectamente comprensible, pero que de ninguna manera pretende sustituir el papel del pediatra.

Las recomendaciones básicas para afrontar este momento de alegría, pero también de cambios y novedades, en especial para los padres primerizos, se dan en el libro e indican desde lo más banal, que es tener preparado todo –habitación, material de higiene, de cura, vestido, etc.–, hasta los problemas más frecuentes que el padre y la madre pueden afrontar con un poco de información. El documento plantea, paso a paso, desde que el bebé llega hasta su desarrollo. El libro le va a permitir sentirse cómodo, o más o menos seguro, a la hora de estar en contacto con el bebé por primera vez.

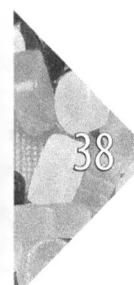

"Lo más importante es que coma y que duerma bien". Esas dos son, sin duda, las principales preocupaciones de muchos padres en las primeras semanas del bebé. Es básico insistirles a los padres –sobre todo a la mamá- en la conveniencia de seguir la lactancia materna, que es evidentemente la mejor alimentación para el bebé. El control de peso no obsesivo, dirigido por el pediatra, da ánimos a la madre. La lactancia materna tiene que responder a la demanda al principio sin poner horarios. Progresivamente sí se puede poner algún tipo de horario, cuando se ve que el peso es el adecuado y que la alimentación funciona. En cuanto al sueño es lo mismo: acostumbrar al

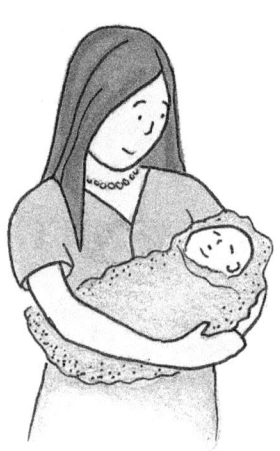

niño las primeras semanas de vida a lo que es el día y lo que es la noche, a través de hábitos. De día conviene tener ruido, paseos, contacto con el niño, y, de noche, todo lo contrario, silencio, sosiego, poca luz. Así, el niño se va adaptando poco a poco a esta diferencia

entre el día y la noche; esto se consigue con paciencia y con los consejos del pediatra.

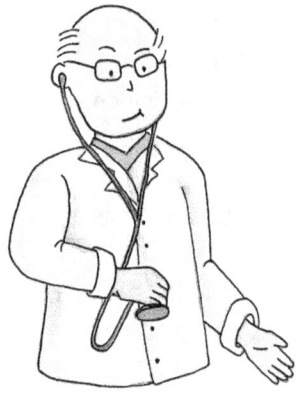

Los pediatras suelen ser firmes defensores de la lactancia materna. Lo ideal y así lo marcan todas las academias de pediatría del mundo, es prolongar la lactancia materna hasta los seis meses. Esta es ya una lactancia materna eficaz y hasta prolongada. Sin embargo, entre los cuatro y los seis meses, para las madres es más complicado, por motivos laborales. Esto hace que llegar a veces a los cuatro meses sea todo un logro. Si no es posible la lactancia materna, por diferentes motivos, la artificial es evidentemente segura y no debería haber problema. El pediatra le explicará que también es buena.

Cada vez hay más casos de niños alérgicos a la leche, al huevo, al gluten, etc. y no porque los padres estén haciendo nada mal, lo que pasa es que cada vez diagnosticamos mejor. Lo que antes se pensaba que era un cólico o una diarrea del lactante, ahora sabemos que es una intolerancia a la leche. Diagnosticamos y tratamos, pues tenemos mejores herramientas que antes. En cuanto al gluten pasa lo mismo, estamos diagnosticando muchos más casos de celiaquía porque tenemos análisis mucho más precisos. Antes sólo se diagnosticaban celiaquías en casos de niños que cuando empezaban con gluten tenían unas grandes diarreas y se ponían muy enfermos. Ahora, gracias a las nuevas técnicas se diagnostican casos más leves. Por eso ha aumentado el caso de celiacos, que se están diagnosticando incluso ya en la edad adulta, una cosa impensable, por ejemplo, con personas que han tenido colon irritable toda la vida y que en la edad adulta les dicen que en realidad es celiaco. Esto se debe al desarrollo de las técnicas diagnósticas.

El problema de la obesidad es cada vez más común en los niños y hay que inculcar buenos hábitos desde la infancia. En España tenemos la suerte de la dieta mediterránea, quizá uno de los valores más importantes de nuestro país. Desde que comienza la alimentación complementaria, hay que incluir verdura, hidratos de carbono, leche, fruta, proteínas en forma de pescado, pollo y ternera, etc. Siguiendo estos consejos a lo largo de la vida se contribuye a que el niño no sea obeso.

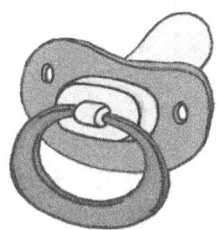

El chupete no es un problema de conveniencia, sino de necesidad. Cuando el niño succiona, primero el pecho de su madre, y después el biberón, se tranquiliza. El chupete cumple también esta función. Luego, deberíamos comenzar a quitárselo a partir de los dos años, más o menos, o por lo menos disminuir mucho el número de horas de chupete. Y esto a veces cuesta.

Las madres suelen verse desbordadas por el exceso de información –opiniones de su entorno, de sus familiares y amigos, libros, información de Internet– etc. pero creo que una primera visita al pediatra, en la primera semana o los primeros 10 días, o incluso antes si hay algún problema, tranquiliza a la madre. Y de alguna manera lo que él hace con sus conocimientos es dar un referente, filtrar todas esas informaciones que a veces son ciertas a veces no, incluso a veces son mitos, o experiencias personales que no tienen por qué

aplicarse a su hijo. Es básico tener un pediatra que pueda explicarle y aclarar todas sus dudas.

La llegada de un hermanito también puede ser complicada para los otros niños, en el caso de que los haya. Los consejos básicos para que la situación se desarrolle dentro de la mayor normalidad posible es precisamente darle normalidad a la situación y que el hermano entienda que las cosas tienen que compartirse, que uno ya no está sólo y aceptar sus pequeños momentos de frustración, indignación y celos. Es una primera frustración que un niño debe superar para luego hacerse adulto, madurar y tener una autoestima suficientemente fuerte. Por lo tanto hay que aceptar normalmente los celos, que pueden llevar a un desorden en los hábitos alimenticios, principalmente si hasta ahora sólo había un hijo en la familia.

Valentín Pineda es pediatra consultor, responsable de la hospitalización pediátrica y de la Unidad de Infectología Pediátrica del Hospital de Sabadell.

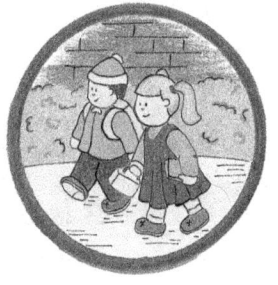

Porciones de los Alimentos

Símbolo de la mano	Equivalente	Comida	Calorías
	Puño (1 Taza)	Arroz, pastas frutas Vegetales	200 75 40
	Palma 85 g (3 onzas)	Carne de res Pescado Cerdo	160 160 160
	Mano llena 28 g (1 onza)	Nueces Pasitas	170 85
	2 Manos llenas 56 g (2 onzas)	Papas Palomitas de maíz Pretzels	150 120 100
	Pulgar 28 g (1 onza)	Mantequilla de maní Queso	170 100
	Punta del pulgar 1 cucharadita	Aceite Mayonesa, mantequilla Azucar	40 35 15

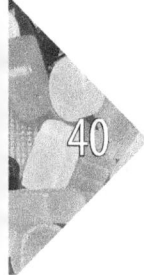

40

Dieta de Iniciación

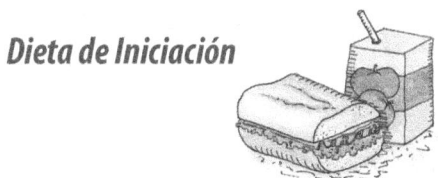

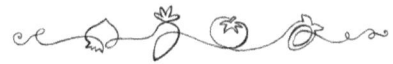

Esta es una dieta probada en el consultorio, que la han hecho más de un millar de niños y adolescentes con problemas de obesidad y sobrepeso y que han comprobado la funcionabilidad de la misma.

La intención es ofrecer a nuestros lectores una dieta de 7 días para proporcionales una iniciación en el tratamiento de reducción de peso que en definitiva mejorará la calidad de vida infantil y juvenil sin poner en riesgo su salud. Es importante tener en cuenta que este tipo de dieta no debe ser realizado por niños y adolescente que padezcan de Diabetes Mellitus Tipo I y Tipo II, debido a que ellos necesitan una dieta personalizada según su caso.

Años atrás, ayunar se consideraba una de las decisiones más importantes que un médico prescribía, para curar una enfermedad. Ayunar es un sistema que se utiliza para desintoxicar el cuerpo y la mente de impurezas. Nosotros mismos lo hemos experimentado ya que nuestro propio organismo quita el apetito cuando enfermamos. Anteriormente, según opinión de los galenos, la causa de cualquier enfermedad es causada por la acumulación de "toxinas" dentro de nuestro organismo. Ayunar contribuye a eliminar esas toxinas que se encuentran dentro de nuestro organismo.

Durante los primeros días del tratamiento, el organismo puede presentar reacciones fuertes (por ejemplo: dolor de cabeza, mareos, nauseas) todos estos síntomas son normales, debido a que se están expulsando del organismo los residuos tóxicos. Todos estos síntomas desaparecen después de un par de días.

PRIMER DÍA
DESAYUNO
• Un vaso de agua mineral sin gas.
• Una taza de yogurt bajo en grasa (sin dulce ni fruta). No use yogurt sin grasa porque no le dará sensación de saciedad al niño. Tampoco lo remplace por leche porque se adelgaza más fácilmente con acido láctico.
• Dos cucharadas de Muesli sin azúcar, agregado al yogurt.
• Té de manzana y canela sin endulzar (ver preparación más adelante).

10 A.M.
• Una fruta
• Un vaso de agua mineral a fin de limpiar todos los órganos, liberar el agua retenida y drenar la piel desde el interior.

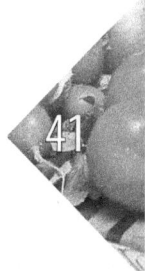

ALMUERZO
• Arroz integral (Wild Rice) sin sal
Ingredientes:
½ taza de arroz integral
1 taza de agua
1 cucharada de aceite de oliva "extra virgen"
Preparación:
Lave bien el arroz y déjelo remojar en la taza de agua por una hora antes de prepararlo. Luego cocínelo igual que cualquier otro arroz con el aceite de oliva.

• Ensalada con variedad de hortalizas frescas: Alfalfa, flores de brócoli, espinaca para ensaladas o diferentes variedades de lechuga de colores contrastantes como morado y verde, pepino cohombro, pimentón rojo y amarillo (no usar pimentón verde porque produce mucho gas), rábanos, tomate, con citrus o limón sobre la ensalada pero NO agregar sal ni aditivos ni salsas ni aderezos comerciales).

• Un vaso de té de frutas "helado" hecho en casa:

<u>Preparación:</u>

Poner en una jarra un litro de agua con cuatro bolsitas de té de frutas 100% orgánico (Certified Organic), luego colocar la jarra en la nevera por espacio de una a dos horas, antes de beber. Agregar hielo y limón al gusto. También puede usar el té preparado con astillas de canela; se calienta y cuando tome color el agua, se retira del fuego y se lleva a la nevera hasta que enfríe. Se sirve con una astilla de canela adentro. La canela es muy digestiva y activa el metabolismo. De igual manera para preparar el té de manzana y canela, pele 2 manzanas verdes y córtelas en cruz, luego cocínelas en un litro de agua con astillas de canela y cuando el agua tome color saque las manzanas y deje enfriar. Mantenga este té en la nevera; se puede servir frio o caliente.

3 P.M.

• Un vaso de jugo de verduras con fruta, hecho en casa.

• Para esta preparación utilizar verduras frescas preferiblemente orgánicas en un extractor de jugos:

<u>Combo Adelgazador</u>

Una mezcla de ½ taza de jugo de zanahoria con una pera y una toronja rosada. Lo ácido ayuda a la digestión y el elemento boro ayuda a que el cuerpo queme calorías.

• Té de manzana y canela sin endulzar

• Una fruta

COMIDA:

• Ensalada de vegetales

• Un vaso de jugo de fruta preparado en casa, sin endulzar

8 P.M.

• Té de manzana y canela sin endulzar

• Un vaso de jugo de fruta

SEGUNDO DIA

DESAYUNO

• Un vaso de agua mineral

• Té de manzana y canela sin endulzar

• Un vaso de jugo de fruta fresco

½ banana grande o una pequeña; esta fruta contiene tres azúcares naturales juntos, sucrosa, fructosa y glucosa, combinadas con fibra. En el desayuno esta fruta le da energía instantánea sostenida a su hijo. Por esto es la recomendada entre los atletas. Recuerde que como tiene que bajar de peso no debe darle más de la cantidad prescrita en la dieta y sólo una vez al día en la mañana.

10 A.M.

• Un vaso de jugo de fruta

• Té de manzana y canela sin endulzar

• Una fruta

ALMUERZO

• Sopa de verduras preparada en casa

<u>Ingredientes:</u>

1 cebolla mediana

1 tomate

¼ de repollo

¼ de taza de pimentón verde en trocitos

½ tallo de apio

1 zanahoria mediana

½ taza de auyama cortada en cubitos

2 tazas de agua

<u>Preparación:</u>

Combine todos los ingredientes y déjelos cocinar por ½ hora. No se debe agregar ningún cubito concentrado o sopa de paquete.

• Una tajada de pan integral

3 P.M.

• Un vaso de jugo de verduras con fruta:

<u>El Quema-Grasa</u>

Mezclar ¾ taza (6 oz) de jugo de remolacha

con ½ taza (4 oz) de jugo de naranja fresco. Una porción extra de hierro estimula el metabolismo de las grasas y la vitamina C y el silicio fortalecen los tejidos.

- Una fruta

COMIDA

- Sopa de verduras (como la que preparó al mediodía.
- Un vaso de jugo de fruta fresco

8 P.M.

- Una taza de té de manzana y canela sin endulzar.
- Un vaso de agua mineral

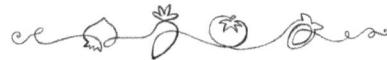

TERCER DÍA
DÍA DE AYUNO

- El ayuno regular es una cura desintoxicante. Limpia todos los órganos, libera el agua retenida; es preferible que se haga el sábado, cuando no hay clases, para que su hijo sea fielmente supervisado por los padres.

DESAYUNO

- Dos vasos de zumo de naranjas puro, hecho en casa.
- Y una taza de té de manzana y canela sin endulzar

10:00 A.M.

- Un vaso de jugo de fruta fresca, preparado en agua, sin agregarle leche ni azúcar, i.e: patilla o melón, que son frutas refrescantes por su 90% de contenido de agua.

MEDIODÍA

- Un vaso de jugo de verduras
- Un taza de consomé de verduras
- Un vaso de té helado de frutas

4 P.M.

- Un vaso de jugo de verduras con fruta:
<u>Batido Vital</u>

Mezclar un tallo de apio, 1 manzana y ½ pepino cohombro. Combina las propiedades diuréticas con el alto contenido de minerales para mejorar el organismo y acelerar el metabolismo.

7 P.M.

- Una taza de consomé de verduras
- Un vaso de jugo de frutas frescas
- Consuma por lo menos de 6-8 tazas de té de manzana y canela o de frutas y de 6-8 vasos de agua mineral, y no tiene que realizar actividades fuertes este dia.

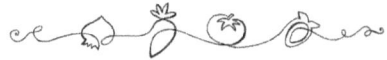

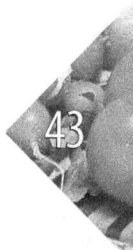

CUARTO DÍA
DESAYUNO

- Un vaso de agua mineral
- Té de manzana y canela sin endulzar
- Un vaso de jugo de fruta fresco

10 A.M.

- Una fruta

ALMUERZO

- Sopa de verduras frescas
- Dos galletas integrales

3 P.M.

- Una fruta
- Un vaso de jugo de verduras con fruta:
<u>Preparación Energética:</u>

Batir ½ papaya pequeña y mezclarla con ½ taza de extracto de zanahoria, ½ taza de agua mineral y dos cucharaditas de jugo de limón.

La fructosa da energía instantánea, el magnesio desprende la grasa de las células y el estrógeno vegetal es bueno para la piel.

COMIDA
- Sopa de verduras
- Dos galletas integrales

8 P.M.
- Aromática (té de frutas) sin endulzar
- Un vaso de jugo de fruta

QUINTO DÍA
DESAYUNO
- Una taza de yogurt bajo en grasa (sin azúcar ni frutas)
- Té de manzana y canela sin endulzar

10 A.M.
- Una fruta
- Un vaso de jugo de frutas

ALMUERZO
- Ensalada de verduras frescas con aderezo de ¼ de un aguacate pequeño en puré.
- También una porción de verduras al vapor (i.e.: brócoli, coliflor, calabacín, tallota, etc.)
- Arroz integral
- Un vaso de agua mineral o té de frutas sin endulzar

3 p.m.
- Una fruta
- Un vaso de jugo de verduras con fruta:
- <u>Maravilla Enzimática</u>
  Convertir en puré ½ papaya pequeña, agregar 1½ taza jugo de vegetales y dos cucharaditas de albahaca picada. Esta preparación con papaya quema mas rápidamente la albúmina y ayuda a adelgazar.
- Un vaso de agua mineral o té de frutas sin endulzar

COMIDA
- Ensalada de verduras frescas
- Dos galletas integrales
- Té de manzana y canela sin endulzar

8 P.M.
- Un vaso de jugo de frutas
- Aromática (té de frutas) sin endulzar

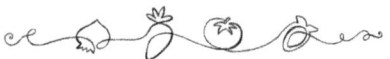

SEXTO DÍA
DESAYUNO
- Una taza de yogurt (sin dulce)
- Dos cucharadas de muesli
- Té de frutas sin endulzar

10 A.M.
- Una fruta
- Un vaso de jugo de frutas

ALMUERZO
- Ensalada de verduras frescas
- Puré de papa con espinaca o acelgas
- Una taza de té de frutas sin endulzar

3 P.M.
- Una fruta
- Un vaso de jugo de verduras con fruta:
- <u>Poder Purificador</u>:
  Mezclar ¾ taza (6 oz) de jugo de apio con ½ taza de jugo de mandarina natural.
  Los aceites etéreos y las hormonas vegetales limpian los riñones y la vejiga, eliminan el exceso de agua del cuerpo y permiten que el estómago trabaje mejor para liberar el cuerpo de los radicales libres y lograr que la grasa interior se elimine más fácilmente.
- Té de manzana y canela sin endulzar

COMIDA
- Una taza de consomé de verduras

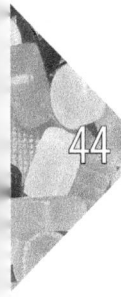
44

• Dos tajadas de pan integral con una tajada de queso dietético, bajo en grasa. El calcio es bueno para los riñones, uno de los órganos importantes para la eliminación del exceso de grasa del cuerpo.

• Té de hierbas o de frutas sin endulzar

8 P.M

• Un vaso de jugo de fruta fresco
• Té de frutas sin endulzar

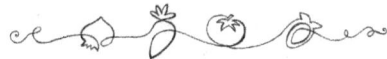

SEPTIMO DÍA
DESAYUNO

• Dos tajadas de pan integral
• Batido de Huevo:

Un tomate cortado en trocitos con una cucharadita de aceite de Canola se sofríe en una sartén y luego se le agregan dos claras de huevo batidas.

• Un vaso de jugo de fruta fresco

10 A.M.:

• Una fruta
• Un vaso de jugo de frutas, sin endulzar

ALMUERZO

• Ensalada de verduras frescas con aderezo de Vinagreta preparada en casa.
• Una porción de verduras al vapor
• Arroz integral
• Una porción de pescado o pollo hervido o a la parrilla
• Un vaso de té de frutas helado

3 P.M.

• Un vaso de jugo de fruta:
• Refresco Antiácido:

Mezclar ½ taza (4 oz.) de jugo de ciruela con ¼ taza (2 oz.) de jugo de uvas y una cucharadita de jugo de limón, y se completa con ¼ taza de agua mineral.

Esta preparación se usa cuando se introducen de nuevo alimentos proteicos (pescado o pollo). Los vegetales y frutas morados protegen las células del cuerpo y ayudan a que se deshagan de ácidos y toxinas.

• Una fruta

COMIDA

• Ensalada de verduras frescas
• Una taza de yogurt
• Un sándwich de pan integral con una hamburguesa vegetariana.

8 P.M.

• Un vaso de jugo de fruta fresco
• Té de manzana y canela sin endulzar

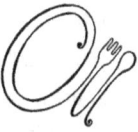

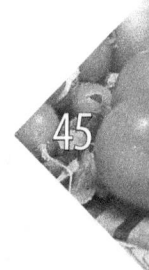

Recomendaciones

Mantener una dieta para perder peso implica un cambio en el estilo de vida que no consiste en hacer grandes sacrificios, ni pasar hambre, sino en localizar nuestros errores alimenticios, corregirlos y adoptar costumbres que nos permitan estar en forma durante el resto de nuestra vida. Además, este tipo de tratamiento exige mucha disciplina y paciencia, tanto de parte de los padres como de su hijo(a).

Evitar la prisa en el tratamiento. Recuerde que su hijo(a) no aumentó de peso de la noche a la mañana. Si bien es cierto que a mayor sobrepeso, más rápido el ritmo de adelgazamiento, lo más adecuado para su hijo(a) es perder de 1 libra a (400 gramos) por semana. De esta forma, estamos seguros de que se pierde grasa, no tan sólo agua o, lo que es peor, tejido muscular.

Recuerden que no sólo hay músculos en los brazos y las piernas, el corazón también es un músculo y se puede ver afectado por un tratamiento de reducción de peso muy fuerte.

Seguir una dieta únicamente no es suficiente. Asociamos de forma inmediata la pérdida de peso con hacer dieta. Sin embargo, es importante que ésta se adapte a las necesidades de su hijo(a) y a su actividad física. Claro que existen factores genéticos o problemas de salud que pueden influir en la obesidad, pero en un porcentaje altísimo de los niños que tiene kilos de más, la causa son los malos hábitos alimenticios y el sedentarismo, algo muy preocupante si se tiene en cuenta el incremento del volumen de obesidad infantil.

Unirse al tratamiento todos los miembros de la familia. Además de que su hijo(a) debe hacer dieta, esto implica un cambio de los hábitos, posiblemente para la familia. Es importante que todos en casa colaboren y que sean un instrumento de ayuda para que el tratamiento sea un éxito. De nada servirá seguir un régimen dietético si no se acompaña de una modificación de las costumbres que originaron tal situación y que por lo general involucran al entorno familiar del niño(a) que padece este problema.

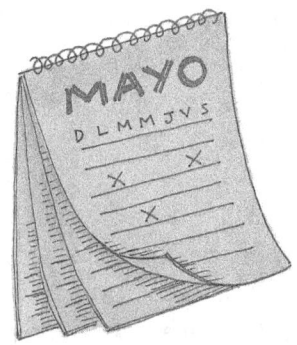

Procurar que no se afecte la auto-imagen de su hijo(a). Especialmente los adolescentes tienen la tendencia a soñar con la figura perfecta. Sin embargo, no siempre se consigue este propósito totalmente y al obsesionarse tanto su hijo(a) como sus padres, pueden alterar de manera negativa el tratamiento y que este

conduzca a enfermedades peores como la bulimia o la anorexia. Es más recomendable que los padres se concentren en darle la información correcta a su hijo(a), evitando comparaciones con otros compañeros de su edad y le indiquen que el objetivo principal de la reducción de peso es para que esté sano y en forma, a fin de que pueda realizar más actividades y deportes de los que tal vez ha sido excluido por su exceso de peso.

Comer despacio. Disfruta los alimentos porque los saborea con más placer, al comer más lentamente y masticar mejor la comida. Además, se debe tener en cuenta que el efecto de satisfacción llega aproximadamente a los 20 minutos después de haber empezado a comer; es el tiempo que demora en llegar la señal al hipotálamo en el cerebro para avisar que se encuentra satisfecho.

Fraccionar la comida durante el día. Mientras su hijo(a) está en tratamiento para bajar de peso, es recomendable que coma 5 o 6 veces por día y no las 3 veces a la que normalmente esta acostumbrado. Esto le ayudará también a regular el apetito. No le elimine las raciones de alimento entre comidas, los refrigerios o meriendas. Comer de forma regular en cantidades razonables ayuda a perder peso, debido a que al digerir los alimentos se hace un gasto interno de calorías que ayudará a perder peso.

Comer no muy tarde en la noche. Es importante inculcarles a sus hijos el hábito de consumir alimentos durante el día y temprano en la noche. Cuando se come tarde, no se queman calorías ni se degradan los alimentos de forma óptima. Por lo tanto, se debe comer por lo menos de 3 a 4 horas ante de dormir. Entre 6 o 7 p.m. la última comida.

Acostumbrarse a leer las etiquetas de los productos. Hay que tener en cuenta que la dieta

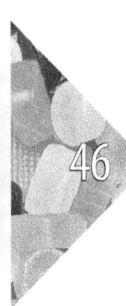

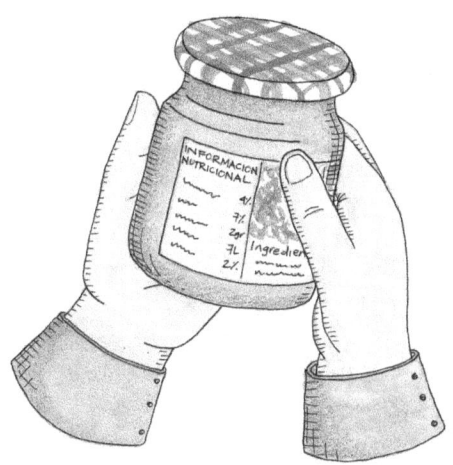

comienza en el supermercado y por lo tanto, lo que se lleve a casa será lo que van a comer sus hijos. Tampoco hay que obsesionarse con alimentos prohibidos ya que no existen ni alimentos que "adelgacen" ni que "engorden" por sí mismos. La dieta ha de entenderse como algo global, un conjunto donde unos alimentos deben compensar a otros que tengan una mejor calidad nutricional y que no representen peligro para la dieta de su hijo(a).

Festejar cualquier logro por pequeño que sea. Cada cambio que se logre para mejorar el tratamiento de reducción de peso, se le debe reconocer a su hijo; y si está a su alcance, prémielo con algo, que no sea alimento, por supuesto, como el libro o la revista que quería, un viaje corto para visitar algún lugar que le interese, un cosmético que estaba deseando, ir a ver la película que está en cartelera (cuidado con las golosinas), comprarle aquel vestido o camiseta que estaba soñando tener, etc.

Descubrir la conexión entre alimentos y emociones. Son muchísimos los casos en los que los adolescentes, más que los niños, recurren a la comida como fuente de consuelo o de satisfacción inmediata. Un periodo de tristeza, estrés, dificultades familiares, etc. son más fáciles de compensar mediante algún alimento "rico" en calorías como helados, chips, chocolates,

etc. Por lo tanto, trate de educar a su hijo(a) para que reconozca que está comiendo por una razón emocional que dispara el deseo de comer. Es recomendable, por lo tanto, que hable con sus hijos para que aprendan a reconocer este desorden y a analizar esos sentimientos, para encontrar otras formas de dar salida a tales sensaciones.

Recordar que no hay "dietas milagro", ni productos comerciales que le reduzcan el exceso de peso de manera "relámpago" y aunque es evidente que estos métodos adelgazan, también se abandonan pronto y sólo harán que se recupere el peso perdido de nuevo e incluso más, porque no sólo se ha perdido grasa, sino también músculo y cuando el niño recupera su peso de nuevo, tan sólo queda adiposidad; es decir, que se van a crear más células de grasa en el cuerpo ya que por su situación de crecimiento, éstas se multiplican.

Si seguir las recomendaciones presentadas en el libro, cambiar los hábitos alimenticios y aumentar el ejercicio no han sido suficientes para lograr cambios en el estado nutricional de su hijo(a), es recomendable que consulte a un nutricionista para que le ayude con un tratamiento más personalizado, porque posiblemente tenga otro tipo de complicaciones que solamente un profesional puede reconocer.

Indicaciones sobre la dieta anterior

No puede cambiar ningún alimento por otro que no esté indicado en el menú. Después del séptimo día se continúa con otra dieta, según indicación.

Preste mucha atención para no consumir cantidades abundantes de comida de una vez, ni coma rápido. Recuerde masticar bien los alimentos.

Evite el consumo de alimentos muy pesados o condimentados. Por ejemplo: carnes rojas, curry, picantes, etc. No use ni sal ni azúcar en la preparación de los alimentos.

Recuerde beber suficiente líquido, para eliminar la grasa perdida durante el tratamiento.

Los padres deben colaborar para que su hijo(a) pueda realizar algunas actividades al aire libre; de esta manera se sentirá mejor.

¡Mucho éxito con la dieta!

Si se tiene alguna pregunta sobre la dieta o inquietud en nutrición, favor ponerse en contacto con la dietista en la página:

dietista@obesidadtratamiento.com

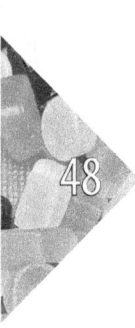

y se les dará respuesta a la mayor brevedad posible.

Recursos

Lista de las entidades públicas y privadas a las que los padres de los niños afectados pueden recurrir para recibir soporte:

Kaiser Permanente
www.kaiserpermanente.org

www.dynamickids.org
Programa en Inglés o español

Universidad de San francisco, CA.
Programa Clínica WATCH.

UCLA. Universidad de California
Los Ángeles
Programa SHAPEDOWN

Programa KIDSHAPE
www.kidshape.com

ADAM American Accreditation
CALT Care Comisión
URAC
www.urac.org

NHLBI- Instituto Nacional del Corazón, Pulmones y la Sangre

Programa YES, WE CAN
www.nhlbi.nih.gov/health/public/heart/obesity/wecan

KIDSHEALTH
http://kidshealth.org/kid/en_espanol

World Health Organization
www.who.int/en

Diario New York Times
health.nytimes.com/health/guides

Trust for America's Health
http://healthyamericans.org/obesity

CSPI Nutrición Acción
www.cspinet.org/new/200808041.html

Dietary Guidelines for Americans
www.win.niddk.nih.gov/publications/su_hijo.htm

www.hp2010.nhlbihin.net/portion

www.health.gov/dietaryguidelines

www.win.niddk.nih.gov

www.aap.org/obesity/about.html

3. Anexo

Se autoriza la reproducción de esta Guía, citando expresamente la fuente según sigue: "La alimentación de tus niños. Nutrición saludable de la infancia a la adolescencia. Agencia Española de Seguridad Alimentaria y Nutrición (AESAN). Ministerio de Sanidad y Consumo. Madrid. 2005"

nutrición saludable de la infancia a la adolescencia

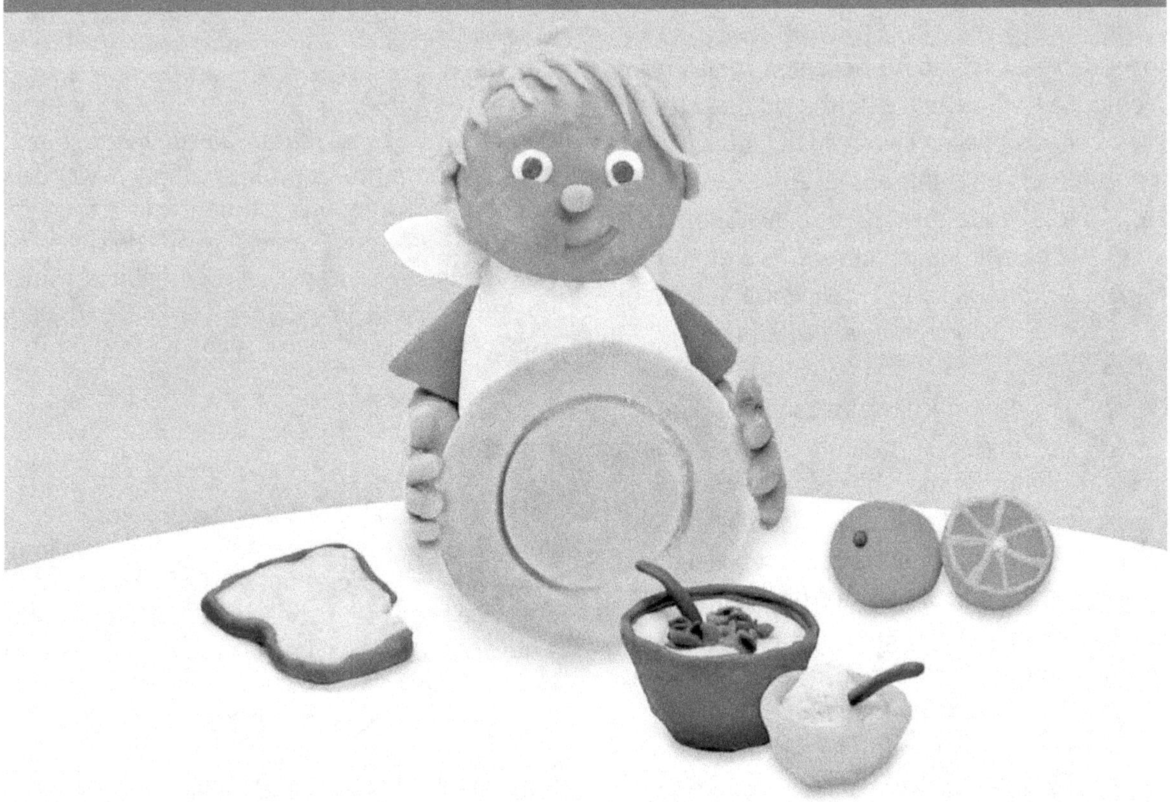

LA ALIMENTACIÓN DE TUS NIÑOS

Realización: Consuelo López Nomdedeu
              CORPORACIÓN MULTIMEDIA
              Alicia del Real Martín (plastilina y diseño)
Imprenta: Rumagraf, S.A.
NIPO: 355-04-003-X
Depósito Legal: M-40742-2007
Reimpresión: 2007

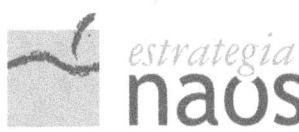

estrategia
naos

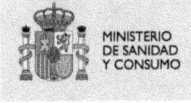

MINISTERIO
DE SANIDAD
Y CONSUMO

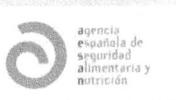

agencia
española de
seguridad
alimentaria y
nutrición

I. Aportando salud

La obesidad y el sobrepeso tienen ya caracteres de epidemia. Se trata de una enfermedad que presenta graves consecuencias en la edad adulta y que comienza en la infancia: el 26% de los niños y jóvenes de nuestro país tienen sobrepeso y casi el 14% son obesos. Pero es aún más preocupante la tendencia ascendente que presenta esta enfermedad.

Son muchas las razones que han conducido a esta situación. Por una parte, nuestro país ha sufrido grandes cambios en las últimas décadas que han repercutido enormemente sobre el tipo de alimentación. Las dietas tradicionales han sido reemplazadas por dietas con mayor densidad energética, lo que significa más grasa y más azúcar añadido en los alimentos, unido a una disminución del consumo de frutas, verduras, cereales y legumbres. Por otra, estos cambios alimentarios se combinan con estilos de vida que reflejan una reducción de la actividad física en el colegio y durante el tiempo de ocio.

Ante esta situación, el Ministerio de Sanidad y Consumo ha puesto en marcha la **Estrategia para la Nutrición, Actividad Física y Prevención de la Obesidad**, la **Estrategia NAOS**, que pretende invertir la tendencia creciente de la prevalencia de obesidad, especialmente infantil, y combatir sus repercusiones sobre la salud.

Objetivo

El manual *La alimentación de tus niños* es un elemento importante de esta Estrategia NAOS, dada la importancia que una alimentación sana tiene durante la infancia. Es en esta etapa de la vida cuando comienzan a establecerse los hábitos alimentarios que, a partir de la adolescencia, se hacen muy resistentes al cambio, consolidándose para toda la vida.

Dirigido

Con este manual los padres, los abuelos, los educadores y, en general, los responsables de la alimentación y la salud de los niños y adolescentes, van a disponer de unas recomendaciones sobre alimentación y nutrición que les ayudarán a elaborar una alimentación variada, equilibrada y a su gusto, haciendo de la comida no sólo una necesidad sino un placer.

Si conseguimos que nuestros niños se acostumbren a comer de todo y en su justa medida, y estimulamos en ellos la práctica regular de actividad física y deporte, habremos logrado inculcarles unos hábitos saludables que les protegerán de la obesidad y, en general, de una serie de patologías que se manifiestan en la edad adulta.

En definitiva, les habremos aportado salud para muchos años.

Elena Salgado Méndez
MINISTRA DE SANIDAD Y CONSUMO

2. Necesidades nutricionales en la infancia y la adolescencia

Existen orientaciones de carácter general sobre las necesidades de energía y nutrientes en estas etapas de la vida. Traducidas en frecuencia de consumo de alimentos y raciones, nos pueden ayudar a diseñar una dieta saludable, si bien se deberá tener en cuenta que las recomendaciones nutricionales deben adaptarse a las características individuales.

En la medida de lo posible, hay que respetar los gustos personales, porque **hay muchas formas de alimentarse, aunque una sola forma de nutrirse.**

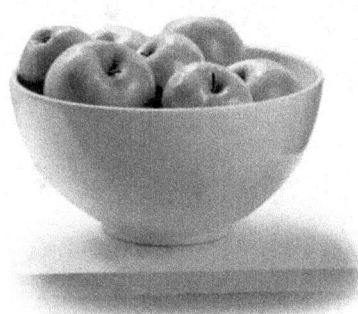

Los alimentos son los "envases naturales" que contienen las diferentes sustancias nutritivas que el organismo necesita. En los distintos grupos de alimentos: carnes, pescados, frutas, verduras, hortalizas, legumbres, cereales, lácteos..., siempre puede haber uno que, aportando el mismo valor nutritivo, responda al gusto de quien lo consume.

Aporte de energía y nutrientes

▶ *Energía:*

Todos los alimentos, en función de su contenido en nutrientes, **aportan calorías, en mayor o menor grado.**

Los alimentos al consumirse liberan estas calorías —energía— que nos permiten crecer, trabajar, practicar un deporte, etc.

Los aportes de energía —calorías— deben cubrir los **gastos del organismo**:

51

- **energéticos**, ligados al mantenimiento de la temperatura corporal (37 ° C);

- **de crecimiento**, muy elevados durante el primer año de vida, y que bajan sensiblemente después para ir aumentando de forma progresiva hasta alcanzar la adolescencia;

- **ligados a la actividad física,** que en este periodo, es elevada (muy especialmente en los escolares que practican deportes). Es necesario luchar contra la vida sedentaria para mantener un peso adecuado, pues no basta reducir el aporte calórico si la actividad es escasa.

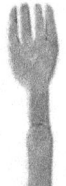

❱ Proteínas:

Las necesidades de proteínas se expresan en relación con el peso corporal correcto, el que corresponda a la estatura y desarrollo. Son muy altas en los lactantes, disminuyen posteriormente y se elevan de nuevo en la pubertad. **Las máximas necesidades en proteínas se producen entre los 10-12 años, –en el caso de las chicas–, y entre los 14 y 17 años, en los chicos.**

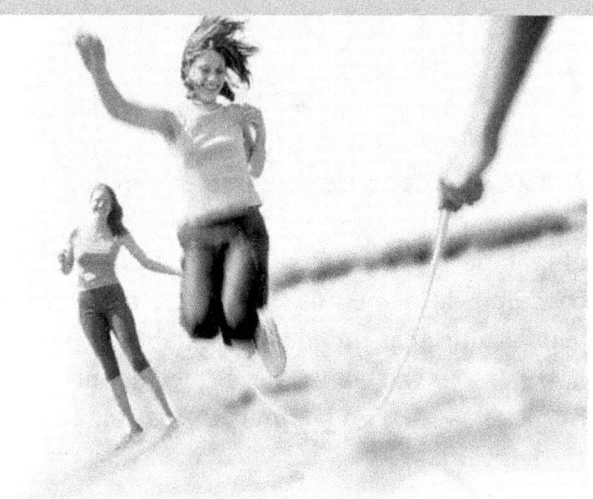

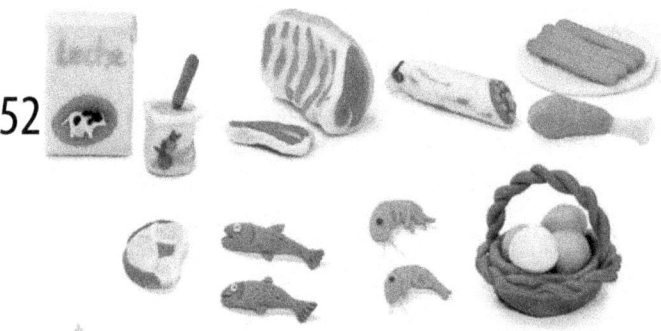

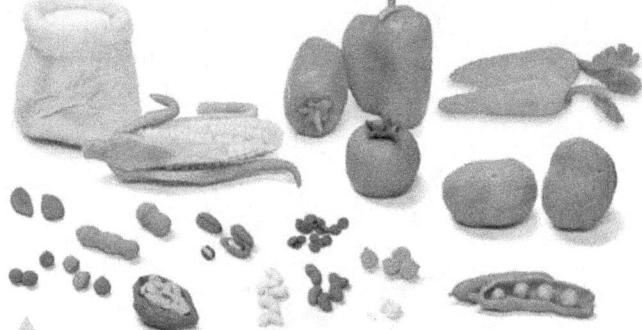

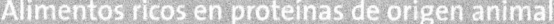

Alimentos ricos en proteínas de origen animal
- Leche y derivados
- Carnes: pollo, cerdo, vacuno, cordero, conejo, etc.
- Carnes transformadas: salchichas, embutidos/charcutería
- Huevos
- Pescados grasos (azules): caballa, boquerón, bonito…; y magros (blancos): pescadilla, lenguado, merluza… mariscos

Alimentos ricos en proteínas de origen vegetal
- Legumbres: garbanzos, alubias, lentejas
- Frutos secos: nueces, almendras, avellanas
- Cereales: trigo, arroz, maíz
- Patata, zanahoria, judías verdes, guisantes, pimiento, tomate

Cuando se consumen conjuntamente legumbres, arroz y verduras, las proteínas se complementan y son de gran calidad.

▶ *Hidratos de carbono:*

La presencia de hidratos de carbono en la dieta es esencial para cubrir las necesidades energéticas, por lo que hay que estimular el consumo de los alimentos que los contienen. Hay dos modalidades de hidratos de carbono: los complejos, como los que se encuentran en los cereales; y los simples, como el azúcar. Una alimentación saludable debe contar con cantidades adecuadas de ambos, pero con un predominio de los complejos.

La fibra dietética

Es una sustancia que se encuentra en los alimentos de origen vegetal.

La fibra es necesaria en la alimentación porque constituye una forma de prevenir y combatir el estreñimiento, reduce el colesterol total y mejora el control glucémico de los diabéticos. Se calcula que la dieta debe contener, al menos, unos 25 gramos de fibra diaria.

53

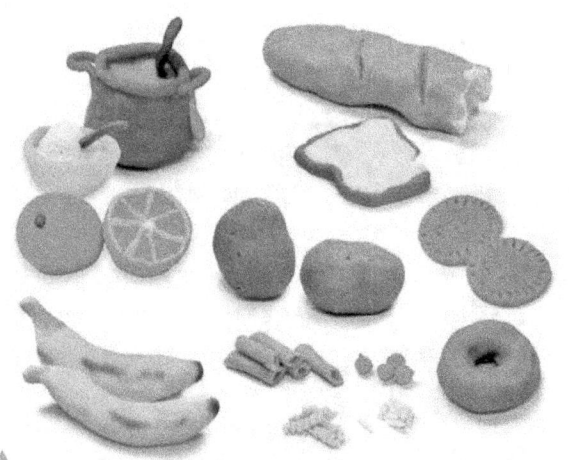

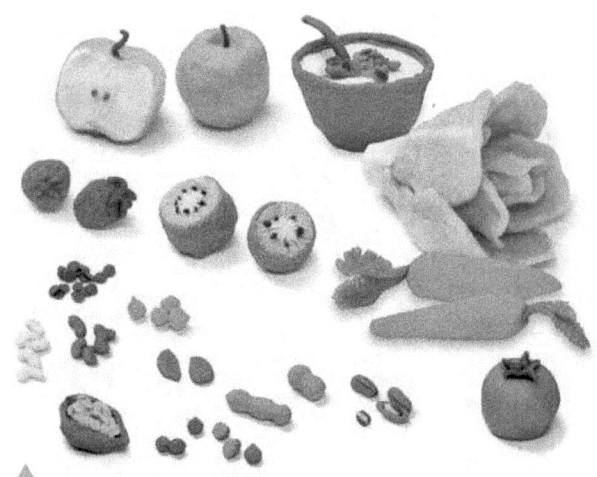

Alimentos ricos en hidratos de carbono
• Complejos: arroz, pan, pastas, patatas, legumbres
• Simples: azúcar, mermelada, miel, frutas, dulces en general

Alimentos que aportan fibra
• Cereales integrales
• Legumbres
• Verduras, ensaladas, frutas
• Frutos secos

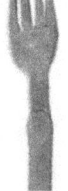

◗ Grasas:

La cantidad de grasas consumida en los países del mundo occidental es superior a la aconsejada. Se recomienda disminuir el contenido de este nutriente en la dieta, muy especialmente las grasas de origen animal (saturadas). Por el contrario, **se aconseja el consumo de grasas de origen vegetal** (monoinsaturadas) sobre todo el aceite de oliva.

El abuso de alimentos grasos y la fritura como procedimiento habitual en la cocina, aumentan el valor calórico de la dieta y contribuyen a la obesidad.

54

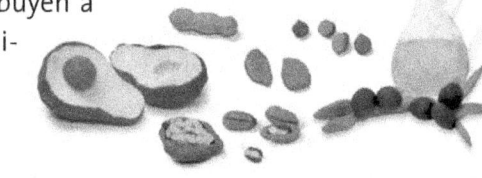

Alimentos ricos en grasa vegetal
• Aceites (de oliva, girasol)
• Frutos secos: nueces, almendras, avellanas y cacahuetes
• Aguacate

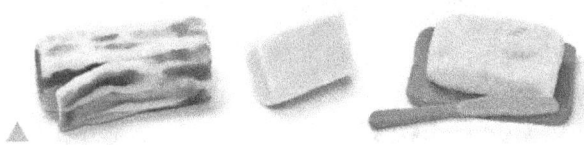

Alimentos ricos en grasa animal
• Mantequilla, tocino, panceta, manteca de cerdo

◗ Vitaminas:

Las vitaminas son **sustancias nutritivas esenciales para la vida**, que se encuentran disueltas en los alimentos, en el agua o grasa de composición.

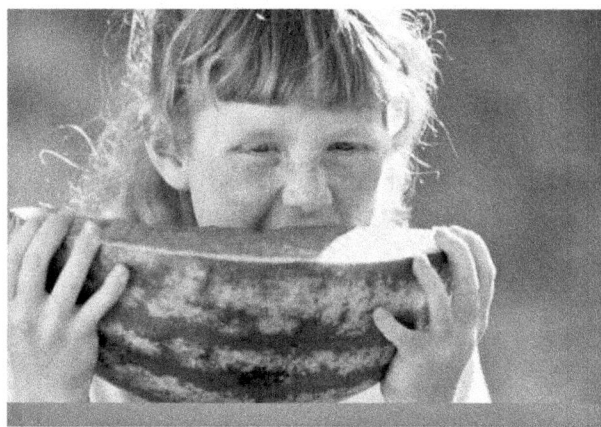

El mejor medio para asegurar un aporte adecuado de todas las vitaminas es proporcionar al escolar una alimentación variada, con una elevada presencia de frutas y verduras.

La expresión "**5 al día**" sintetiza el número de raciones de frutas y verduras que hay que tomar.

Las vitaminas se deben comprar "en el mercado", al adquirir alimentos que las contengan, y sólo se debe recurrir a suplementos cuando el médico lo aconseje.

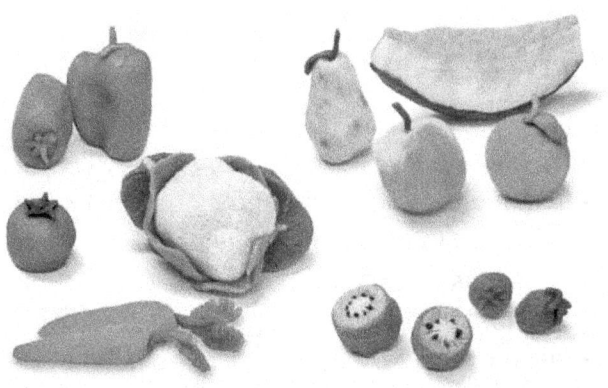

Alimentos ricos en vitaminas A y C
- Verduras: zanahoria, pimiento rojo y verde, tomate, coliflor, repollo
- Frutas: naranja, kiwi, fresa, fresón, albaricoque, melocotón, pera, manzana, melón

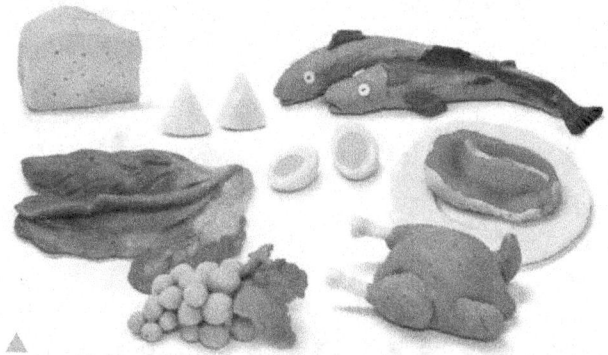

Alimentos ricos en vitaminas del complejo B
- Carnes y pescados variados, huevos y productos lácteos

Merece una especial mención el folato o ácido fólico, que se encuentra en las verduras y frutas.

▶ Minerales:

Igualmente **los minerales son esenciales** para la vida. Algunos se requieren en cantidades superiores a 100 miligramos por día (calcio, fósforo, sodio y potasio) y otros se necesitan en cantidades menores (hierro, flúor, yodo, cobre, zinc, selenio, etc.).

Vamos a referirnos a algunos de ellos:

El calcio

Las necesidades de calcio son altas en este periodo de la vida, especialmente en la adolescencia, por lo que la alimentación debe ser rica en productos que lo contengan de la forma más asimilable.

El calcio es esencial para la formación del esqueleto y, finalizada la adolescencia, hay que mantener buenos niveles de este mineral en la dieta, para reparar las pérdidas que se producen a medida que se alcanza la edad adulta. La osteoporosis —pérdida de calcio óseo en la madurez—, constituye un problema importante de salud pública. Se manifiesta especialmente en las mujeres, por lo que hay que conseguir un buen esqueleto de partida —formado en la infancia y adolescencia—, seguir una dieta rica en calcio y practicar el adecuado ejercicio físico.

55

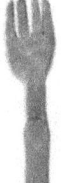

Alimentos ricos en calcio:

- Sobre todo, productos lácteos: leche, queso, yogur, batidos, postres lácteos en general
- Pescado, en especial aquellas variedades que pueden consumirse con espinas (boquerones, sardinillas en conserva, etc.)

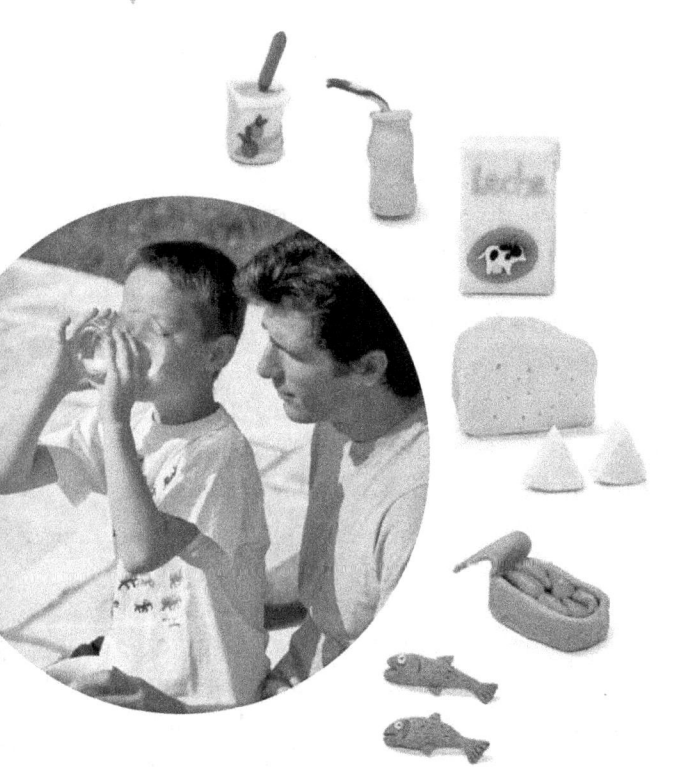

El calcio contenido en alimentos de origen vegetal se absorbe peor.

El hierro

Las necesidades de hierro son muy elevadas durante los periodos de crecimiento rápido, por lo que el aporte de este mineral es esencial en la edad escolar. En el caso de las niñas, a partir de la pubertad las hemorragias menstruales constituyen una pérdida de hierro relativamente importante, por tanto la presencia de este mineral en su dieta debe ser mayor que en la de los chicos.

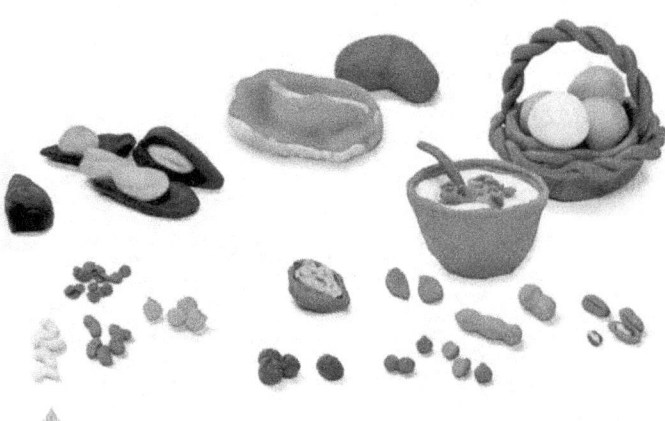

Alimentos ricos en hierro:

- Hígado, riñones, carne de vacuno en general, yema de huevo, moluscos (mejillón), legumbres, frutos secos, pasas, ciruelas secas, cereales de desayuno

Como en el caso del calcio, el hierro procedente de alimentos de origen animal se absorbe mejor.

El yodo

Las necesidades de yodo aumentan moderadamente en la pubertad, sobre todo en las chicas.

El **consumo de sal yodada** para condimentar las comidas es una práctica deseable, porque garantiza la presencia de este importante mineral en la dieta. Esto no significa que deba aumentarse el aporte de sal en los alimentos, pues su adición siempre tiene que ser moderada.

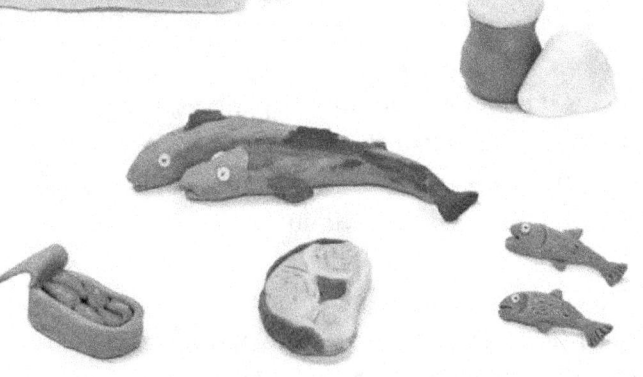

Alimentos ricos en yodo:
• Pescados marinos y sal yodada

El flúor

La caries dental constituye un problema importante de salud pública. La acción favorable del flúor está comprobada como **protector de las agresiones de los ácidos** orgánicos que producen los gérmenes cariogénicos de la placa dentaria.

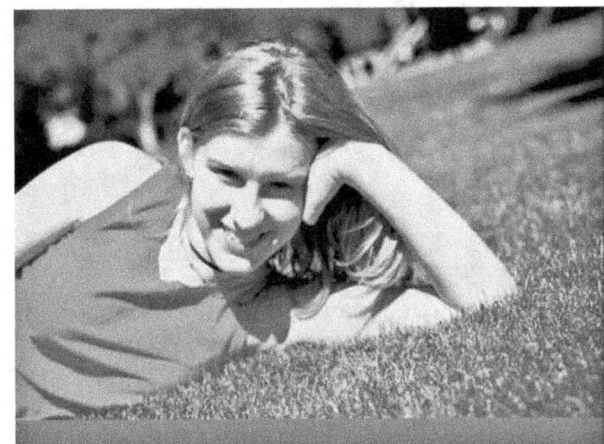

57

Se puede utilizar sal fluorada o comprimidos de fluoruro de sodio si el pediatra lo aconseja, así como dentífricos fluorados o colutorios de flúor, que son excelentes medios para combatir este problema.

La prevención de la caries debe realizarse durante la infancia y la adolescencia.

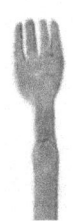

3. Los ritmos alimentarios. Distribución de alimentos en las diferentes comidas del día

Con carácter orientativo, se propone que las **necesidades nutritivas del escolar** se distribuyan a lo largo del día en la proporción siguiente:

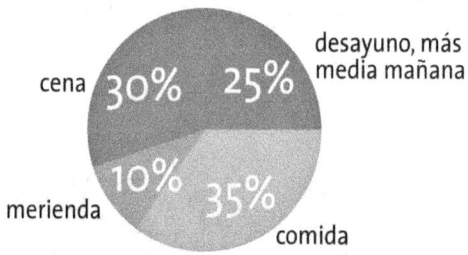

❱ El desayuno: antes de ir al colegio y a media mañana

58

El desayuno es una de las tomas del día más importantes y debería cubrir, al menos, el 25% de las necesidades nutritivas del escolar. El tipo de alimentos que lo componen, al ser generalmente muy del gusto de los niños, facilita que esta recomendación se cumpla.

Las prisas por llegar a la escuela y la somnolencia de los primeros momentos de la mañana, en ocasiones impiden realizar la primera comida del día correctamente, lo que puede provocar una disminución de la atención y del rendimiento en las primeras horas de clase. La familia debe tratar de organizar su tiempo para que el escolar pueda disfrutar de un buen desayuno.

En España, entre un 10 y un 15% de los niños no desayuna y de un 20 a un 30% lo hace de manera insuficiente; es, pues, muy importante que la familia tome conciencia del problema.

A media mañana se puede tomar, como refuerzo de los alimentos consumidos en la primera hora del día, una fruta, un yogur o un bocadillo de pan con queso. Con cierta frecuencia, los niños que desayunan mal llegan hambrientos a la hora del recreo y entonces comen demasiado y no siempre lo conveniente: "chucherías", bollos, etc., que, además, les quitan el apetito en la hora de la comida. **No se debe sustituir nunca un desayuno completo por este tipo de alimentos.**

❱ La comida

En los hábitos alimentarios españoles, la comida del mediodía es la más consistente. Al menos, ha de cubrir del 35 al 40% de las necesidades nutricionales diarias del individuo.

Cada vez es más frecuente que los niños coman en el centro escolar. **Los padres deben conocer el plan mensual de comidas** y colaborar activamente con la dirección del centro docente para que las dietas que se oferten sean equilibradas. Igualmente deberán tener en cuenta el menú diario para completarlo

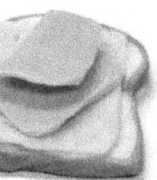

adecuadamente con las restantes comidas. **La fruta ha de constituir el postre habitual**.

▶ La merienda

La merienda suele ser muy bien aceptada por los niños y puede complementar la dieta, porque permite incluir productos de gran interés nutricional: lácteos, frutas naturales, bocadillos diversos...

La merienda no debe ser excesiva, para que los niños mantengan el apetito a la hora de la cena.

La denominada "merienda cena" es una opción nutricional aceptable cuando se incluyen alimentos suficientes y variados y se practica ocasionalmente. El consumo, por ejemplo, de un bocadillo de tortilla francesa y queso con una fruta y, antes de ir a la cama, un vaso de leche, puede ser una alternativa eventual a la merienda y la cena.

▶ La cena

La cena se elegirá en función de los alimentos ya tomados en las otras comidas del día.

Debe ser consumida a una hora no muy tardía para evitar que la proximidad al momento del sueño impida que los niños duerman bien.

Como platos propios de la cena se sugieren purés, sopa o ensaladas, y, como complemento, carnes, huevos y pescados dependiendo de lo que se haya tomado en la comida del mediodía. Como postre: fruta y lácteos.

▶ Un problema: el "picoteo"

Se ha expuesto una distribución de alimentos a lo largo del día que permite que el escolar haga una alimentación saludable. Sin embargo, existe una mala costumbre que, por desgracia, va creciendo: el "picoteo", que se practica a cualquier hora y a base de alimentos que, generalmente, contienen grasa, azúcar y sal en exceso.

El escolar que "picotea" consume dulces, zumos, refrescos, "chucherías", pasteles, bollos, helados, etc. Este hábito contribuye a que aumente de peso, incorpore calorías vacías a su dieta y, a la larga, pueda convertirse en un obeso.

Al valorar estos alimentos se observa que, en la mayoría de los casos, contribuyen ampliamente a cubrir las necesidades energéticas, pero carecen de otros nutrientes indispensables para el equilibrio de la dieta.

59

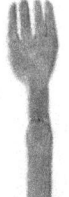

4. Aprender a comer

Si queremos que los escolares, al llegar a la edad adulta, practiquen unos hábitos alimentarios saludables y propios de la cultura de su zona geográfica, influidos por sus propios gustos y los de su familia, hay que "presentarles" los alimentos.

Los alimentos contienen sustancias nutritivas bajo formas, consistencias, texturas, sabores, olores y tratamientos culinarios diferentes.

En la infancia y adolescencia conocemos los alimentos y sus diferentes combinaciones, a través de la gastronomía que se practica en la familia de origen y en las experiencias sociales (comida con familia, amigos, comedor escolar, etc.), y cada persona va mostrando sus preferencias. Es difícil que un niño aprenda a comer bien si no ha entrado en contacto con una gran variedad de productos. Por eso, al igual que se transmiten pautas de higiene personal, se debe hacer el esfuerzo de educar en alimentación y nutrición.

Existen niños con buen apetito, curiosos (a los que les encanta probarlo todo), lo que facilita la tarea educativa de los padres. Otros, por el contrario, son inapetentes, perezosos, desinteresados por la comida, e incluso algunos la utilizan para conseguir lo que desean (ir al cine, un juguete, no acostarse temprano, ver más horas de televisión, etc.).

La educación nutricional exige de los padres paciencia, dedicación, no hacer concesiones inaceptables y un cierto respeto por el apetito del niño, siempre que el crecimiento y desarrollo del mismo, a juicio del pediatra, se encuentre dentro de la normalidad.

Los padres que se preocupan en exceso por la comida pueden llegar a crear en sus hijos una dependencia no saludable en un acto que debe ser normal y placentero. Los niños, como los adultos, pueden tener variaciones en su apetito relacionadas con las distintas fases de su desarrollo. Hay épocas en las que el crecimiento se estaciona o es más lento y sus exigencias nutricionales son menores. Por el contrario, hay etapas en las que el escolar come con gusto y en abundancia como respuesta a la demanda de nutrientes que su organismo necesita para crecer. Esta situación debe ser entendida por la familia.

El peso y la estatura son indicadores excelentes de un estado nutricional adecuado, y la opinión del pediatra es esencial para valorar si la situación puede calificarse de normal o de preocupante.

Plan semanal de comidas para el escolar

Desayunos

El desayuno admite una oferta de alimentos variada, pero para que tenga las mejores cualidades nutricionales debe incluir: un lácteo (leche con o sin azúcar o cacao, yogur, queso de cualquier modalidad, evitando los muy grasos...); pan, tostadas, copos de cereales, galletas, magdalenas, bizcochos; una fruta o su zumo (cualquier variedad); mermeladas, miel; una grasa de complemento (aceite de oliva, mantequilla, margarina...); y, en ocasiones, jamón o un tipo de fiambre.

Media mañana

Una pieza de fruta.

Comida y cena

La comida del mediodía suele proporcionar el aporte de energía y nutrientes más elevado y debe complementarse equilibradamente con la cena.

A título de sugerencia vamos a proponer un **plan semanal de comidas para un escolar.**

Conviene tener en cuenta las **siguientes consideraciones:**

- La planificación de dietas propuestas puede ser modificada en función de la organización familiar y los hábitos alimentarios de los padres.

- La propuesta, con carácter general, puede aplicarse en cualquier época del año, aunque se recomienda hacer las adaptaciones necesarias para utilizar alimentos "de temporada", en especial en lo que respecta a las frutas y verduras.

- Para facilitar la comprensión y aplicación de este plan de alimentación, el cuadro recoge alimentos comunes a todas las regiones. Pero hay que tener en cuenta que las diferentes comunidades autónomas tienen una gastronomía propia que debe ser respetada, en la media de lo posible, porque forma parte de su patrón cultural alimentario.

- Con las sugerencias de este cuadro se trata de estimular el consumo de productos propios de la denominada "dieta mediterránea" como el mejor ejemplo de una guía alimentaria saludable, cocinados o aliñados con aceite de oliva, virgen si es posible.

- Se potencian los denominados "guisos de cuchara" como primeros platos, con el fin de que los productos de origen vegetal tengan una presencia determinante en la dieta.

Plan semanal de comidas para el escolar

desayuno	comida
LUNES	
Leche, pan integral con miel o mermelada y zumo de naranja.	Guiso de carne de ternera con patatas, zanahorias y guisantes. Queso manchego. Manzana.
MARTES	
Leche. Pan con tomate, aceite de oliva y jamón serrano.	Canelones de carne picada. Ensalada de lechuga, tomate, cebolla, zanahoria y pimiento. Naranja.
MIÉRCOLES	
Leche. Galletas integrales con queso fundido. Zumo.	Potaje de legumbres con verdura: garbanzos, espinacas, patatas y zanahorias. Filetes rusos con ensalada. Yogur.
JUEVES	
Leche. Tostadas de pan con mermelada y mantequilla. Zumo.	Crema de verduras. Arroz blanco con huevo frito y salsa de tomate. Ensalada de frutas.
VIERNES	
Leche. Copos de cereales. Zumo.	Lentejas guisadas con arroz, patatas y zanahorias. Ensalada de pollo. Macedonia de frutas.
SÁBADO	
Leche con tostadas de pan con aceite de oliva. Zumo de frutas.	Cocido (sopa de fideos, verdura, legumbres, carne, chorizo...). Pera.
DOMINGO	
Chocolate con pan tostado. Zumo.	Carne asada con guarnición de patatas fritas, champiñones y guisantes. Ensalada de lechuga, tomate y espárragos. Manzana asada.

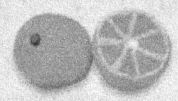

Pan en todas las comidas y agua como bebida.

62

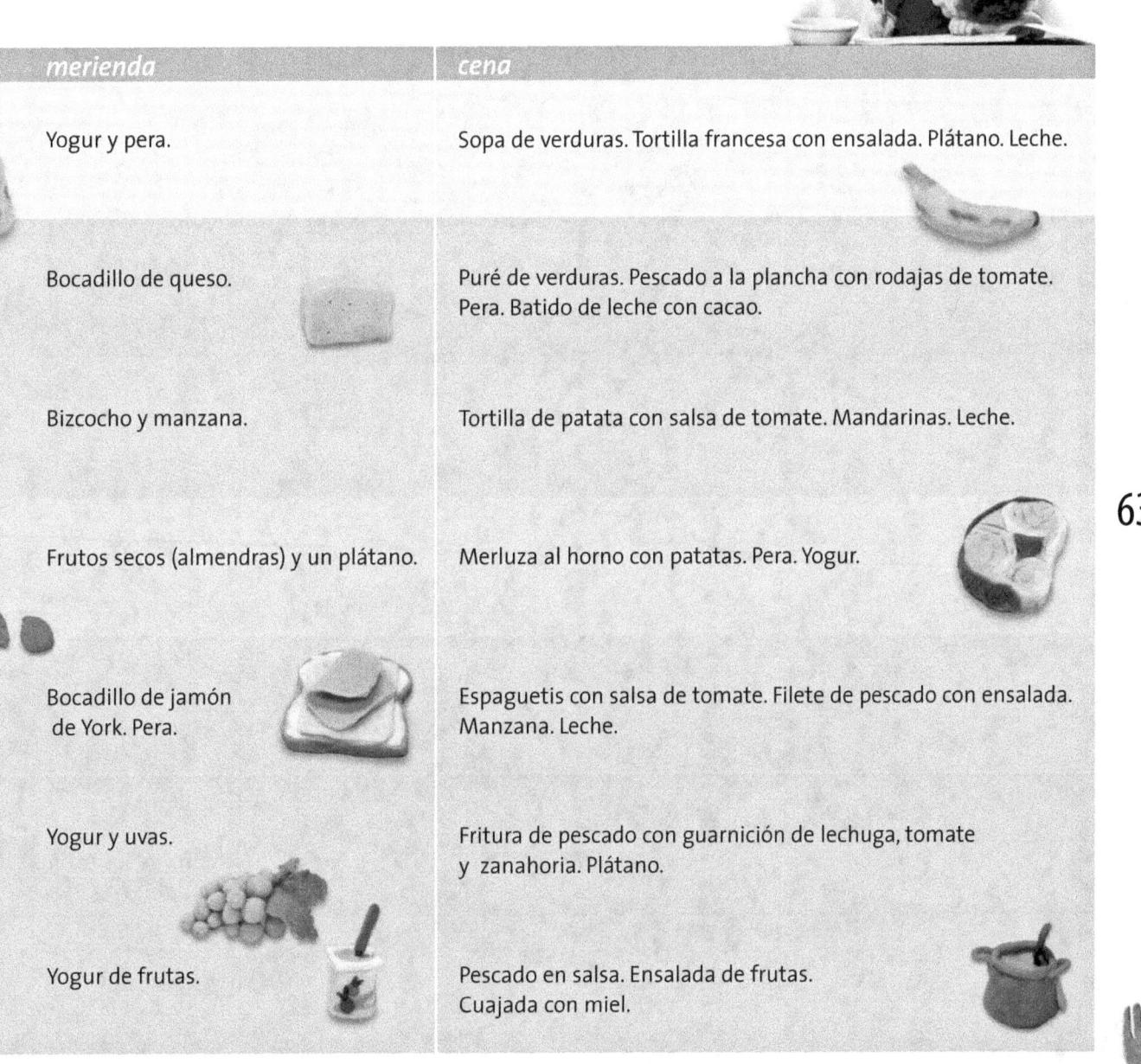

merienda	cena
Yogur y pera.	Sopa de verduras. Tortilla francesa con ensalada. Plátano. Leche.
Bocadillo de queso.	Puré de verduras. Pescado a la plancha con rodajas de tomate. Pera. Batido de leche con cacao.
Bizcocho y manzana.	Tortilla de patata con salsa de tomate. Mandarinas. Leche.
Frutos secos (almendras) y un plátano.	Merluza al horno con patatas. Pera. Yogur.
Bocadillo de jamón de York. Pera.	Espaguetis con salsa de tomate. Filete de pescado con ensalada. Manzana. Leche.
Yogur y uvas.	Fritura de pescado con guarnición de lechuga, tomate y zanahoria. Plátano.
Yogur de frutas.	Pescado en salsa. Ensalada de frutas. Cuajada con miel.

63

Frecuencia de consumo de alimentos y práctica de actividad física.

Pirámide NAOS

64

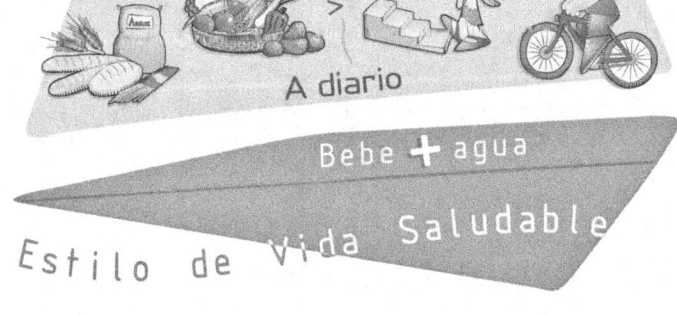
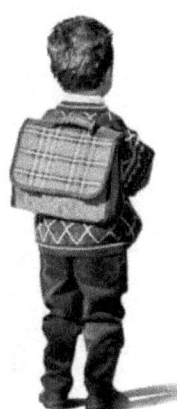

Pirámide Naos sobre los estilos de vida saludables de la Agencia Española de Seguridad Alimentaria y Nutrición (AESAN)

5. Recomendaciones para una alimentación saludable de acuerdo con la edad del escolar

▶ De 3 a 6 años

Es una etapa esencial en la formación de hábitos alimentarios. Se debe:

- Educar a "**comer de todo**".
- **Atender las necesidades de energía**, por tratarse de un periodo importante de la vida para el normal crecimiento y desarrollo, y de gran actividad física.
- Cuidar el aporte de **proteínas** de muy buena calidad (carnes, pescados, huevos, lácteos), pues las necesidades son, proporcionalmente, mayores que las de la población adulta.
- Iniciar en el hábito de un **desayuno completo**.
- **Evitar el abuso de dulces**, "chucherías" y refrescos.
- Dedicar el tiempo necesario para que el niño **aprenda a comer disfrutando**. Los alimentos no deben ser percibidos por él como un premio o un castigo.

▶ De 7 a 12 años

Las necesidades de crecimiento siguen siendo prioritarias, por lo que hay que cuidar el aporte energético de la dieta **controlando el peso y ritmo de desarrollo** del niño. Sus preferencias alimentarias se van asentando y hay que orientarlas adecuadamente, pues suelen presionar a la familia para comer sólo lo que les gusta y, con frecuencia, manejan dinero y son autónomos en la compra o elección de alimentos.

- **Evitar que abusen de dulces, refrescos**, quesos grasos y cremas de untar, y de alimentos muy salados.
- Existen **alimentos imprescindibles** que deben tomar para su normal crecimiento y desarrollo, como:
  - *a diario*: lácteos, frutas, verduras, ensalada, pan
  - *alternando*: carnes y transformados cárnicos, pescados grasos y magros (blancos y azules) y huevos
  - legumbres, arroz, pastas, combinándolos *a lo largo de la semana*

Se recomienda moderación en el consumo de bollos, dulces y refrescos y, por supuesto, **no deben tomar bebidas alcohólicas** aunque sean de baja graduación.

65

⏺ De 13 a 16 años

En estos años se produce el denominado "estirón" y se llega a alcanzar la estatura definitiva, lo que obliga a cuidar muy especialmente la dieta, procurando que sea calóricamente suficiente y con un buen aporte de proteínas de alta calidad y calcio. Recordemos que los alimentos son los materiales que utiliza nuestro organismo para formar músculos y esqueleto.

66

- Se deben **vigilar los excesos** para no caer en el sobrepeso o la obesidad.
- La familia debe **supervisar el tipo de dietas** que siguen los chicos de esta edad, para evitar que hagan, por su cuenta, combinaciones de alimentos absurdas o muy monótonas con la finalidad de adelgazar. Pueden provocarse importantes deficiencias de nutrientes o caer en inapetencias peligrosas, hasta llegar a la anorexia.
- Hay que estimularles para que lleven una **vida activa** y dediquen parte de su ocio a la práctica de algún deporte.
- Se debe evitar hacer de la comida una situación de conflicto que interfiera con las relaciones afectivas.
- Deben ser **informados sobre la correcta nutrición** y su importancia para la salud, la estética y el bienestar en general.

⏺ El peso adecuado

La familia tiene que supervisar la dieta de sus hijos evitando que el consumo abusivo (dieta hipercalórica) les lleve a alcanzar un peso excesivo. Este sobrepeso se convierte, posteriormente, en un lastre social, una incomodidad personal y, lo que es más importante, un factor de riesgo para muchas enfermedades que aparecen en la vida adulta. El pediatra aconsejará acerca de cualquier problema relativo al peso (exceso/defecto), el crecimiento y el desarrollo del niño.

⏺ El ejercicio físico

El ejercicio físico es un complemento esencial de la dieta saludable para promover la salud y proteger a la población infantil y adolescente de enfermedades que aparecen en la vida adulta.

Se puede estimular la práctica de un deporte de acuerdo con las aficiones, habilidades y capacidades de cada niño, pero lo más importante es **educar en una vida activa** en la que se practiquen habitualmente una serie de movimientos cotidianos como andar, pasear, subir escaleras, etc. Hay que acostumbrarles a incorporar el ejercicio a las actividades de ocio y a evitar el sedentarismo (exceso de televisión, ordenador, etc.). **La práctica del ejercicio físico es muy importante para luchar contra el exceso de peso y la obesidad.**

6. Trastornos del comportamiento alimentario

Con este nombre se denominan las conductas que se alejan de la forma normal de alimentarse y de las pautas de una dieta saludable. Las situaciones extremas son la **anorexia** y la **bulimia**. Estas patologías han aumentado en los últimos años, afectan a ambos sexos y se están presentando en edades cada vez más tempranas.

que les facilitarían un desarrollo normal. En muchos casos, la aparición de una anorexia es el desencadenamiento lógico de estas dietas de hambre, mal planificadas, acompañadas de ejercicio físico intenso y complementadas con fármacos.

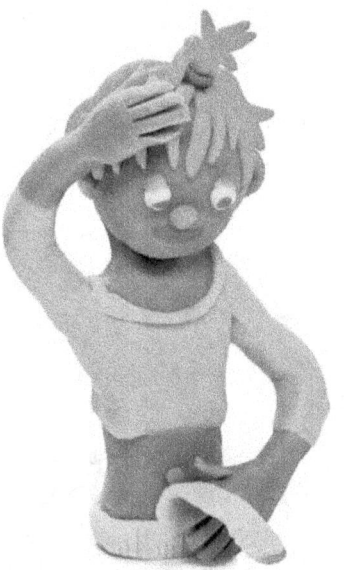

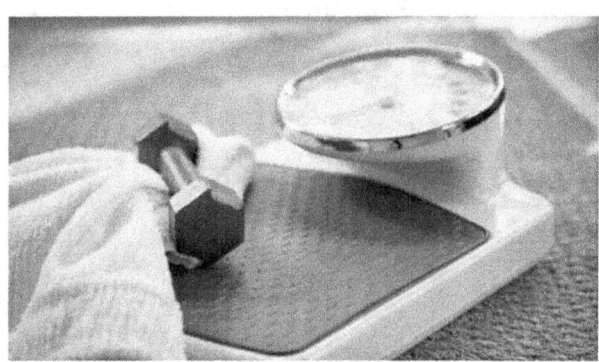

La familia es el primer lugar donde se detectan este tipo de conductas que pueden conducir a situaciones realmente dramáticas.

Igualmente, **desde el centro escolar** se advierten comportamientos anormales que, comentados con los padres y en estrecha colaboración con ellos, pueden corregirse de forma más eficaz.

Su origen es fundamentalmente social y responde al deseo de los adolescentes de parecerse a los arquetipos que la moda impone.

Para ello, se someten a dietas muy estrictas y dejan de tomar, arbitrariamente, los alimentos

El **psicólogo** y el **pediatra** son profesionales claves en su diagnóstico y tratamiento.

67

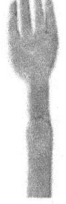

7. Análisis de los hábitos alimentarios del escolar. Recomendaciones

RESPECTO AL CONSUMO DE	SITUACIÓN ACTUAL	RECOMENDACIONES
Productos lácteos	Un elevado consumo, en especial en forma de derivados lácteos, yogures, quesitos y postres lácteos.	El niño debe consumir leche (medio litro, al menos, al día). Salvo prescripción médica, no necesita ser descremada. Como complemento o sustituto de un vaso de leche, puede tomarse un yogur o una porción de queso.
Carne	Suele consumirse todos los días y se abusa de carne de cerdo y embutidos, salchichas y hamburguesas.	No es necesario tomar carne todos los días. Conviene alternarla con pescado y hay que procurar que sea de diferentes especies: vacuno, cerdo, pollo, conejo, cordero, etc.
Pescado	Escaso consumo de pescado.	Debe ser estimulado el consumo de pescado, y muy especialmente el llamado pescado azul (pescado graso), como la sardina, caballa, boquerón, etc.
Huevos	El consumo de huevo aparece bajo dos formas: **directo** (tortillas y huevos fritos) e **indirecto** (como ingrediente de salsas, flanes, natillas, bizcochos, etc.).	El huevo tiene una excelente proteína, comparable a la de la carne o el pescado. Pero hay que tratar de consumir no más de 4 ó 5 huevos a la semana.
Patatas	Consumo elevado, especialmente fritas.	Debe moderarse su consumo para dar entrada a otras guarniciones de hortalizas y ensaladas.
Legumbres	Escaso consumo.	Debemos estimular el consumo de legumbres ricas en fibra dietética y que tienen, además, proteínas vegetales de buen valor biológico.
Frutas	Abuso de zumos de frutas, con frecuencia industriales. Escaso consumo de frutas enteras.	Se debe insistir para que los niños tomen fruta natural.

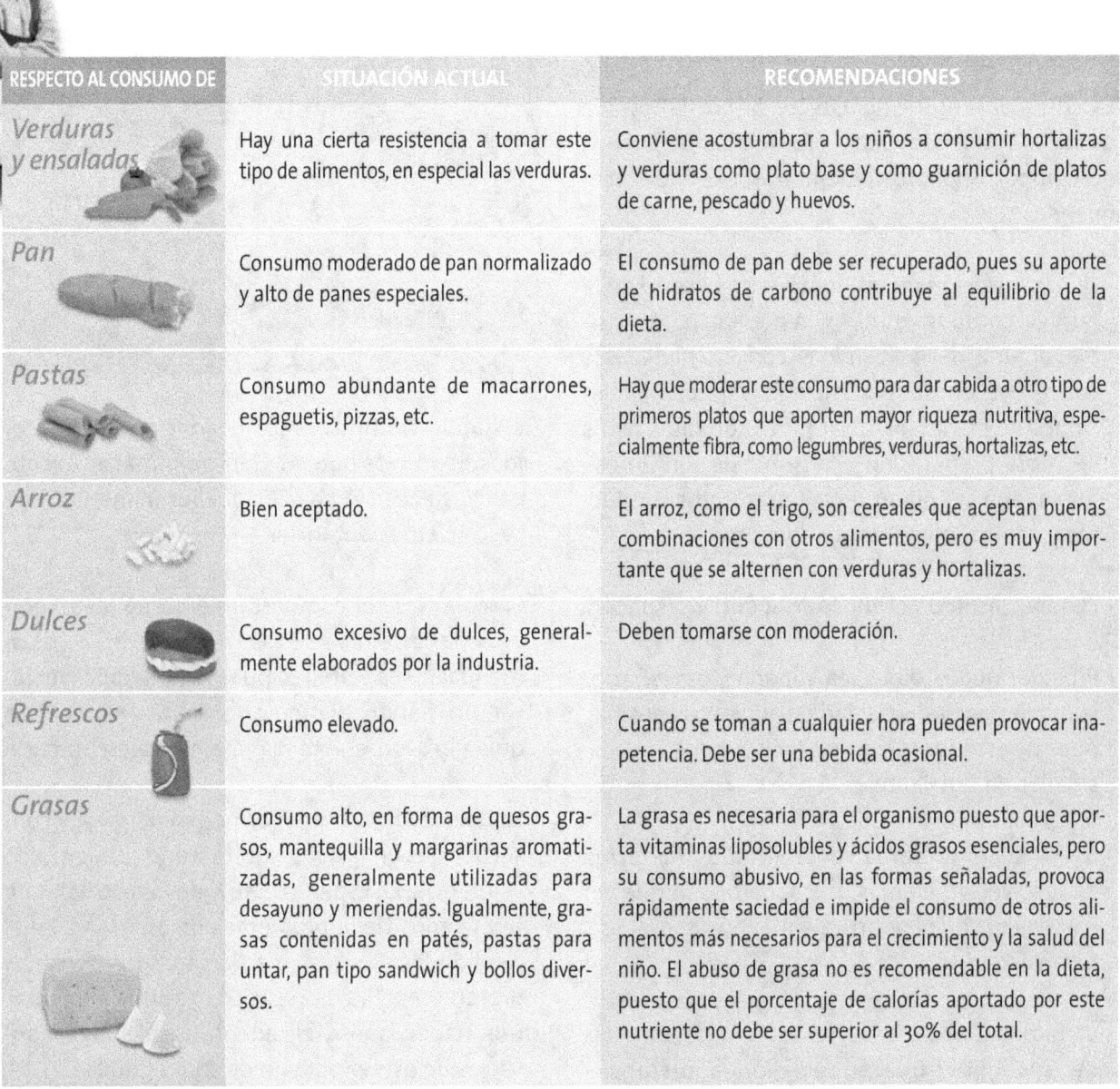

RESPECTO AL CONSUMO DE	SITUACIÓN ACTUAL	RECOMENDACIONES
Verduras y ensaladas	Hay una cierta resistencia a tomar este tipo de alimentos, en especial las verduras.	Conviene acostumbrar a los niños a consumir hortalizas y verduras como plato base y como guarnición de platos de carne, pescado y huevos.
Pan	Consumo moderado de pan normalizado y alto de panes especiales.	El consumo de pan debe ser recuperado, pues su aporte de hidratos de carbono contribuye al equilibrio de la dieta.
Pastas	Consumo abundante de macarrones, espaguetis, pizzas, etc.	Hay que moderar este consumo para dar cabida a otro tipo de primeros platos que aporten mayor riqueza nutritiva, especialmente fibra, como legumbres, verduras, hortalizas, etc.
Arroz	Bien aceptado.	El arroz, como el trigo, son cereales que aceptan buenas combinaciones con otros alimentos, pero es muy importante que se alternen con verduras y hortalizas.
Dulces	Consumo excesivo de dulces, generalmente elaborados por la industria.	Deben tomarse con moderación.
Refrescos	Consumo elevado.	Cuando se toman a cualquier hora pueden provocar inapetencia. Debe ser una bebida ocasional.
Grasas	Consumo alto, en forma de quesos grasos, mantequilla y margarinas aromatizadas, generalmente utilizadas para desayuno y meriendas. Igualmente, grasas contenidas en patés, pastas para untar, pan tipo sandwich y bollos diversos.	La grasa es necesaria para el organismo puesto que aporta vitaminas liposolubles y ácidos grasos esenciales, pero su consumo abusivo, en las formas señaladas, provoca rápidamente saciedad e impide el consumo de otros alimentos más necesarios para el crecimiento y la salud del niño. El abuso de grasa no es recomendable en la dieta, puesto que el porcentaje de calorías aportado por este nutriente no debe ser superior al 30% del total.

69

❱ Recomendaciones

La educación nutricional, ejercida por la familia desde la infancia, ayuda a prevenir los trastornos del comportamiento alimentario; por ello se recomienda:

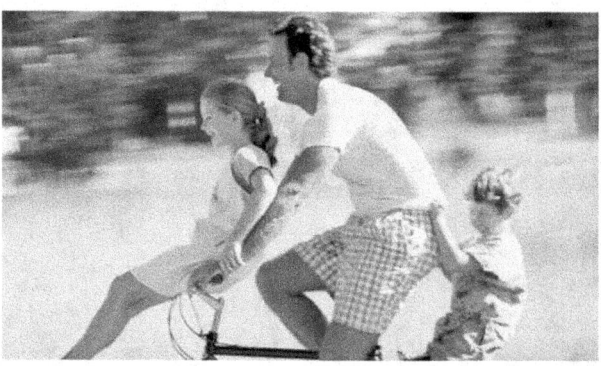

- La **organización de los horarios** en el seno de la familia, compartiendo, en la medida de lo posible, alguna de las comidas con los hijos. Ésta constituye una buena medida para crear relaciones afectivas, disfrutar juntos de unos actos –compra, preparación y consumo de alimentos– que deben ser placenteros y transmitir conductas y hábitos alimentarios correctos.

- **Evitar el picoteo** y el abuso de aperitivos (snacks).

- Procurar que la **dieta sea variada** y que se consuma la mayor diversidad de alimentos posible, pues de esta forma es más fácil cubrir sus necesidades en nutrientes.

- No se debe utilizar la comida como una forma de resolver problemas que nada tienen que ver con ella, como el aburrimiento, tensiones, crisis de ansiedad, etc.

- La familia debe ejercer, respecto a las comidas de sus hijos, una supervisión a distancia, evitando continuas recomendaciones y consejos reiterativos que pueden crear mal ambiente e incluso aversión hacia aquellos alimentos que pretendemos potenciar.

- Procurar que el comportamiento de los miembros de la familia sea coherente con las recomendaciones verbales, pues resulta difícil inculcar un hábito alimentario saludable, cuando quien lo aconseja no lo pone nunca en práctica.

- La obesidad es una enfermedad de graves consecuencias en la edad adulta y que comienza en la infancia. En España un **16% de los escolares de 6 a 12 años tiene problemas de obesidad**. En el caso de los adultos, una de cada dos personas presenta exceso de peso. Los hábitos alimentarios inadecuados y el sedentarismo son responsables de este problema de salud pública.

70

8. Epílogo: ¡Recuerde!

- Los escolares tienen que **comer de todo**, pues cuanta mayor variedad de alimentos exista en su dieta, mayor es la posibilidad de que sea equilibrada y contenga los nutrientes que necesitan. Comer sólo lo que nos gusta es una mala práctica nutricional.

- Los alimentos deben **distribuirse a lo largo del día** para que el cuerpo tenga los nutrientes necesarios, en función de sus exigencias.

- Hay que **variar las formas de preparación** de los alimentos utilizando distintos procedimientos culinarios: asados, hervidos, a la plancha, guisados, y no abusar de los fritos. Estimular el consumo de **alimentos crudos** (ensaladas, gazpacho, sopas frías...).

- En el plan de comidas de un escolar debe haber una presencia de alimentos ricos en **proteínas de origen animal**: lácteos, carnes, huevos y pescados, en equilibrio con **alimentos de origen vegetal**: cereales, legumbres, verduras y frutas.

- Los alimentos ricos en **hidratos de carbono** (pan, pasta, arroz, legumbres) son imprescindibles por su aporte de energía y deben formar parte de las dietas habituales de los escolares. Introducen variedad gastronómica y son esenciales en una buena nutrición.

- Las **frutas y ensaladas** deben ser habituales y abundantes en la alimentación de los escolares.

- El **agua** es la mejor bebida. Las comidas deben acompañarse siempre de agua.

- En la edad escolar las bebidas alcohólicas, incluso las de baja graduación, no deben consumirse **nunca**.

- El consumo de dulces, refrescos y "snacks" debe ser moderado, pues, si bien no existen buenos ni malos alimentos, la **moderación** en la comida debe ser la norma.

- **Controlar** el exceso de grasas, azúcar y sal.

71

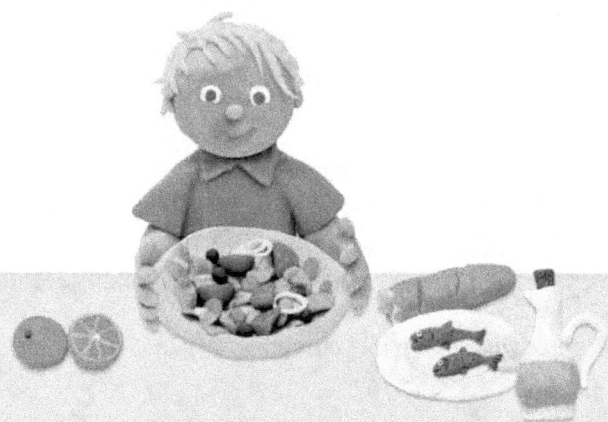

La dieta mediterránea es el mejor ejemplo de alimentación saludable. En nuestro país su puesta en práctica es fácil porque se dispone de todos los alimentos que la componen y que son, además, de la máxima calidad: **aceite de oliva, pescado, legumbres, cereales, pan, frutas, verduras, yogur, frutos secos.** Sus distintas combinaciones dan lugar a numerosas recetas de alto valor gastronómico y nutritivo. Hay que enseñar a los escolares a disfrutar de las ventajas de la dieta mediterránea y a comprar y cocinar.

La práctica del **ejercicio físico,** complementada con una alimentación saludable, es esencial para prevenir la enfermedad y promover la salud. El niño debe acostumbrarse a realizar actividades físicas y a reducir el ocio sedentario evitando el exceso de horas de televisión y videojuegos.

El papel de los **padres** en la formación de los hábitos alimentarios de sus hijos y de un estilo de vida saludable es esencial. Deben estimularlos a comer de todo y a valorar los alimentos y platos y recetas como un tesoro cultural.

Comer es una necesidad y un placer. La comida debe aportar las cantidades en energía y nutrientes que el organismo necesita, pero también el bienestar psicosocial que supone un plato gastronómicamente bien preparado, consumido en un lugar agradable y en buena compañía.

El **abuso de la comida rápida** nunca es aconsejable, pues contribuye a la formación de malos hábitos alimentarios y a la obesidad infantil.

72

La **Agencia Española de Seguridad Alimentaria y Nutrición (AESAN)** es un organismo autónomo adscrito al Ministerio de Sanidad y Consumo, que tiene como misión garantizar el más alto grado de seguridad en los alimentos y promover la salud de los ciudadanos, a través del consumo de una dieta sana y equilibrada.

MÁS INFORMACIÓN EN:

www.aesan.msc.es

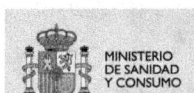 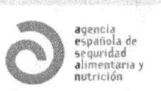

4. Otros artículos publicados

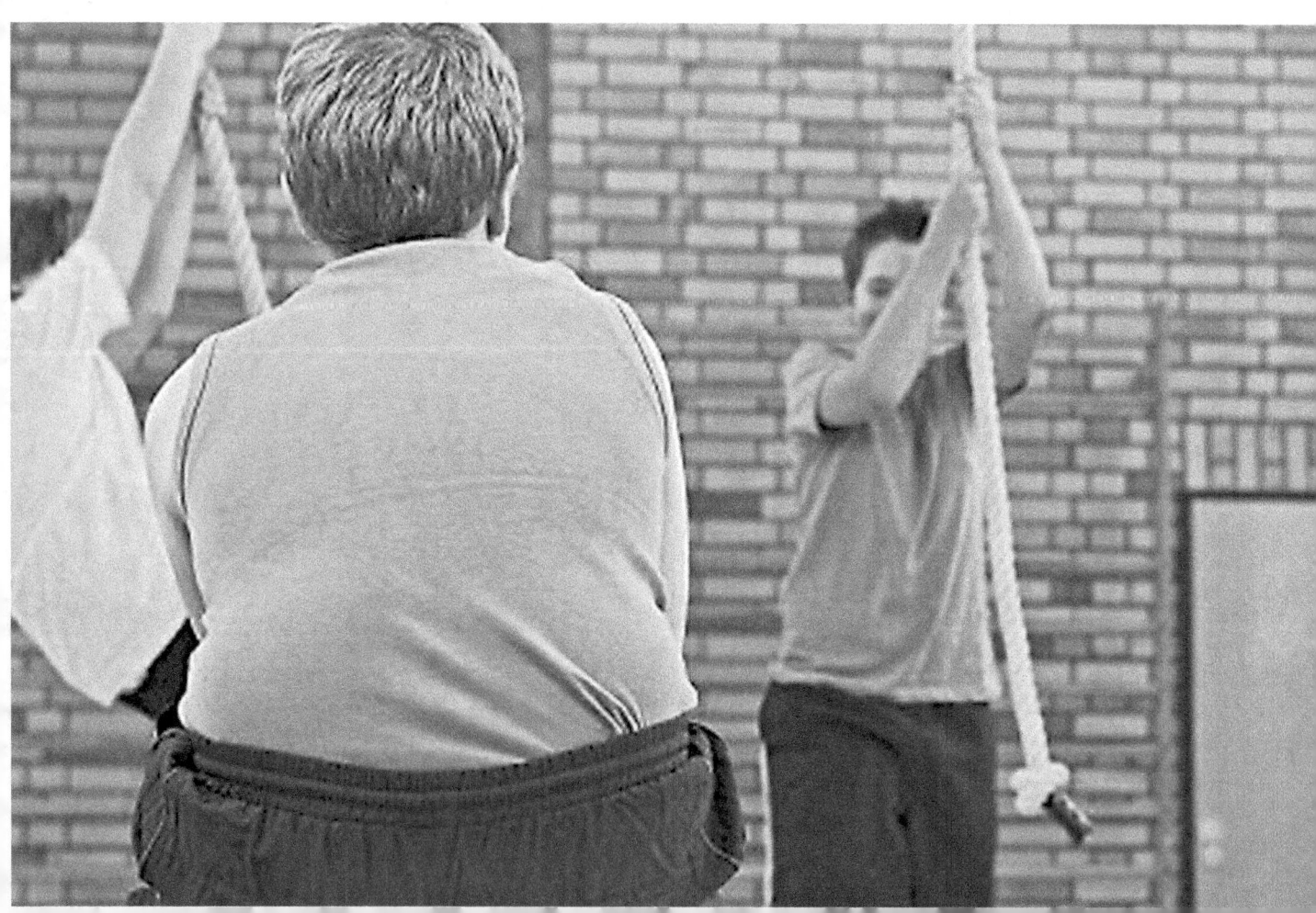

NIÑOS OBESOS..........adultos diabéticos

por Carolina Delgado

Revista NEXOS
Septiembre 2008

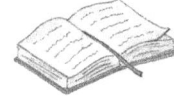

Horas ante el televisor, computadora y video juegos impiden a los niños dedicar su tiempo libre a practicar un deporte o a hacer gimnasia y la obesidad se cuela en sus vidas como un enemigo silencioso. Los niños obesos presentan cierta resistencia a la insulina, un desorden que hace que la hormona que produce su organismo no funcione adecuadamente y el páncreas trabaje a ritmo forzado.

El sobrepeso infantil también favorece la inflamación de los vasos sanguíneos, un factor clave en el desarrollo de las enfermedades cardiovasculares, de la diabetes tipo 2 y de la diabetes mellitas tipo 1, que comienza de forma brusca antes de la tercera década de vida y está aumentando en la población infantil, sobre todo entre los niños menores de cinco años.

Estos datos parten del estudio del Centro Joslin para la Diabetes, asociado a la Escuela de Medicina de la Universidad de Harvard, en USA. Los investigadores estudiaron a 18 pequeños y adolescentes hispanos de entre 10 y 18 años, 21 de los cuales eran obesos pero tenían niveles normales de glucosa (azúcar en la sangre), por lo que no habían desarrollado la diabetes. Los demás participantes en el estudio eran bastante más delgados.

El "grupo de obesos" ya había comenzado a mostrar cierta resistencia a la insulina, un desorden que hace que la hormona que produce su organismo no funcione adecuadamente y el páncreas se vea obligado a trabajar a un ritmo mayor para mantener los niveles de insulina en la sangre.

Según el doctor Enrique Caballero, endocrinólogo del Centro Joslin y director de la investigación, los niños y adolescentes hispanos que tienen excedente de kilos, ya mostraban problemas de circulación y evidenciaban un proceso inflamatorio en los vasos capilares.

La inflamación vascular es un factor clave en el desarrollo de las enfermedades cardiovasculares y se halla estrechamente vinculada no sólo al exceso de grasa sino además a la resistencia a la insulina, un desorden que también es un signo del desarrollo inicial de la diabetes tipo 2 o adquirida.

Según el doctor Caballero, el estudio no indica que los niños con sobrepeso necesariamente desarrollen diabetes tipo 2 o problemas cardiovasculares, sino que aumenta el riesgo de que la sufran, pero el problema es lo bastante serio para que se adopte una estrategia de prevención entre los hispanos.

Pese al gran avance en los tratamientos que no pueden curar la diabetes pero sí controlarla, los especialistas insisten en la necesidad de mejorar la formación de los pediatras para garantizar el diagnostico precoz y aumentar el cumplimiento de las terapias para evitar las graves complicaciones que pueden tener los diabéticos infantiles.

Para lograrlo, es imprescindible el seguimiento estrecho de la evolución del niño, tanto a nivel físico como psicológico, la adaptación de su alimentación y tratamiento y la práctica del ejercicio físico.

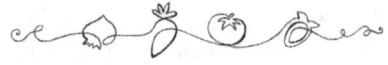

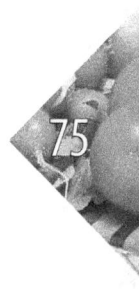

The New York Times - Suplemento
"La obesidad en los niños"
Enero de 2006

Los siguientes son apartes del artículo publicado en enero de 2006 sobre importantes estudios realizados por instituciones líderes en el cuidado de la salud en el estado de California. La Universidad de California UCSF, Kaiser Permanente y la Universidad de California UCLA, junto con otras Instituciones, se han comprometido en la batalla contra el flagelo de la obesidad en los niños.

La impresionante epidemia de la obesidad en California y en el resto de la nación, ha originado esta emergencia y como líderes de la salud nos hemos unido para asumir la responsabilidad y la lucha en esta emergencia.

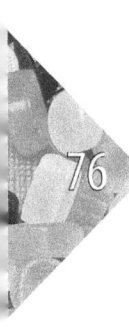

La batalla contra la epidemia de la obesidad se está librando entre muchos grupos interesados que cuentan con ayuda financiera y de salud Publica y dan soluciones junto con empleados de altos cargos, planes de salud del gobierno, grupos de comunidades sin ánimo de lucro y representantes de industrias de comidas y bebidas, además de todos los expertos que puedan tomar parte en el logro de una solución a corto plazo.

En cuanto al renglón de salud, las medicinas para el sobrepeso son aún un paso experimental y por otro lado, la cirugía entre niños tendrá que ser un paso dado únicamente después de realizar una búsqueda a largo plazo, debido al riesgo que involucra.

Amy Porter, MD Pediatrician, quien dirige los programas de Obesidad Infantil en Kaiser Permanente en la región de Southern California, dice que prevenir es la clave y debe ser el primero, el único y más importante paso. Tenemos que tomar conciencia e ir adelante del problema, porque la obesidad es cada vez más preocupante y hay muchos bebés que se están viendo afectados.

Sentirnos atrapados por la epidemia de la obesidad infantil exige un revaluación en el sistema de salud, en busca del control para prevenir y educar al paciente y la urgencia de conseguir recursos para lograr este objetivo.

Si todos los gobiernos, entidades publicas y privadas, fundaciones y en general todas las organizaciones interesadas en esta causa, asumen como una prioridad la prevención y el suministro de información y educación pública, seguramente en el futuro podremos lograr deshacernos de este flagelo.

Además, tendremos la oportunidad de mejorar el sistema de vida de las generaciones futuras, ya que de otra manera la generación actual está en riesgo de sufrir más enfermedades que las de sus padres y generaciones anteriores.

Kaiser Permanente ha emergido como un líder en este aspecto, proporcionando estabilidad y sinergia mediante un sistema de seguro clínico para sus miembros, creando a nivel nacional la atención de grupos de niños afectados y proporcionándoles los cuidados necesarios para que no solamente tomen conciencia de su problema, sino que aprendan a comer saludablemente. De igual manera, ofrece a los padres de estos niños, clases especiales acerca de la manera de manejar el problema y de los cambios radicales en cuanto a la nutrición para toda la familia; para lograr este propósito, la Institución ha invertido $2.600 millones en cada uno de sus hospitales.

El programa KP (KIDS in Dinamic Shape) de Kaiser se ofrece tanto en español como en inglés y es uno de los grandes esfuerzos de Kaiser Permanente en todos sus centros médicos y clínicas comunales del norte y sur de California y está basado en estrategias especiales para el manejo del peso en los niños.

Así, todos los programas actuales relativos al manejo del peso, tienen un máximo efecto de tres a doce meses. Estos programas pueden ser muy efectivos por un tiempo para algunas personas, pero son limitados debido a que sólo las donaciones por la cantidad de $9.500 millones no son suficientes para dar ayuda y soporte a Puestos locales de salud, Escuelas del distrito y otras comunidades y las Organizaciones asociadas a través de los Estados Unidos.

Existe un número de programas para ayudar a los niños en la pérdida de peso, pero no hay muchas opciones para que ellos mantengan los nuevos hábitos y el peso normal. KPKIds (Kids in Dinamic Shape) es uno de los programas ofrecidos por Kaiser Permanente en español e inglés, tanto en el norte como el sur de California y está dedicado al manejo y a las estrategias para controlar el peso de los niños afectados.

Casi todos los programas sobre el manejo del peso tienen su máxima efectividad entre tres y doce meses. Después, nuestro interés es que el programa sea efectivo para la gente por un tiempo, pero está limitado debido a que el programa va comprometiendo a pacientes altamente motivados y a quienes poseen algún nivel educacional, psicológico, económico y recursos para seguir las recomendaciones.

Por su parte, UCSF opera desde 2003, ofreciendo asesoramiento en cuanto al peso de niños y quinceañeros. Lugares como la Clínica WATCH está dando una pequeña respuesta, pero sólo la prevención podrá cambiar el ritmo de esta enfermedad. Según la doctora Andrea Garber, Phd, Rd, coordinadora de la clínica, para lograrlo requerimos de una política de decisiones públicas

más efectiva y de un cambio fundamental en las costumbres de la sociedad actual.

Necesitamos hacer de esta lucha una prioridad, de la misma manera como se ha luchado en años anteriores por la epidemia de AIDS; de lo contrario, vamos a tener una población que va a crecer con una expectativa de vida más corta y el costo para la sociedad, tanto en recursos como en pérdida de oportunidades, va a ser enorme!

Los programas básicos en comunidad están haciendo esfuerzos para responder a la oleada de demandas de familias y proveedores de salud, atrapados por la epidemia de la obesidad infantil. Mientras tanto, conseguir fondos para esta lucha es todavía difícil. Mientras los médicos reportan cierto progreso en algunos frentes, otros expresan su frustración por la limitación de los recursos relacionados con el manejo de la obesidad.

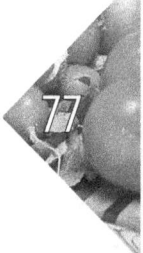

Nosotros educamos niños para que vean la importancia de no tomar sodas, porque estas contribuyen a la obesidad, pero al llegar a la escuela están prácticamente forzados por la sed y se ven obligados a comprarlas en las máquinas.

Desde hace dos años, la Clínica Watch ha incorporado especialistas endocrinólogos, cardiólogos, psicólogos, nutricionistas y cirujanos para formar un completo equipo que trate la obesidad infantil.

Este programa tiene una lista de espera de cinco meses para los nuevos pacientes. La organización principal de la clínica tiene la certeza de que debido a factores bioquímicos y genéticos, gran parte de la comida que consumimos está alterada por hormonas para mantener su conservación, lo cual desarrolla el apetito y el deseo de comer más; se crea así un círculo vicioso.

Por otra parte, un estudio reciente realizado por UCLA demuestra que la mayoría de los niños ingieren comidas rápidas al menos una vez al día. A nivel nacional, de acuerdo con el Departamento de Agricultura, la comida rápida ha crecido un 4% en total anual de ventas desde hace ya 20 años.

La doctora Noami Neufeld, MD, es profesora clínica de pediatras en el Mattel Children Hospital de UCLA. Ella dice que durante su práctica se vio frustrada debido a la ausencia de programas dedicados al problema de la obesidad infantil. Esto se debe a que no se puede decir a un niño obeso que haga ejercicio, darle medicamentos y mandarlo a la casa. Si no se incluye alguna supervisión de los adultos como parte de la solución, ellos seguirán siendo parte del problema.

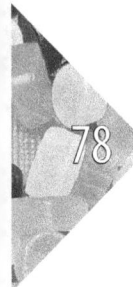

Una de las mas antiguas comunidades interesadas y dedicadas a la lucha por la buena alimentacion infantil es KIDSHAPE y fue creada ya hace 20 años.

El programa de ocho semanas está diseñado para enseñar a la familia entera la forma de comer nutritivamente, hacer ejercicio integral como rutina diaria y formar nuevos hábitos saludables.

Similar a KIDSHAPE, el programa SHAPEDOWN, también está dedicado a incorporar a la familia completa en este proceso, para que reciba instrucción acerca de la importancia de la nutrición, imagen y manejo del estrés.

Hay un gran número de programas para ayudar a los niños a perder peso, pero no hay muchas opciones para que ellos puedan mantener nuevos hábitos y conservar su peso normal.

Las escuelas y colegios son los indicados para enseñar a los niños el valor de una nutrición y unos ejercicios adecuados, antes de que sea DEMASIADO TARDE! Allí son necesarios el control y la ayuda, ya que es donde los niños permanecen diariamente gran parte del tiempo.

La Educación Física debe ser planeada con actividades vigorosas y ejercicios, alrededor de 60 minutos por día, entre juegos, deportes y recreación para un más efectivo estado físico de los niños.

Lo anterior, junto con la ayuda nutricional y educativa de parte de los padres, podrá dar excelentes resultados. Los niños no hacen ningún ejercicio en casa y la mayoría del tiempo están frente al televisor; esto les crea hábitos de vida sedentaria que los conducen a ganar y ganar peso todo el tiempo.

Los defensores de la opinión pública están promoviendo una función activa del Gobierno, en todos los niveles, para luchar en contra de la obesidad infantil.

De igual manera, en este Artículo se menciona el peligro que están corriendo los niños obesos de llegar a sufrir el flagelo de la diabetes Tipo 2, condiciones cardiovasculares, problemas ortopédicos por sobrepeso en sus huesos, depresión y poca autoestima, abuso de substancias nocivas y situaciones de pulmonía, asma y falta de sueño, lo cual es ya una epidemia entre quinceañeros obesos.

El estudio anterior es una recolección de los artículos publicados por la Universidad de San Francisco, CA; Universidad de Los Ángeles, CA, y KAISER Permanente, y otras Entidades, publicados en el Diario NEW YORK TIMES.

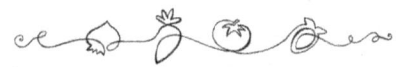

The New York Times
Guía Saludable
Septiembre 8 del 2008

Dice lo siguiente:

Cerca de las dos terceras partes de la población de los Estados Unidos tiene sobrepeso. Hay varias formas de determinar una persona con sobrepeso, pero los expertos creen que la masa del cuerpo (IMC) es la medida más precisa para niños y adultos.

A.D.A.M. (American Accreditation Health Care Comisión)www.urac.org. De igual forma, en este artículo se ofrecen algunas formas de tratar a las personas con obesidad, citando las diferentes formas de cirugía como el Bypass Gástrico ajustable, la Banda vertical "Gastroplasty" y otra cirugía, el Roux-en-Y. La Bilio Pancreatic Diversión (BPD).

A.D.A.M. Advierte que la anterior información no debe ser usada durante ninguna emergencia médica o por el diagnóstico o tratamiento de una condición médica. Solamente un profesional Médico Licenciado deberá ser consultado para recibir este diagnóstico y tratamiento.

Childhood Obesity: Making the Grade

Illustrations

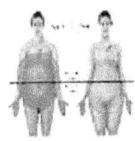

Different Types of Weight Gain

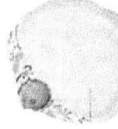

Lipocytes (fat Cells)

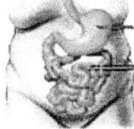

Roux-en-Y Stomach Surgery for Weight Loss

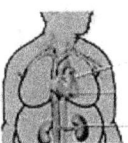

Obesity and Health

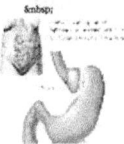

Adjustable Gastric Banding

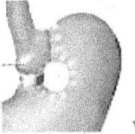

Vertical Banded Gastroplasty

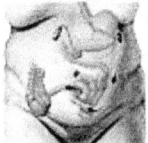

Biliopancreatic Diversion (BPD)

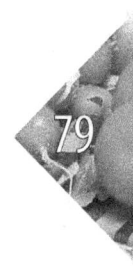

Children Hospital de Boston y Universidad de Michigan

Haga funcionar la nutrición en niños que están creciendo.......

Abril, 2008

Los niños necesitan una cantidad de alimentos nutritivos que les suministren las vitaminas necesarias para su crecimiento.

Pero, actualmente el 32% de los niños estudiantes en USA, tienen sobrepeso o son obesos.

La cantidad de niños obesos es tan descomunalmente alta, que el impacto de esta epidemia será sentido fuertemente cuando aumente en el futuro; dice el Dr. David Ludwig MD, PhD, del Children Hospital de Boston.

¿Cómo estar seguros de que los niños reciben la nutrición que necesitan, sin ganar más libras de peso? El doctor Haas dice que como un seguro para prevenir deficiencias en la nutrición, muchos padres quieren que sus hijos tomen algunos suplementos como los de masticar que son muy populares, particularmente entre los niños pequeños, pero a medida que van creciendo también se les pueden suministrar cápsulas y tabletas o fórmulas en polvo agregadas a sus comidas.

Nutrición y aprendizaje

El doctor Patric Holford dice que los niños que comen pescado y nueces, tiene resultados superiores en sus estudios. Las mejores comidas son las frutas y los vegetales y los niños que las consumen en cantidad, tienen un mejor comportamiento, que los niños que prefieren las comidas rápidas o los fritos. Un buen desayuno basado en granos puros de cereales (en vez de los azucarados) y alguna proteína como los huevos y un poco de nueces o semillas, les suministra la cantidad suficiente de energía que ellos necesitan para aprender.

El doctor Holford agrega que una magnífica nutrición ayuda a los niños a descubrir y recuperar su potencial completo. Por ejemplo: los investigadores de la Universidad de Michigan, relacionan la deficiencia de hierro de los niños con una pobre inteligencia que, hasta los 19 años, se refleja en sus notas. Casualmente, experimentos realizados en Inglaterra, encontraron que los niños que desde una temprana edad dan señales de dificultad en el aprendizaje, después de tomar durante tres meses "Omega – Fatty Acid", se adelantan significativamente al leer y deletrear e incluso mejoran su comportamiento.

Y no olviden hacer ejercicio

La vida sedentaria también tiene un impacto negativo en el comportamiento y en la habilidad para aprender. Según estudios realizados, después de hacer ejercicios de manera moderada o fuertemente activa durante más de dos horas, los niños muestran un adelanto superior en concentración, creatividad, aprendizaje, memoria y solución de problemas. La actividad física también es una forma importante para prevenir y aliviar la obesidad. Actualmente está creciendo el número de comunidades que impulsan a los jóvenes a montar en bicicleta o simplemente a caminar de la casa al colegio. De igual manera, los padres urgidos de tiempo para ir a trabajar, se beneficiarían tomando sus bicicletas o caminado con sus hijos al colegio, lo cual es bueno para la comunicación y para el ambiente.

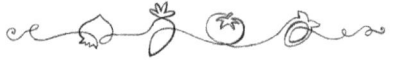

Universidad de Harvard, USA.
Departamento de Nutrición y Salud Pública
La obesidad infantil
Septiembre 30 de 2008

Continuamos con las investigaciones acerca del rol que desempeñan los padres para prevenir el desarrollo del sobrepeso y la obesidad infantil. Estudios de la Nutrición en la NET muestran que la forma como los padres alimentan a sus hijos y realizan sus actividades, determina la actitud de los niños.

Ana Lindsay, Katarina Sussner, Juhee Kim y Steven Gortmaker han examinado esta situación, ya que la intervención de los padres es una fuerza muy importante para cambiar la actitud de los niños en cuanto a la comida. Los autores comenzaron por revisar evidencias de la forma como los padres pueden ayudar sus hijos para que desarrollen y mantengan hábitos de comer saludablemente y de realizar una actividad física, lo que les ayudará a prevenir el sobrepeso y la obesidad.

También hacen énfasis en la importancia de que los padres entiendan y asuman su rol para prevenir la obesidad y lograr cambios, a través de los diferentes periodos críticos de desarrollo, desde antes de su nacimiento y a través de la adolescencia.

Señalan que los investigadores y los encargados de establecer las normas, practicantes y profesores podrían también hacer uso de toda clase de información al respecto, para intervenir más efectivamente y ofrecer programas educacionales sobre la obesidad infantil. Este grupo también ha realizado una evaluación de la intervención de la escuela como base de la prevención a la obesidad y encontraron situaciones que corresponden directamente a los padres con respecto a la forma como alimentan a sus hijos y sus hábitos de actividad física; el resultado muestra la baja calidad que existe y la poca efectividad de los programas.

Los autores claman porque estos sean mejores y haya estudios más efectivos, con el objeto de que los padres puedan ampliar el conocimiento de la materia, que aprendan la forma de alimentar saludablemente a sus hijos y conozcan acerca de las actividades que deben realizar sus hijos para cambiar su actitud y concluyen que la prevención y el control de la obesidad en la niñez requieren múltiples programas en la comunidad y normas respecto al rol que los padres juegan en esta labor.

Los esfuerzos por una acertada intervención deberán involucrar el trabajo directo de los padres desde muy temprana edad en el desarrollo del niño, para lograr un soporte con prácticas saludables dentro y fuera del hogar.

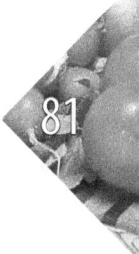

The John Hopkins Children's Center (USA)
La obesidad en los niños vista como "una manera de saciarse", en la televisión de habla hispana.
Febrero 19, 2008

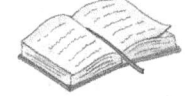

De acuerdo con estudios realizados por pediatras del John Hopkings Children's Center, la Televisión Hispana esta "bombardeando" a los niños con una cantidad de comerciales de comida rápida que está llevando al tope la epidemia de obesidad en los jóvenes latinos. Los niños latinos actualmente son una quinta parte de la población en USA y tienen el más alto nivel de obesidad y sobrepeso entre todos los grupos étnicos.

Un reporte sobre el estudio realizado por ROBERT WOOD FUNDATION, fue publicado antes de ser impreso en el Journal of Pediatrics.

En el estudio realizado por otro de los pediatras del Hopkins Children's, M.D. Darcy Thompson M.P.H., dice: No podemos culpar de sobrepeso y obesidad únicamente a los comerciales en televisión, pero hay una sólida evidencia de que los niños expuestos a esa clase de mensajes tienden a comer esos alimentos no saludables y esto les está ocasionando el sobrepeso.

Otro estudio realizado entre niños de habla inglesa ha mostrado que los comerciales en televisión también influyen preferentemente en las comidas, especialmente entre los niños más pequeños.

Otros estudios realizados tras una revisión de 60 horas de programación, entre las 3 p.m. y las 9 p.m. que son las horas en que la mayoría de niños estudiantes ven televisión, los canales más grandes en español alcanzan el 99 y 93% de los hogares latinos en USA y muestran cada hora de dos a tres comerciales de comida, especialmente dedicados a los niños y la mitad son de comidas rápidas y sodas con un alto contenido de azúcar.

Para EVITAR el efecto de estos comerciales que dan preferencia a estas comidas, los investigadores sugieren que los niños pequeños tengan restringida la televisión únicamente a dos horas diarias o menos, que los padres les hablen y les preparen comida saludable para que aprendan a tener una buena nutrición y puedan escoger su comida. Los pediatras aconsejan que los niños menores de dos años no deben ver televisión.

También recomiendan un especial cuidado con los niños latinos, que sus superiores limiten las horas frente al televisor para evitar así los posibles efectos perjudiciales.

LOS MEDIOS DE SALUD PÚBLICA DEBEN INSISTIR EN QUE SE TOMEN MEDIDAS PARA LIMITAR LOS COMERCIALES SOBRE COMIDAS RÁPIDAS PARA LOS NIÑOS, COMO MUCHOS PAÍSES EUROPEOS YA LO HAN HECHO.

Yes, We Can!

Alrededor de los Estados Unidos este programa, esta ayudando a promover entre las comunidades la buena nutrición y a realizar actividades de ejercicios físicos para una mejor salud de los niños.

Las estadísticas muestran que la obesidad en los niños en USA, está creciendo desde 1980 y ahora ha llegado al doble entre los niños de los dos a cinco años y más del triple entre los seis y los doce, al igual que entre los doce y los 17 años. Teniendo en cuenta que la obesidad es el mayor factor de riesgo por la diabetes, enfermedades del corazón, paro cardiaco y otros problemas serios, es urgente atender esta situación para remediarla en corto tiempo.

Afortunadamente, "The National Heart, Lung and Blood Institute (NHLBI) que es uno de los Institutos de salud de USA, ha tomado la delantera para informar a todos los medios sobre esta epidemia. En el 2005, este Instituto lanzó el programa Nacional "WE CAN", encaminado a ayudar a los niños entre los ocho y los trece años, para que aprendan a mantener un peso saludable. El programa maneja organizaciones de comunidad, escuelas y hospitales dedicados a ayudar a las familias a mejorar el gusto por la buena alimentación y a aumentar sus actividades físicas, lo cual incrementa sus defensas.

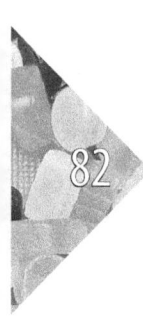

La "American Academy of Pediatrics" (AAP) está entre la organizaciones adjuntas a NHLBI para lograr que "WE CAN"sea efectiva en el trabajo por los Niños Americanos. A través de la nación, hay comunidades que se están uniendo a esta cruzada y hasta la fecha más de 125 están colaborando.

Para mayor información, el programa "WE CAN" tiene una web-site para todos los padres, donde ustedes pueden copiar las guías y formas para seguir el progreso de su familia en este aspecto y obtener indicaciones y sugerencias de actividades físicas, aprender recetas de cocina y mucho más.

Visite http;//wecan.nhlbi.nih.gov y cuando esté conectado, asegúrese de copiar u ordenar el libreto de "WE CAN" gratis, el cual ayuda a que las familias encuentren el equilibrio; es un libreto familiar que tiene cantidades de ideas fáciles que todos ustedes podrán realizar y que les ayudarán a que su familia obtenga un peso saludable.

Kidshealth
El sobrepeso y la obesidad
Revisado por: Mary L. Gavin, MD
Revisión: agosto de 2005
Revisado inicialmente por:
Sandra G. Hassink, MD
Febrero 12, 2005

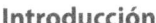

Introducción
El porcentaje de niños con sobrepeso está aumentando a una velocidad alarmante en EE.UU y en los países industrializados. En general, los niños pasan más tiempo frente al televisor, la computadora o la videoconsola y menos tiempo haciendo ejercicio. Y las familias de hoy en día tienen menos tiempo libre para preparar <u>comidas</u> saludables, nutritivas y caseras. Desde la comida rápida hasta la electrónica, lo rápido y lo fácil parecen haberse impuesto en la mentalidad de muchas personas jóvenes y mayores, en este nuevo milenio.

A partir de la década de los setenta, la cifra de niños y adolescentes con sobrepeso se ha duplicado en los EE.UU. Hoy en día, el 10% de los niños de entre dos y cinco años y más del 15% de los niños y jóvenes de entre seis y 19 años tiene sobrepeso. Si sumamos el porcentaje de niños con sobrepeso y el de los que están en riesgo de desarrollarlo, la cifra asciende a uno de cada tres niños.

Prevenir el sobrepeso en su hijo significa cambiar la forma en que usted y su familia se alimentan y hacen ejercicio, así como la forma en que pasan el tiempo cuando están juntos. Ayudar a su hijo a llevar un estilo de vida saludable es algo que debe empezar por usted mismo, que, en calidad padre, debería darle un buen ejemplo.

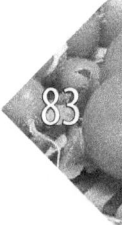

El sobrepeso y la obesidad
¿Tiene su hijo sobrepeso?
Se considera que un niño con un índice de masa corporal (IMC) que esté por encima del percentil 95, teniendo en cuenta su sexo y edad, tiene sobrepeso. El IMC utiliza las medidas de estatura y peso para estimar cuánta grasa corporal tiene una persona. Para calcular el IMC de su hijo, divida su peso (en kilogramos) entre el cuadrado de su estatura (en metros), es decir, peso/estatura.

Una forma más fácil de obtener el IMC de su hijo es utilizar una calculadora de IMC. Una vez haya determinado el IMC de su hijo, puede representarlo en una gráfica estándar de IMC.

Su hijo pertenecerá a una de las siguientes cuatro categorías:

- Peso por debajo de lo normal: IMC por debajo del percentil 5.
- Peso normal: IMC entre los percentiles 5 y 85.
- Riesgo de sobrepeso: IMC entre los percentiles 85 y 95.
- Sobrepeso: IMC por encima del percentil 95.

El IMC no es una medida perfecta de la grasa corporal y hay situaciones en que puede ocasionar confusión. Por ejemplo, una persona con la musculatura muy desarrollada puede tener un IMC alto sin tener sobrepeso (porque una musculatura mayor aumenta el peso corporal de una persona, pero no su cantidad de grasa). Es importante recordar que el IMC suele ser un buen indicador, pero no es una medida directa de la grasa corporal.

Es posible que ahora se esté oyendo hablar mucho sobre el IMC. Los pediatras calculan el IMC en las visitas rutinarias y muchos colegios incluyen esta medida en los chequeos anuales de los alumnos.

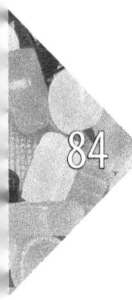

Si a usted le preocupa que su hijo pueda tener sobrepeso, llévelo al pediatra; en caso de que lo tenga, probablemente el pediatra le preguntará sobre los hábitos alimenticios y la actividad física de su hijo y le dará recomendaciones para que introduzca cambios positivos. Tambien evaluará aquellos problemas de salud que puedan estar relacionados con la obesidad (ver más adelante). De acuerdo con el IMC, la edad del niño y su estado de salud, es posible que el pediatra los remita a un nutricionista titulado para que los guíe respecto de los cambios que se deberán introducir en la dieta del niño. Algunos niños con sobrepeso necesitan participar en programas globales de control de peso.

El sobrepeso y la obesidad
Consecuencias del sobrepeso

Los niños con sobrepeso tienen el riesgo de padecer graves problemas de salud, como diabetes tipo 2, hipertensión arterial y niveles de colesterol altos, problemas que antes se consideraban exclusivos de los adultos. Además, los niños con sobrepeso son más propensos a tener baja autoestima debido a las burlas, el acoso y el rechazo por parte de los otros. A menudo los niños con sobrepeso son los últimos en ser elegidos como compañeros de juego, incluso en la etapa preescolar y tienen más probabilidades de desarrollar hábitos alimenticios poco saludables y de padecer trastornos de la conducta alimenticia, como la anorexia nerviosa y la bulimia; tambien son más propensos que los niños con peso promedio, a deprimirse y a caer en conductas adictivas, como el abuso de sustancias nocivas.

Tienen mayor riesgo de desarrollar problemas médicos que, aparte de repercutir negativamente sobre su estado físico actual, representan una amenaza para su futura salud y tienen repercusiones directas sobre su calidad de vida, como:

- Hipertensión arterial, niveles elevados de colesterol y de lípidos en sangre, resistencia a la insulina y diabetes tipo 2
- Problemas óseos y articulares
- Falta de aliento y tendencia a fatigarse con facilidad, lo que dificulta su participacion en deportes o actividades físicas y puede agravar los síntomas asmáticos o aumentar las probabilidades de desarrollar asma
- Patrón de sueño agitado o desestructurado
- Tendencia a madurar prematuramente; los niños con sobrepeso pueden ser más altos y más maduros sexualmente que los de su edad, lo que produce expectativas de que deberían comportarse de acuerdo con la edad que aparentan y no con la que tienen en realidad;

las chicas con sobrepeso pueden tener ciclos menstruales irregulares y posibles problemas de fertilidad al hacerse adultas

- Trastornos hepáticos y de biliares
- depresión

Los factores de riesgo presentes durante la infancia (como la hipertensión arterial, niveles elevados de colesterol y diabetes), a la larga pueden favorecer el desarrollo de problemas graves de salud en la etapa adulta, como cardiopatías, insuficiencia cardiaca y apoplejía. La prevencion y el tratamiento de la obesidad durante la infancia pueden reducir el riesgo de desarrollar estos trastornos durante la etapa adulta.

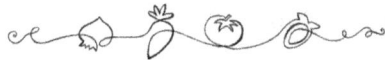

British Medical Association
Reporte sobre la obesidad infantil
2008

La BMA de acuerdo con la Agrupación Internacional para combatir la epidemia de la obesidad, afirmó estar de acuerdo en que tanto la familia como la escuela deben organizarse para lograr cambios en materia social y cultural, para controlar esta epidemia.

Se requieren todos los esfuerzos para coordinar varias estrategias, entre la comunidad médica, administradores de la salud, profesores, padres, productores y empresas de comidas procesadas; proveedores, avisos de prensa, televisión, cine y en general todos los medios de comunicación, los organizadores de recreación y planes de deportes, arquitectos urbanos y planeación de la ciudad, políticos y legisladores.

El fomento de un ambiente para consumir comida saludable y tener una vida activa son de vital importancia. El principal enfoque de estas estrategias es hacer que el cambio sea más fácil para el público al preferir una actitud saludable tanto en la comida como en sus actividades; y para lograr estas estrategias se requiere acumular fondos que posibiliten realizar esta tarea; para lograrlo se requiere que se involucren las fuerzas que se están consolidando.

El sobrepeso y la obesidad de los niños en Inglaterra ha aumentado dramáticamente en los últimos 20 años.

La mala nutrición y la falta de actividades físicas están haciendo que los niños adquieran muchas enfermedades en su adolescencia y madurez, lo que hace necesario revaluar la situación y exigir la aplicación de las medidas publicadas para seguirlas atentamente.

El Tribunal de Ciencia y Salud ha producido varios reportes que dan amplias instrucciones para que los niños, desde su nacimiento hasta los doce años, sigan las normas de comer saludablemente y hacer ejercicio; de igual manera, se ha venido suministrando información para los adolescentes y también en cuanto a la parte clínica e igualmente una guía para todos los organismos interesados en combatir la obesidad infantil en UK.

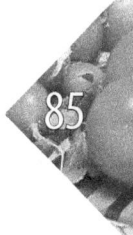

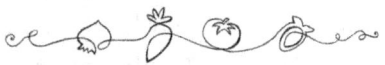

Le Figaro, Francia
Jornada para detectar la obesidad infantil
por: Catherine Petitnicolas
Octubre 1 de 2008

Después de diez años, el número de niños obesos se ha doblado. La jornada organizada por los pediatras tiene como objetivo sensibilizar y prevenir.

« Comer de forma equilibrada; simple y económica »

Uno de cada seis niños es afectado en Francia: 14,5 % están en sobrepeso, 4 % son obesos. Kilos de más que aparecen a menudo a partir de los dos años Pero el rango con mayor exposición es el de los siete a doce años. Con una gran diferencia según la región: 22,2 % en Córcega; 17,6 % en Alsacia, 16,8 % en Languedoc Rosellón, contra un 10,6 % en los Países del Loira. Todo esto, tanto en las niñas como en los niños.

Los pediatras estiman que ante todo es necesario sensibilizar y prevenir, « porque al comienzo, esto no se identifica ». La familia toma verdadera conciencia sólo cuando el niño tiene siete años. Para detectar este fenómeno, el carnet de salud de los niños proporciona curvas de corpulencia precisas, en función de la talla y del peso, pero también del sexo y la edad, lo que define el límite de sobrepeso y obesidad.

Inducir a comer mejor

La prevención comienza por la lactancia materna, como muestran numerosos estudios. A la edad de un año, un bebé nutrido por su madre pesa en promedio 500 gramos menos que el de una talla equivalente nutrido con leche artificial. "Luego es necesario poner mucha atención en los aportes excesivos de proteínas, limitar el sobre-consumo de azúcares rápidos, de grasas saturadas y de bebidas azucaradas", si se tiene en cuenta la opinión de los pediatras. También es necesario evitar comer entre comidas.

Sin embargo, para controlar el exceso de peso y facilitar las cosas, es recomendable aconsejar, tanto al niño como al resto de la familia, no a "comer menos" sino a "comer mejor" y a "moverse más", a tener una actividad física cotidiana (caminar, montar bicicleta, patinar, etc.) y a desarrollar un espíritu crítico en los niños y adolescentes frente al comercio alimenticio. La organización mundial de la salud ha establecido un vínculo causa – efecto entre la forma de comercialización de la industria alimenticia o de comida rápida y la creciente obesidad infantil. Globalmente, la AFPA (Asociación Francesa de Pediatría Ambulatoria) señala una conjunción de dos factores: el sedentarismo y el fácil y permanente acceso a una alimentación rica energéticamente y además económica, para explicar esta "epidemia" mundial, tanto en los países ricos como en los países en vía de desarrollo cono Brasil.

Aproximadamente 90 comunidades en Francia proponen conferencias, animaciones en colegios o gimnasios, cursos de motricidad, "stands" de información, incluso estudios de detección (sin olvidar el carnet de salud).

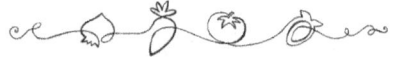

Hamilton, Canadá / McMaster University
La predominante obesidad infantil y su tratamiento
Investigación del Instituto de Población y Salud
Septiembre 30 de 2008

Los niveles de la epidemia de obesidad en los niños han llegado a ser muy altos en los países desarrollados.

25% de los niños en USA tienen sobrepeso y el 11% son obesos. El sobrepeso y la obesidad tienen un impacto significativo en el estado físico y en la salud psicológica de la persona.

El mecanismo del desarrollo de la obesidad

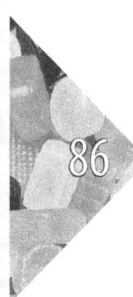

no está completamente entendido y se cree que es un desorden cuyas causas son múltiples. Los factores del ambiente y preferencia en el estilo de vida juegan un rol fundamental en el crecimiento continuo de la obesidad en el mundo. En general, sobrepeso y obesidad, supuestamente son el resultado de un aumento de calorías y grasas en la alimentación. Hay evidencias que afirman que la excesiva cantidad de azúcar en sodas y bebidas, el aumento de la porción de los alimentos y la falta de actividad física, son factores determinantes en el fenómeno de la obesidad en el mundo. En consecuencia, tanto el sobre-consumo de calorías y la reducción de actividad física están involucrando la obesidad en la NET.

Casi todos los investigadores están de acuerdo en que la prevención podría ser la clave de la estrategia para controlar esta epidemia. Prevenir incluye primeramente evitar el sobrepeso u obesidad, no ganar peso y seguidamente perderlo.

Hasta ahora, el control más accesible tiene como objetivo cambiar la actitud de las personas con dietas y ejercicios.

Sin embargo, parece que estas estrategias han tenido muy poco impacto en el alto crecimiento de esta epidemia. Mientras que cerca del 50% de los adultos tienen sobrepeso o son obesos en muchos países, es muy difícil reducir el excesivo peso una vez que este se adquiere. Los niños deben ser considerados una prioridad en la población. La prevención puede ser acogida mediante una variedad de intervenciones en el medio ambiente, impulsando la actividad física y la buena dieta. Alguna de estas potenciales estrategias pueden ser aplicadas por las instituciones en los jardines infantiles, en escuelas y en los servicios de cuidado a los niños después de la escuela. Con base en lo

anterior, se hace urgente la necesidad de iniciar la prevención y el tratamiento de la obesidad en los niños.

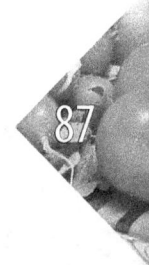

5. Deliciosas recetas nutritivas

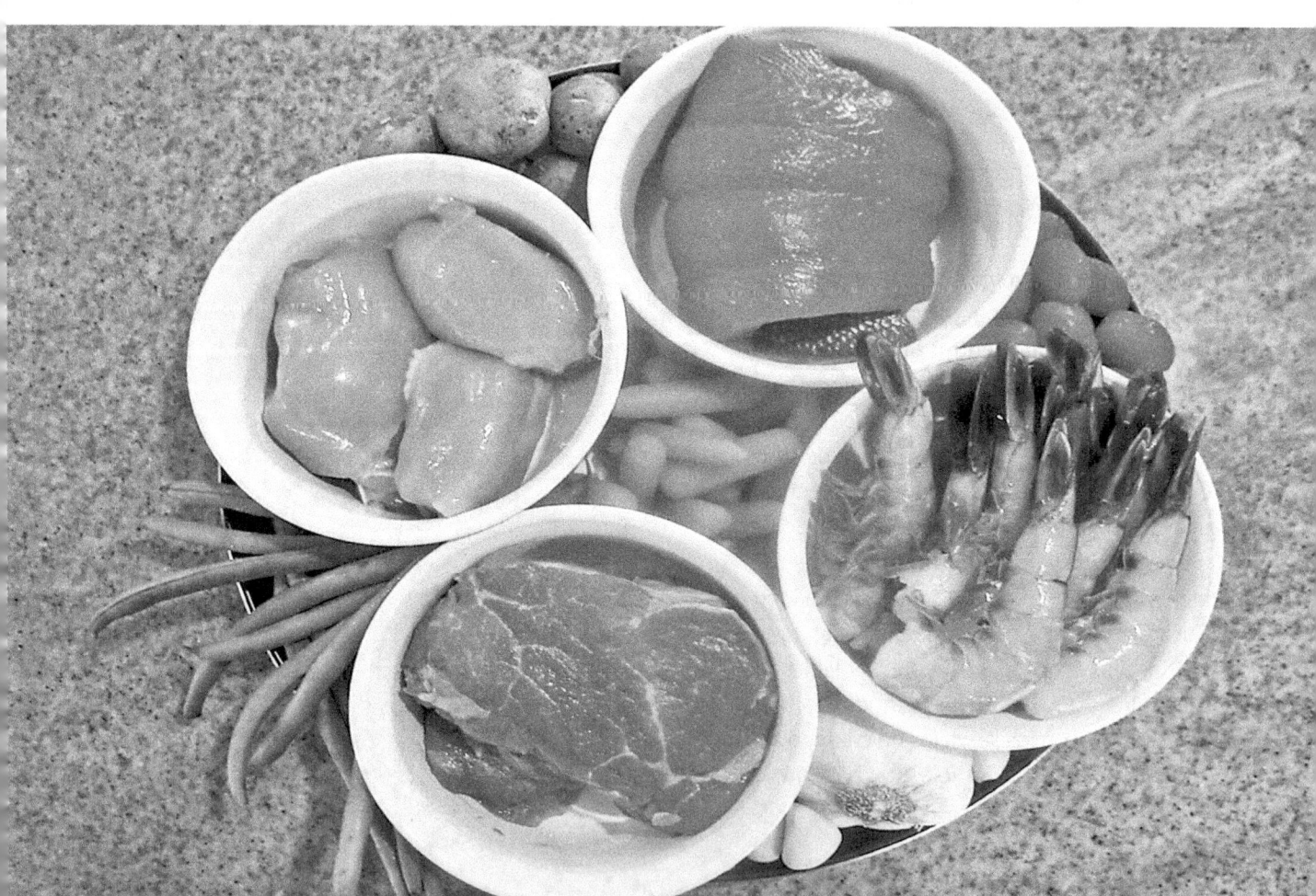

¿Ya está cocinado?
Reglas de temperatura para hacerlos con seguridad

Sólo con mirar, usted NO puede decirlo. Use el termómetro para asegurarse

USDA Recomienda estas reglas de mínimas temperaturas internas.

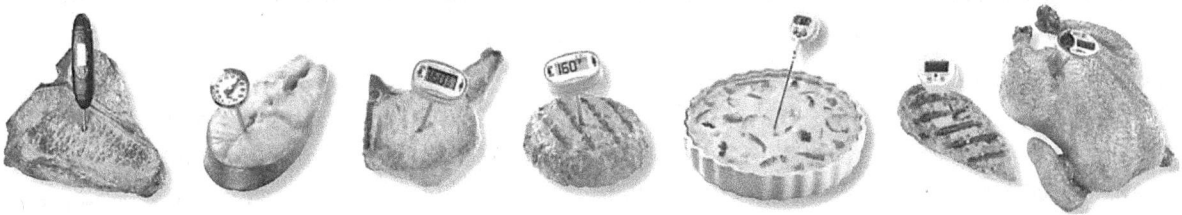

Carne, cordero & Pato, Chuletas o pedazos 145*F	Pescado Rostizados 145*F	Cerdo 160*F	Carne, cordero Ternera en Bola 160*F	Tortas y pasteles con huevo 160*F	Pavo, Pollo entero o en bola 165*F

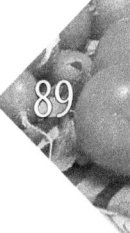

• Asegúrese de que las carnes, cordero y rostizados, al igual que las tortas y platos con huevo, estén cocinados con las temperaturas que aquí se muestran, para evitar enfermedades.

• Al cocinar las comidas siempre tenga cuidado con la temperatura correcta, para estar segura de que están saludables. Las bacterias pueden crecer en comidas entre 40*F y 140*F.

• Para mantener las comidas fuera de este riesgo, mantenga frías las que se van a servir frías y calientes las que se sirvan calientes.

• Use un termómetro limpio cada vez que lo vaya a introducir en las comidas y mida la temperatura interna para estar segura de que ya están cocinadas.

Visite www.IsItDoneYet.gov

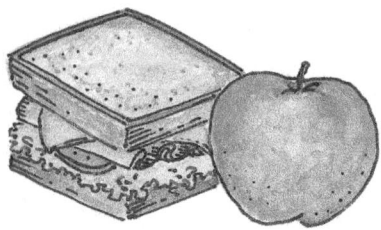

Consejos prácticos para lograr con sus hijos el atractivo de los almuerzos de lonchera

Prepare sus emparedados o cualquier otro plato de manera que estos luzcan atractivos para los niños y evitar así que terminen en la basura.

La forma como se envuelvan y presenten, el olor y color en las comidas afectan el gusto y el deseo de comerlas y es por eso que se deben empacar de manera atractiva, variada y colorida.

También es conveniente cortar los sánduches en dos, tres o cuatro partes para que sea fácil comerlos y siempre utilice la lonchera, ya que esta representa la personalidad del niño.

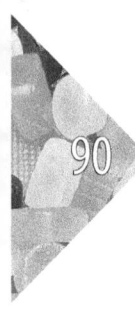

Conozca el gusto de su hijo por ciertas comidas y si el niño prefiere los alimentos pesados o engordadores, busque la forma de usar ingredientes que contengan menos calorías, grasas y sustitutos para que él se sienta agradado.

Use siempre vegetales o carnes frescas.

Antes de realizar el menú de la lonchera de la semana, pregúntele al niño por cinco de sus comidas favoritas, para crear un balance con las proteínas y la nutrición necesarias para su dieta y que él mismo haga su menú, para estar seguros de que se lo va a comer.

Luego anímelo para que participe en la forma de prepararlo y empacarlo.

De igual manera, cada semana el niño deberá participar en la decisión de sus almuerzos y se le debe animar para el cambio y variedad y evitar así que pierda el interés y caiga en la tentación de otras comidas no apropiadas para su salud.

Y recuerde, lo más importante de su alimentación es que sea súper-nutritiva, pero NO súper-grande.

Y por último, no importa la edad de su hijo, es aconsejable adjuntarle una pequeña nota o la foto de su perrito o mascota preferida o una simple nota que lo haga reír y recordar "cuánto lo ama".

Comida caliente

La comida caliente aporta alrededor del 30% de la ingesta diaria de alimentos y por esto es tan importante que no se elimine del consumo diario. Pero se debe evitar la comida caliente excesiva; cuando se come mucho, el proceso de depuración que hace el organismo durante las horas nocturnas se hace muy lento y más pesado; por lo tanto, consumir en abundancia la última comida del día es uno de los errores más comunes. Si puede hacer la comida caliente al medio día, tiene toda la tarde para que su hijo esté activo y haga adecuadamente la digestión de los alimentos ingeridos, pero si la única oportunidad de consumir comida caliente es en la noche, aquí se suministra una serie de recomendaciones para conseguir que sea saludable, equilibrada y no se convierta en 'enemiga' del tratamiento reductor de su hijo(a).

• Si come demasiado es perjudicial, pero no lo es menos irse a la cama sin haber tomado absolutamente nada (incluso si se pretende adelgazar). Así, lo ideal es hacer una comida caliente ligera pero completa; es un momento perfecto para incluir alimentos olvidados durante el resto de la jornada.

• Para facilitar la digestión, las técnicas de

cocción deberán ser suaves (alimentos hervidos, al horno, cocidos, a la plancha, a la parrilla, etc.).

• Asimismo, es muy importante cenar a una hora prudente para que el cuerpo haga la digestión antes de acostarse. Por lo general se recomienda de 2 a 3 horas antes de acostarse.

• Entre los **alimentos recomendados** que pueden tener cabida en la comida caliente se encuentran:

- Ensaladas y verduras.
- Cereales, arroz y pastas, utilizar productos integrales, pero aun así que sea en cantidades moderadas.
- Productos lácteos descremados (leche, quesos, yogur, etc.).
- Si no se ha ingerido fruta durante el día, se puede comer una en la noche como postre, que es mucho mejor que una torta o un chocolate.
- Carnes magras como el lomito, pollo o el pescado, también en cantidades moderadas.

• En este libro aparece una lista de la representación del tamaño por porción de los diferentes alimentos, para que le ayude a medir las porciones de consumo.

Consiga que sus hijos consuman más pescado

'Es que no me gusta', suele ser una de las frases más habituales cuando un niño se enfrenta a un plato de pescado. ¿El motivo? Les resulta aburrido, difícil de comer, tal vez encuentra su sabor demasiado fuerte, etc., pero esto no debe ser motivo para 'desterrarlo' de su dieta.

Es más, el pescado es fundamental en su alimentación debido a sus magníficas propiedades nutricionales (le ayudan a crecer, lo mantienen en forma, cuidan su corazón, alimentan su cerebro...) De ahí la importancia de que los padres le enseñen a comer este tipo de alimento. Es una tarea que no siempre resulta

fácil, pero puede comenzar con filetes o lomos de pescado en conserva. Estos son algunos consejos que el FROM (Fondo de Regulación y Organización del Mercado de los Productos de la Pesca y Cultivos Marinos) propone en este sentido:

• Muchos pequeños no saben distinguir entre las diferentes especies de pescado. Una buena solución es mostrarles la gran variedad de pescados que pueden comer y los distintos sabores de cada uno de ellos.

• Hay que tratar de demostrarles que comer pescado también puede ser divertido. Para conseguirlo, se pueden elaborar recetas de pescado un poco más creativas, con colores vivos y formas nuevas.

• Las espinas suelen ser el principal freno para que los más pequeños coman pescado. Así pues, es mejor empezar con piezas como filetes o lomos sin espinas ni piel o pescado en conserva. Son recomendables, por ejemplo, el lenguado, la dorada, el rape, la merluza, etc.,tanto frescos como congelados; entre estos últimos tienen mucha aceptación entre los más pequeños, los pescados en forma de barritas congeladas.

• Dejarlos colaborar en la elaboración de las recetas ayudará a conseguir que le pierdan el miedo al pescado y vean la hora de la comida como un momento divertido e importante de su día.

• Además, el FROM cuenta con 'FROM RADIO' (www.fromradio.es), la primera radio hecha por los propios niños, que habla del pescado. Con ella, usted tiene una divertida herramienta para que sus hijos descubran por sí mismos lo saludable y sabroso que puede llegar a ser este alimento.

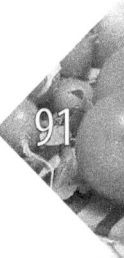

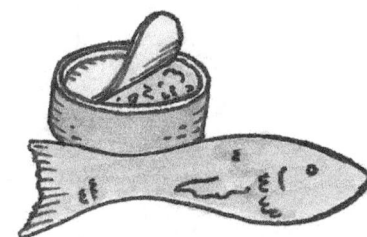

Ensaladas de fruta y verduras crujientes, deditos de pollo y otras ideas para acompañar los almuerzos escolares

- Corte fruta fresca y póngala en pequeños recipientes plásticos con tapa. No hay necesidad de agregarles azúcar o salsas. Las frutas simplemente naturales; por lo general ellas mismas sueltan su jugo.

- También puede añadirles un vaso de yogurt y una taleguita de cereal, para que el niño lo agregue en el momento de comer.

- Fruta seca y variedad de nueces y uvas pasas pequeñas (Raisins) son de gran alimento y los niños disfrutan comiéndolas.

- Cohombros frescos cortados en rodajas o a lo largo en palitos, gustan mucho si se empacan en un recipiente previamente llevado al congelador; de esta manera estarán crujientes para comerlos.

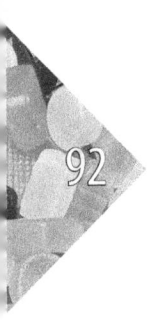

92

- También puede hacer lo mismo con la zanahoria cortada en palitos o con los pimentones rojos o verdes, el apio o la jícama.

- Otra forma de preparar la zanahoria: cortarla en palitos, colocarlos en una bandeja previamente untada con aceite en aerosol y llevarlos al horno precalentado a 400* durante 25 minutos para que estén crujientes antes de ponerlos en el recipiente donde se van a llevar.

- De igual manera puede hacerlo con la pechuga de pollo sin piel cortada en tajadas delgadas; les unta mostaza y molazas y las hornea de la misma forma anteriormente indicada.

- También unos deditos de pescado al horno adobado con mayonesa o leche agria sin grasa, horneados por 20 minutos.

- O una buena pasta en salsa de tomate con hierbas frescas como el orégano, basilico y queso parmesano desgrasado.

Sus niños disfrutarán estos almuerzos!!

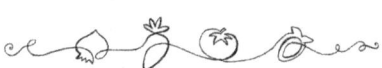

Requisitos para la diaria nutricion de los niños pre-escolares

Generalmente, los niños escolares necesitan cerca de 1,000 a 1,400 calorías por día. Para ellos, aproximadamente entre 5 o 6 comidas por día son ideales para mantener alta energía:

Vegetales	1 taza
Frutas	1 taza
Granos y cereal	3 onzas
Carnes & frijoles	2 a 3 onzas
Lácteos	3 vasos
Aceites	2 cucharaditas
Grasas y dulces	Limitar al mínimo posible

Niños en escuela elemental

Complejo de carbohidratos y proteínas son particularmente importantes entre los 5 y los 11 años, los cuales necesitan preferiblemente, entre 1,400 a 2,000 calorías por día en niños de peso normal, pero si tienen problemas de Obesidad y además permanecen inactivos, tendrán que tomar entre 1,000 a 1,500 calorías por día:

Vegetales	2 tazas
Frutas	1 taza
Granos y cereal	4 onzas
Carnes & frijoles	3¼ onzas
Lácteos	2 vasos
Aceites	2 cucharaditas
Grasas y dulces	abstenerse por completo

Ninos en bachillerato (middle & high school)

Generalmente a los quinceañeros con problemas de Obesidad se les debe administrar, entre 1,500 a 2,000 calorías por día:

Vegetales	3 tazas
Frutas	2 tazas
Granos y cereal	4 onzas
Carnes & frijoles	4 a 5 onzas
Lácteos	2 vasos, bajos en grasa
Aceites	2 cucharaditas
Grasas y dulces	abstenerse por completo

Además se recomienda el cuidado en administrar las porciones exactas, así:

Carnes	3 onzas (igual al tamaño de la mano del niño)
Pasta o arroz	½ taza (igual a una bola de tenis)
Pan	1 tajada de pan rebanado
Vegetales	½ taza (la capacidad de una mano llena)
Frutas seca	1 onza (el tamaño de un huevo)
Nueces	1 onza (el tamaño de una bola de ping-pong)

Guía de ayuda para escoger alimentos saludables

PERMITIDO	**PROHIBIDO**

Grupo de: Panes y Cereales de desayuno

En lugar de 1 tajada de pan integral:
½ pan redondo integral mediano o
1 pan redondo integral pequeño o
½ taza de cereal con fibra, sin endulzantes
2 galletas crackers
2 galletas de arroz o ½ pan francés
(5cm integral preferible integral)
o ½ taza de cereales en hojuelas sin endulzar
(avena, centeno, trigo, etc.)

Grupo de: Panes y Cereales de desayuno

Todo tipo de pan blanco, pan con uvas pasas o
con frutas confitadas, panes rellenos con dulces
con pasta de guayaba, arequipe
Mufins, tortas, ponqués, galletas con azúcar
Cereal de desayuno, i.e.:
Hojuelas de arroz
Avena preparada con leche "entera" y azúcar

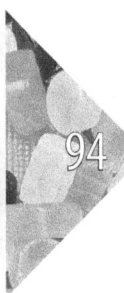

94

Grupo de: Quesos y Carnes frías

Quesos con 30% o 20% de grasa, i.e.: Quesos
holandeses 30+ o 20+,
Quesos de untar bajos en grasa, Cottage cheese
Queso crema (bajo o sin grasa)
mozzarella "bajo en grasas"
Queso parmesano
Pavo, bajo en grasas

Grupo de: Quesos y Carnes frías

Quesos americanos elaborados con leche entera
Quesos con 70% de grasa i.e.:
Quesos cremosos italianos 60% de grasa
Quesos holandeses 48% de grasa i.e.: Go Todo
tipo de queso crema
Todo tipo de queso francés:
Quesos con 40% de grasa
40+, queso con comino
Crema ácida y parmesano

Grupo de: Bebidas calientes y frías

Libremente permitidos:
Agua, agua mineral, soda
Té de hierbas aromáticas sin azúcar
Café con leche descremada, chocolate sin
endulzar
Limonada y jugos de fruta frescos sin azúcar
preferiblemente hechos en casa
Jugos de verduras sin sal
Consomé de verduras sin sal

Grupo de: Bebidas calientes y frías

Te negro y café corriente
Te helado o instantáneo en polvo, limonada
natural endulzada
Yogurt con grasa, yogurt con azúcar
Yogurt con frutas con/sin azúcar
Yogurt líquido
Leche entera de vaca
Leche con chocolate y todo tipo de bebidas con
leche entera "batidos"

Guía de ayuda para escoger alimentos saludables

PERMITIDO	PROHIBIDO

(cont.) Grupo de: Bebidas calientes y frías

Leche descremada
Yogurt bajo en grasa o descremado sin endulzar
Leche de soya, bajo en grasas

(cont.) Grupo de: Bebidas calientes y frías

Kumis con azúcar
Jugo de verduras o frutas
Jugos de frutas con azúcar
Todo tipo de jugos de paquete
(si es 100% fruta, ½ jugo ½ agua)
Consomé de verduras con sal
Consomé de carnes o pollo
Todo tipo de gaseosas
Gaseosas "dietéticas" (máx. 3/semana)

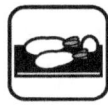

Grupo de: Carnes, Aves y Pescados

Carne de vaca: máx. 2 x semana i.e.: lomito, steak, flank steak, sirlion steak, beef steak molida, T-bone steak, punta trasero, lomito, etc.
Carne de ternera magra
Carne de cordero magra
Carde de cabrito sin grasa

Pescados magros (filetes): capaz, capitán, mero, nicuro, pargo rojo, róbalo, trucha, bocachico,
Atún en agua, salmón en agua
Mariscos: Almejas, camarón, cangrejo, langosta, ostras
Aves: pollo y pavo (sin la piel)

Una porción de carne es: 100 gr.
Una porción de pescado: ± 150-200 gr.
Una porción de aves: ± 120 gr.

Preparar las carnes sin grasa: a la parrilla, al horno, hervida, en papel de aluminio,
(Ver lista de preparaciones sin grasa)
Es recomendable quitarle la grasa visible a las carnes antes de prepararlas

Grupo de: Carnes, Aves y Pescados

Carne de cerdo y comida que contenga cerdo (i.e.: tocino, tocineta, salchichas chorizos, comida china, sopas y salsas enlatadas, costillas de cerdo, jamón, morcilla, hamburguesas, pinchos, etc.)
Carne molida, carne de cerdo
Todo tipo de víseras: corazón, hígado, lengua, menudo, mondongo, pulmón, riñón, sesos, ubre, etc.
Menudencias de pollo
Carmes apanadas
Pescados grasosos: bacalao, bagre, macarel, pescados azules, sardinas, anchoas, pescados salados
Atún en aceite
Mariscos apanados
Pollo con la piel, salchicha de pollo
Pato, carnes, pescados y aves asados o preparados en mucha grasa o con salsas grasosas

Guía de ayuda para escoger alimentos saludables

PERMITIDO

Grupo de: Verduras

Verduras frescas o congeladas, con excepción de las mencionadas en la lista de PROHIBIDOS.
Permitidas en cantidades limitadas
(2 cucharadas grandes):
Arvejas, maíz y vegetales mixtos
Comer todos los días hortalizas y verduras junto con las comidas
Las ensaladas crudas es mejor consumirlas al comienzo de las comidas para que ayuden a activar las enzimas.
Las verduras cocidas deben ocupar una tercera parte del plato caliente

PROHIBIDO

Grupo de: Verduras

Verduras en salsas espesas o cremas i.e.: quesos grasosos, crema de leche, crema ácida, etc.
Verduras enlatadas
Sopas de verduras enlatadas
Jugo de tomate enlatado
Aguacate, Ensaladas con mayonesa
Banana asada (banana NO es una verdura)
Sopas con espesos de harina
Sopas de verduras con papa, pasta, plátano, yuca, maíz enlatado

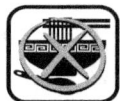

Grupo de: Farináceos, Tubérculos, Plátanos y Leguminosas

Remplácelos por:
1 cucharada grande de pasta, (macarrones, espagueti)
1 papa (máx. 3 x semana) o 2 pequeñas hervidas, al vapor o al horno
1 cucharada grande de puré de papa sin leche ni mantequilla o margarina
1/3 de plátano hervido o 2 tajadas de plátano al horno
100 gr. de papa dulce o arracacha en similar preparación
300 gr. de ahuyama al horno
1 taza de leguminosas hervidas
2 tajadas de pizza "Vegetariana" preparadas con queso mozzarella

Grupo de: Farináceos, Tubérculos, Plátanos y Leguminosas

Arroz frito
Puré de papa instantáneo
Preparaciones listas para microonda o para el horno
Macarrón y espagueti con salsa y queso grasoso o con mantequilla macarrones con queso
Fettucini Alfredo
Papas fritas, Puré de papa con mantequilla, Papa al vapor con crema ácida
Pizza con doble queso, o pepperoni, o con salami, o con anchoas
Frijoles con tocino de cerdo o con azúcar
Frijoles refritos
Frijoles enlatados

Observación: Recuerde utilizar únicamente la cantidad indicada!

96

Guía de ayuda para escoger alimentos saludables

PERMITIDO	**PROHIBIDO**

Grupo de: Frutas

Escoger entre las siguientes, frescas:
1 manzana, 1 naranja, 1 mandarina grande
o 2 mandarinas pequeñas,
1 durazno, 1 pera, 1 melocotón,
1 taza de guanábana
1 taza de chirimoya
2 tazas de fresas o frambuesas
200 gr. de patilla, 200gr melón,
200 gr. papaya, 100gr piña
½ toronja, 2 ciruelas, 2 kiwis
1 taza de uvas o moras o cerezas frescas,
1 vaso de jugo de cramberries o guayaba
1 vaso de jugo de paquete sin azúcar

En lugar de una fruta puede tomar 1 jugo de frutas frescas por día hecho en casa, sin endulzar, evitar jugos de paquete en lo posible, pero si no tiene otra opción cuando esté fuera de casa, se debe pedir que lo sirvan: ½ jugo, ½ agua sin endulzar.
Agua de coco pero sin el coco raspado adentro.
Mantenga el consumo en las cantidades permitidas.

Grupo de: Frutas

Frutas en lata o de botella en conserva con melado.
Frutas para usar con limitación:
Mango (1 x semana)
Ciruelas pasas (máx. 3 - 4 unidades)
Frutas que no debe comer: níspero, coco
Todo tipo de frutas deshidratadas:
Dátiles, uvas pasas, brevas o higos, frutas secas como manzanas, peras, melocotones, duraznos, mango, etc.
Jugos de fruta de paquete con azúcar.
Todo tipo de néctares
melazas con sabor de frutas
Jugo instantáneo de frutas en polvo
Helados y paletas de frutas, con azúcar.
Frutas para usar con limitación:
Mango (1 x semana)
Ciruelas pasas (máx. 3 - 4 unidades).

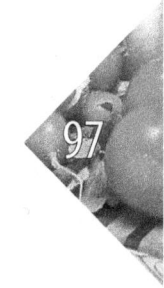

Grupo de: Especias y Condimentos

Hierbas y especias frescas, i.e.: ajo, cebolla, tomate, pimentones, apio, ajíes picantes, etc. Ponga mucha atención para no combinar varios condimentos que tengan sal, i.e.: Cubitos + salsa soya + sal de ajo. Usar sólo un condimento con sal.

Salsa negra, Salsa soya y Tabasco.
Especias secas sin sal, i.e.: currie, pimienta, paprika, nuez moscada curcuma, jengibre, ginseng.

Grupo de: Especias y Condimentos

¿Qué no debe comer?
Todo tipo de salsa de tomate, salsas para picadas. Todo tipo de sopas y salsas de paquete comerciales.
Mayonesa (100 kcal por cucharada), Salsas a base de aceite.

Y de Postres y dulces?:

Pudín, flan, gelatina normal, quesillo, tortas, galletas y "chips" etc.
Dulces, dulces de cuchara, dulce y salado, mentas, dulces de leche, cocadas, panelitas, etc.

Ideas prácticas para cocinar saludablemente

- Siempre que tenga que usar aceite, remplácelo por caldo de pollo bajo en sodio y si es absolutamente necesario, use aceite Canola en muy pequeñas cantidades. Para hornear alimentos dulces, remplácelo por la compota de manzana o puré de ciruelas pasas.

- En vez de fritos, cocine al horno usando el aceite Canola con aerosol o use una servilleta untada de aceite y simplemente cubra la bandeja ligeramente con este aceite, luego coloque los alimentos a hornear y vuelva a rociar otra ligera capa con este aceite. De esta manera una vez horneados los alimentos quedarán doraditos y crujientes.

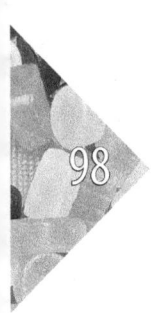

98

- En vez de crema, use leche evaporada descremada y mézclela con leche descremada al 1% o use crema agria sin grasa o Yogur sin grasa.

- Use mayonesa sin grasa o con bajo contenido de grasa.

- Emplee sal de mar en pocas cantidades la cual tiene menos Sodio o reemplácela por Salsa de soya baja en Sodio.

- Remplace los huevos enteros por 2 claras de huevo o simplemente use el sustituto de huevos.

- Mire y prefiera las recetas de dieta, bajas en calorías y siga al pie de la letra las instrucciones.

- Para espesar los alimentos use papa cocinada o harina Mollet o Kamut o harina de avena en pequeñas cantidades o prefiera evitar este uso.

- Reduzca el azúcar de las recetas o elimine o remplace el azúcar por Molazas o Maple natural, sin azúcar o un poquito de miel o use el sustituto de azúcar.

- Déle color y variedad a sus platos para hacerlos más atractivos. Busque verduras verdes como espinacas, acelgas, brócoli y habichuelas entre otras; rojas como la remolacha o pimentón. Amarillas como la zanahoria o ahuyama. Blancas como el coliflor o "Parsnips" (Zanahoria blanca).

- Si le es posible consiga en los mercados de los campesinos, verdura frescas y **"Orgánicas" las cuales se cosechan libres de pesticidas.**

- Remplace la carne en la semana por algún tipo de leguminosas en cantidades moderadas. Estas son muy ricas en vitaminas A y C, proteína y sin colesterol.

- Déle sabor a sus comidas sazonando con hierbas frescas y evite los espesos. Para las sopas use cebolla"leeks"turnsnips, apio, repollo o ruta vega.

- Si tiene que usar queso o chocolate en sus recetas, hágalo en muy pequeñas cantidades, sólo para dar sabor y busque siempre o las que tengan menos grasa o haya sido rebajada.

• Utilice las salsas o aderezos con contenido bajo en grasa o preferiblemente sin grasa o con jugo de frutas naturales.

• Prefiera pastas de granos enteros y cereales de granos enteros especialmente la avena o maíz.

• La soya de la cual producen el "Tofu" es muy saludable y puede remplazar las recetas con carne por este producto. Acompañan bien todas las verduras y en general todos los alimentos.

• Evite utilizar recetas ricas en colesterol o grasa saturada. En lo posible "disminuya" el consumo de carnes de res, cerdo, cordero y huevos y remplácelo por leche de soya o frijoles de soya o tofu. Remplace las salchichas por las que están preparadas con carne de pavo o vegetarianas sin grasa.

• Es muy importante que acostumbre leer el sellodel "Contenido de Nutrición" que todos los productos traen, para asegurarse de la cantidad de calorías y el valor nutritivo de cada producto.

• Por último, procure que el momento de comida se convierta en el momento más importante del día, con sus reglas propias: lavarse las manos, los buenos modales en la mesa y lo más importante, comer despacio y con tranquilidad procurando tener una conversación agradable en la que todos los miembros de la familia participen y sin la TV. como ruido de fondo.

NOTA: Si tiene alguna pregunta al respecto favor enviar su mensaje a:
CARMACBETH@RECETAS.NET y con gusto les daré respuesta de inmediato.

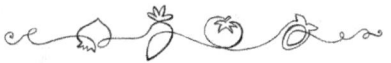

6. Deliciosas recetas para toda la familia

Los mejores almuerzos escolares

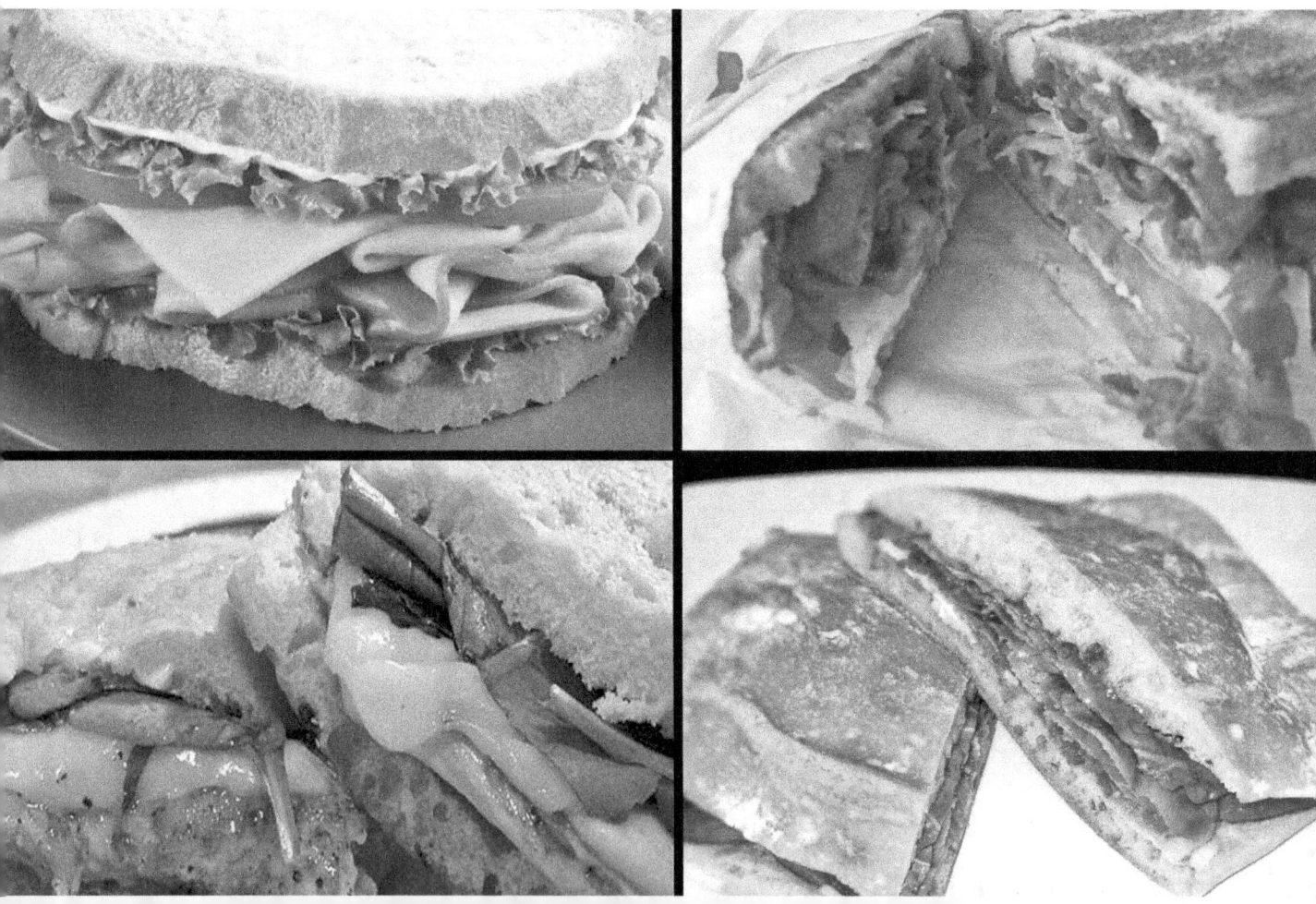

1. Burrito vegetariano

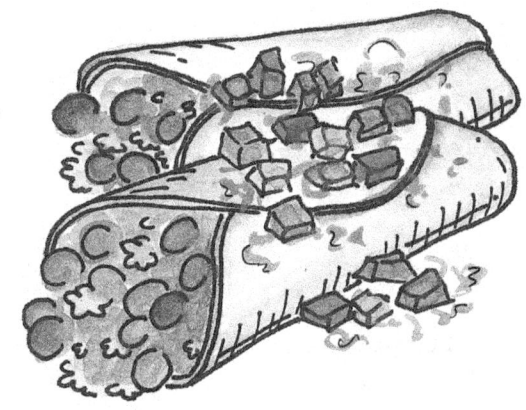

Comida latina, sabrosa y saludable.
Tiempo de preparación: 10 minutos
6 porciones

Ingredientes

1 Pimiento rojo sin semilla y picado
1 Pimiento amarillo sin semilla y picado
1 Cebolla pelada y cortada en rodajas
1 Lata de frijoles negros 8 onz. Escurra el líquido y enjuague en agua
½ Aguacate pelado y cortado en cuadros
½ Taza de cilantro picado
1 Jugo de limón verde
1 Cucharadita de chile en polvo (opcional)
½ Taza de crema agria sin grasa
6 Tortillas de 8" de trigo
8 Cucharadas de salsa estilo "pico de gallo" de tomates sin piel, cebolla, cilantro, ajos y especias.
Aceite Canola en aerosol

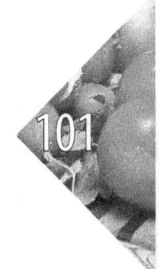

Preparación

En una sartén previamente rociada con aceite Canola, saltee los pimientos y la cebolla por 5 minutos a fuego mediano. Añada los frijoles, mezcle bien y cocine por 5 minutos más.

Aparte, en un recipiente mediano mezcle el aguacate, jugo de limón, cilantro y chile en polvo. Divida la mezcla en dos y deje a un lado una mitad. En la otra mitad agregue la crema agria y mezcle bien. Caliente las tortillas sobre la hornilla o en el microondas y distribuya en cada una de las 6 tortillas calientes la mezcla de aguacate y ¼ de la mezcla de frijoles y añada 2 cucharaditas de "pico de gallo" en cada tortilla.

Doble cada tortilla de arriba y abajo sobre el relleno y enrolle el resto para formar el burrito; este es una fuente completa de nutrición y fibra.

Nutrition Facts		
Serving Size 1/6 of recipe 216g (215 g)		
Servings per container 6		
Amount Per Serving		
Calories 343	Calories from Fat 49	
		% Daily Value*
Total Fat 6g		9%
Saturated Fat 1g		4%
Trans Fat 0g		
Cholesterol 2mg		1%
Sodium 365mg		15%
Total Carbohydrate 61g		20%
Dietary Fiber 8g		32%
Sugars 3g		
Protein 15g		

2. Emparedado de pollo rostisado al curry

Tiempo de preparación: 15 minutos
2 porciones

Ingredientes

1 ¾ De pollo rostizado desmenuzado
2 Cucharadas de apio picado
2 Cucharadas de yogurt simple
2 Cucharadas de crema agria sin grasa
1 Cucharada de jugo de limón
½ Cucharada de polvo curry
⅛ De cucharada de comino molino
1 Pan de pita
4 Hojas de lechuga roja
Sal y pimienta al gusto

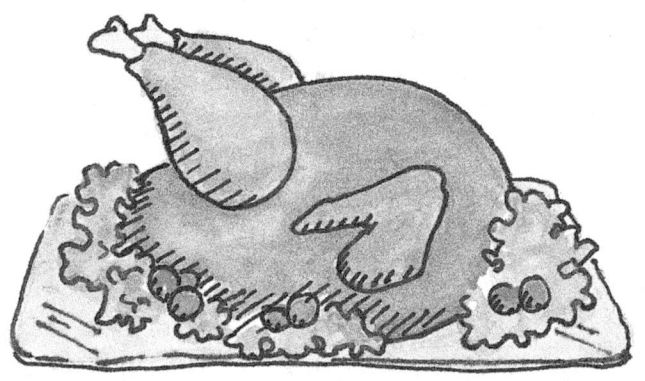

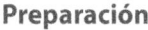

Preparación

Mezcle el pollo y el apio en un recipiente.
Aparte, mezcle junto con el yogurt, crema agria, jugo de limón, curry en polvo y comino.
Agregue el pollo con apio. Mezcle todo bien y agregue al gusto sal y pimienta.
Corte el pan de pita por la mitad para formar dos bolsillos y pongalos a tostar ligeramente.
Llene cada bolsillo con iguales porciones de la mezcla de pollo y sírvala sobre dos hojas de lechuga.

Nutrition Facts	
Serving Size 1/2 of recipe 235g (234 g)	
Servings per container 2	
Amount Per Serving	
Calories 351	Calories from Fat 97
	% Daily Value*
Total Fat 11g	17%
Saturated Fat 3g	15%
Trans Fat 0g	
Cholesterol 116mg	39%
Sodium 295mg	12%
Total Carbohydrate 21g	7%
Dietary Fiber 3g	11%
Sugars 3g	
Protein 42g	

3. Rollos de pollo dulce

Tiempo de preparación: 5 minutos
4 porciones

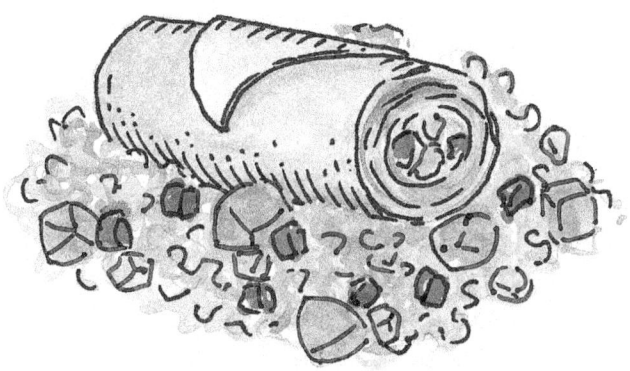

Ingredientes

- 1 Libra de pechuga de pollo bien cocinada y cortada en tajadas delgadas
- 1 Pimentón verde picado
- 4 Olivas verdes picadas
- 1 Pimiento rojo picado
- 1 Tomate cortado en cubos pequeños
- 4 Tortillas de harina tamaño mediano
- ¼ Taza de salsa Rancho para ensalada sin grasa

Preparación

Coloque en un recipiente mediano los cinco primeros ingredientes y la salsa Rancho y mezcle hasta que estén bien incorporados.

Luego ponga en el centro de cada tortilla una cantidad de la mezcla y enrolle bien. Envuélvalas en hojas de lechuga para servir, o en papel metálico para llevar en las loncheras.

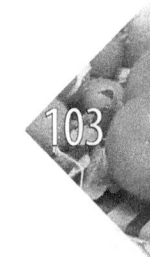

Nutrition Facts		
Serving Size 1/4 of recipe 258g (258 g)		
Servings per container 4		
Amount Per Serving		
Calories 366	Calories from Fat 80	
		% Daily Value*
Total Fat 9g		14%
Saturated Fat 2g		11%
Trans Fat 0g		
Cholesterol 96mg		32%
Sodium 469mg		20%
Total Carbohydrate 30g		10%
Dietary Fiber 3g		12%
Sugars 4g		
Protein 39g		

4. Sánduche submarino de jamón de pavo

Tiempo de preparación: 15 minutos
6 porciones

Ingredientes

- 1 Pan francés largo
- 6 Tajadas de jamón de pavo 92% sin grasa
- 6 Tajadas delgadas de queso amarillo sin grasa
- 2 Huevos cocinados duros cortados en rodajas
- 1 Cucharada de vinagre de frutas
- 2 Cucharaditas de orégano seco
- 2 Cucharadas de caldo de pollo
- 3 Pimentones rojos (horneados y sin piel) cortados a lo largo en tiras
- 1 Tomate grande cortado en tajadas redondas delgadas
- 1 Cabeza de lechuga iceberg rallada, sal y pimienta al gusto

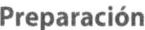

Preparación

En un recipiente pequeño, ponga el vinagre, el orégano y el caldo de pollo.

Corte el pan a lo largo por una sola cara y ábralo para rellenar, luego rocíe una cara con la mitad de la mezcla de vinagre.

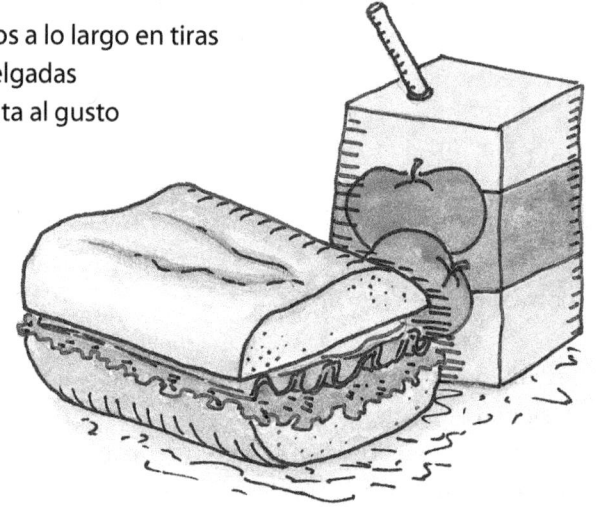

Distribuya a lo largo sobre la cara con vinagre, la lechuga rallada, el tomate y las tajadas de jamón de pavo, el queso, los pimentones rojos, el orégano y por último los huevos duros en rodajas. Enseguida rocíe con el resto del vinagre a lo largo y cierre las dos caras haciendo presión para que quede firme.

Corte el pan en seis partes y sirva. Es un almuerzo delicioso, acompañado de jugo o yogurt.

Nutrition Facts	
Serving Size 1/6 of recipe 338g (337 g)	
Servings per container 6	
Amount Per Serving	
Calories 351	Calories from Fat 76
	% Daily Value*
Total Fat 8g	13%
Saturated Fat 4g	21%
Trans Fat 0g	
Cholesterol 69mg	23%
Sodium 984mg	41%
Total Carbohydrate 47g	16%
Dietary Fiber 4g	18%
Sugars 8g	
Protein 23g	

5. Sánduche de vegetales a la parrilla

Para vegetarianos
Tiempo de preparación: 35 minutos
6 porciones

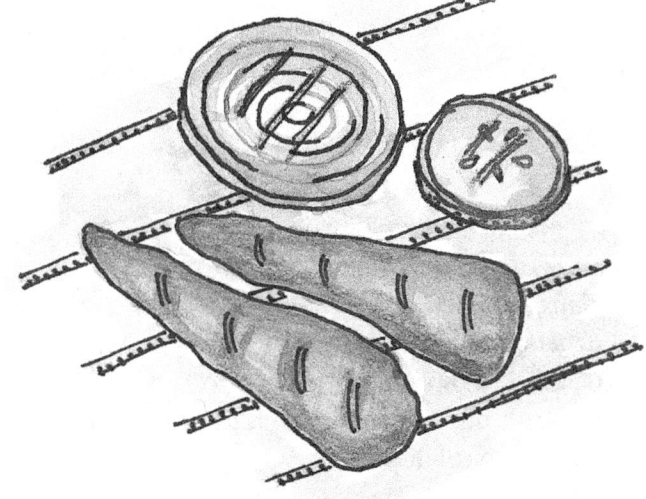

Ingredientes

- 2 Calabacines medianos
- 1 Berenjena sin piel
- 1 Cebolla dulce pelada
- 2 Clavos de ajo, molidos
- ½ Taza de albahaca fresca picada
- ½ Taza de aceite de Canola
- 10 Tomates secados al sol y empacados en aceite, picados
- 2 Anchoas empacadas en aceite, picadas
- 1 Pan francés largo (Baguette)
- ½ Libra de queso campesino sin grasa
- Sal y pimienta al gusto.

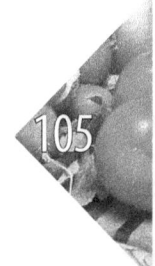

Preparación

Caliente el Grill. Corte los calabacines en lenguas delgadas y colóquelas en un recipiente grande. Corte la berenjena y la cebolla en lenguas muy delgadas y agréguelas al recipiente. Agregue el ajo y la mitad de la albahaca y rocíe con 4 cucharadas del aceite. Sazone con sal y pimienta al gusto. Revuelva bien. Luego pase todos los vegetales a una lata de hornear y deje asar volteándolos hasta que estén ligeramente dorados.

Déjelos enfriar. Ponga en la licuadora los tomates y las anchoas y el resto de la albahaca y 3 cucharadas más de aceite y déjelos licuar hasta que se forme una pasta. Corte el pan a lo largo y unte la pasta sobre todo el pan por las dos caras, distribuya los vegetales por todo el pan y ponga el queso campesino en tajadas sobre los vegetales. Cierre cuidadosamente el sánduche y deje reposar al menos una hora para que quede compacto y se pueda partir en las porciones deseadas. Este es un almuerzo muy saludable; acompáñelo con un delicioso jugo de frutas o leche al 1%.

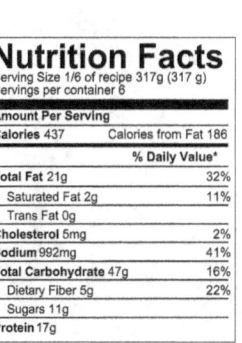

Nutrition Facts
Serving Size 1/6 of recipe 317g (317 g)
Servings per container 6

Amount Per Serving	
Calories 437	Calories from Fat 186

	% Daily Value*
Total Fat 21g	32%
Saturated Fat 2g	11%
Trans Fat 0g	
Cholesterol 5mg	2%
Sodium 992mg	41%
Total Carbohydrate 47g	16%
Dietary Fiber 5g	22%
Sugars 11g	
Protein 17g	

6. Emparedado de jamón estofado

Tiempo de preparación: 5 minutos
2 porciones

Ingredientes

1 ½ Tazas de jamón curado al natural
½ Manzana picada
1 Cucharada de cebolla roja dulce picada
1 Cucharada de apio finamente picado
1 Cucharada de pimiento verde picado y sazonado con cayena
4 Tajadas de pan integral
2 – 3 Cucharadas de mayonesa Tofu
Sal al gusto

Preparación

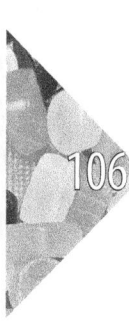

Ponga los primeros cinco ingredientes en una taza mediana, mezcle todo hasta que esté distribuido uniformemente.

Sirva en dos tajadas de pan integral previamente untadas con mayonesa de Tofu y cubra con las otras dos tajadas.

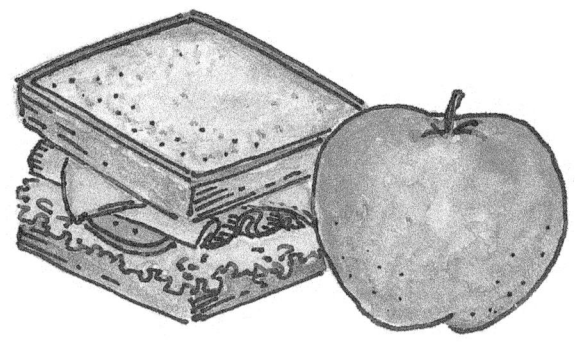

Nutrition Facts		
Serving Size 1/2 of recipe 228g (228 g)		
Servings per container 2		
Amount Per Serving		
Calories 348	Calories from Fat 106	
		% Daily Value*
Total Fat 12g		18%
Saturated Fat 3g		13%
Trans Fat 0g		
Cholesterol 32mg		11%
Sodium 1572mg		66%
Total Carbohydrate 31g		10%
Dietary Fiber 3g		11%
Sugars 7g		
Protein 29g		

7. Sánduche de ensalada de atún

Tiempo de preparación: 10 minutos
2 porciones

Ingredientes

1 Tarro de 6 onzas de atún blanco (sin agua)
2 Cucharadas de jícara finamente picada
2 Cucharadas de zanahoria rallada
2 Cucharadas de cebolla verde picada
3 Cucharadas de mayonesa de Tofu
2 Cucharadas de jugo de limón
4 Tajadas de pan integral
Sal y pimienta al gusto

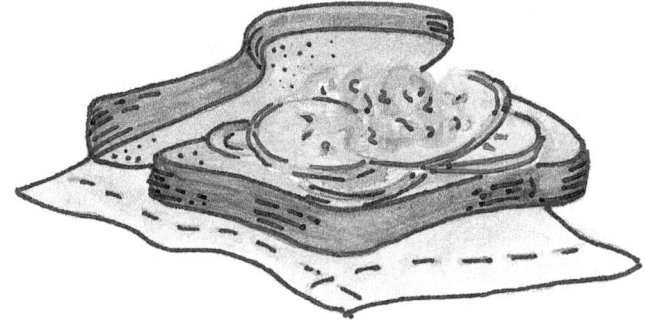

Preparación

Ponga los primeros 6 ingredientes en un recipiente mediano y mézclelos hasta que queden bien combinados.

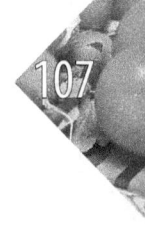

Añada 2 cucharadas de mayonesas de Tofu, sal y pimienta y mezcle todo de nuevo.

Unte la mayonesa restante a las tajadas de pan y sirva la mezcla para armar los sánduches.

Córtelos por mitad y sirva.

Nutrition Facts		
Serving Size 1/2 of recipe 196g (196 g)		
Servings per container 2		
Amount Per Serving		
Calories 323	Calories from Fat 88	
		% Daily Value*
Total Fat 10g		15%
Saturated Fat 1g		6%
Trans Fat 0g		
Cholesterol 26mg		9%
Sodium 488mg		20%
Total Carbohydrate 29g		10%
Dietary Fiber 3g		11%
Sugars 4g		
Protein 29g		

8. Sánduches de pavo estilo mediterráneo

Tiempo de preparación: 30 minutos
5 porciones

Ingredientes

½ Libra de jamón de pavo cortado delgado
1 Pimentón verde cortado en tajadas delgadas
1 Cebolla cortada en rodajas delgadas
¼ Taza de agua
¼ De cucharada de cada uno: polvo de ajo, orégano en polvo, y pimienta
1 Taza de yogurt sin grasa
1 ½ Cucharaditas de jugo de limón
1 Pan francés largo cortado por una cara a lo largo
10 Hojas de lechuga batavia lavadas y secas
Sal y pimienta al gusto

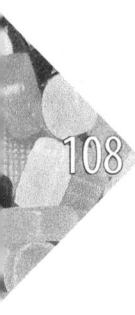

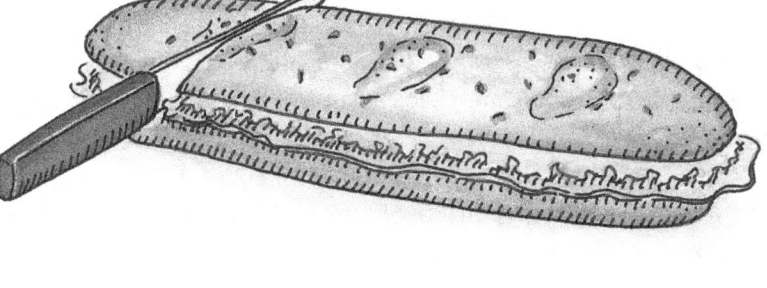

Preparación

Caliente a fuego medio en una sartén previamente rociada con el aceite. Agregue el pavo cortado en tajadas delgadas, el pimentón y la cebolla y deje cocinar por 5 minutos hasta que el jamón luzca ligeramente dorado; agregue el agua, el polvo de ajo, orégano y pimienta y cocine por 5 minutos hasta que el agua se haya absorbido.

Aparte, en un tazón pequeño mezcle el yogurt, el jugo de limón, sal y pimienta y unte esta mezcla al pan por las dos caras, luego coloque en el pan la lechuga y rellénelo de manera uniforme, con la mezcla del jamón de pavo.

Cierre el pan y ajuste las dos caras y corte en 5 porciones.

Delicioso para almuerzos.

108

Nutrition Facts	
Serving Size 1/5 of recipe 184g (183 g)	
Servings per container 5	
Amount Per Serving	
Calories 134	Calories from Fat 19
	% Daily Value*
Total Fat 2g	3%
Saturated Fat 1g	3%
Trans Fat	
Cholesterol 31mg	10%
Sodium 585mg	24%
Total Carbohydrate 16g	5%
Dietary Fiber 1g	6%
Sugars 5g	
Protein 13g	

9. Pita estofada con huevos y verduras

Tiempo de preparación: 5 minutos
4 porciones

Ingredientes

Huevos grandes
½ Taza de queso amarillo sin grasa rallado
½ Taza de pimentones verdes y rojos picados
Hongos pequeños picados
Pitas de harina pequeñas con bolsillo
1 Tomate pequeño picado
Aceite de Canola en aerosol

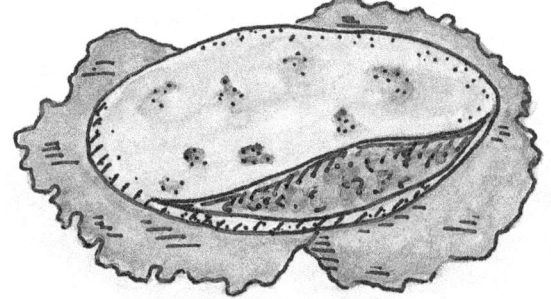

Preparación

En una taza de tamaño regular bata bien los huevos, sazone con sal y pimienta y póngalos a un lado.

Aparte, en una sartén grande, rocíe con aceite y cuando esté caliente agregue los huevos hasta que doren por una cara y voltéelos con una espátula de caucho; agregue por esta cara el resto de los ingredientes y deje cocinar hasta que los huevos se vean secos. Retírelos del fuego y póngalos en un plato para cortarlos en cruz (4 porciones).

Corte las pitas por mitad y póngalas a tostar ligeramente, abra cada mitad de la pita y ponga entre cada bolsillo una mitad de las 4 partes de la preparación de huevo con verduras, hasta rellenar los 8 bolsillos.

Luego se sirven calientes 2 pitas por plato.

Nutrition Facts		
Serving Size 1/4 of recipe 178g (178 g)		
Servings per container 4		
Amount Per Serving		
Calories 245	Calories from Fat 61	
		% Daily Value*
Total Fat 7g		11%
Saturated Fat 2g		10%
Trans Fat 0g		
Cholesterol 267mg		89%
Sodium 436mg		18%
Total Carbohydrate 28g		9%
Dietary Fiber 2g		8%
Sugars 2g		
Protein 17g		

10. Emparedado de mantequilla de maní, jamón y fresas

Tiempo de preparación: 5 minutos
2 porciones

Ingredientes

- 4 Tajadas de jamón de pavo
- 4 Tajadas de pan de trigo o pan de banana
- 2 Cucharadas de mantequilla de maní sin grasa
- 2 Cucharadas de crema agria sin grasa
- 4 Fresas cortadas en tajadas redondas a lo largo
- 2 Cucharaditas de molases para endulzar

Preparación

Ponga las tajadas de pan en una tabla y unte 2 con la mantequilla de maní y las otras 2 con la crema agria y póngalas aparte; luego ponga 2 tajadas de jamón de pavo en cada tajada de pan.

En un recipiente pequeño ponga las fresas y agregue la molases y distribúyalas alrededor del jamón. Después cubra el emparedado con las tajadas cubiertas de crema agria.

Para servir, corte cada emparedado por mitad o en cuatro.

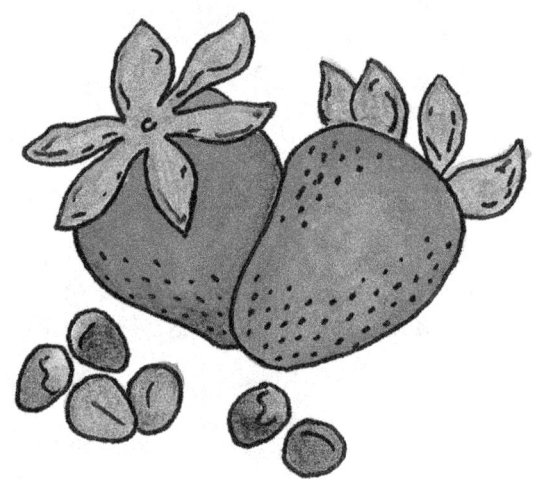

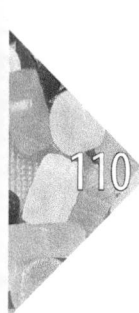

110

11. Deliciosas hamburguesas de Tofu (Queso de Soya)

Comida de alta proteína, baja en calorías y un sustituto de la carne.
Tiempo de preparación: 15 minutos
6 porciones

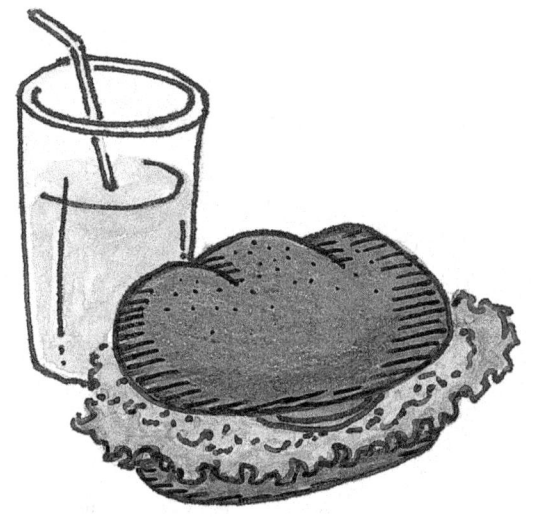

Ingredientes

- 1 Libra de Tofu
- 1 Taza de miga de pan integral
- 1 Huevo batido
- 1 Cucharada de salsa de tomate.
- 1 Cucharada de salsa Worcestershire
- 1 Cebolla pequeña picada
- 1 Cucharadita de mostaza
- 1 Cucharadita de sal
- ¼ Cucharadita de pimienta
- 2 Cucharadas de aceite girasol

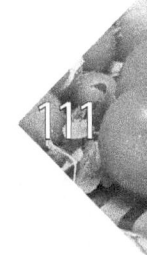

Preparación

Desmenuce el Tofu en un recipiente grande y aparte, bata la miga de pan junto con las claras de huevo hasta tener una masa compacta y con una cuchara de palo agréguela al Tofu.

Agregue el resto de ingredientes hasta el aceite Girasol y mezcle todo bien. Mójese las manos y forme las hamburguesas redondas y delgadas del tamaño de una hamburguesa regular.

Caliente el horno a 350F y póngalas en una bandeja de hornear, previamente rociada con aceite de tarro y llévelas al horno caliente para que cocinen por 10 minutos por cada lado. Sírvalas en tostadas de pan integral con lechuga y tomate en rodajas y pepinos en vinagreta o cualquier otra verdura a su gusto. También pueden guardar en la nevera y recalentarlos en microondas durante 30 segundos por cada hamburguesa.

Adornar con lechugas, cebollas, tomates, y verduras en general. Pan en tostadas para servir.

Nutrition Facts	
Serving Size 1/6 of recipe 125g (125 g)	
Servings per container 6	
Amount Per Serving	
Calories 207	Calories from Fat 88
	% Daily Value*
Total Fat 10g	16%
Saturated Fat 2g	8%
Trans Fat 0g	
Cholesterol 35mg	12%
Sodium 617mg	26%
Total Carbohydrate 20g	7%
Dietary Fiber 2g	6%
Sugars 2g	
Protein 10g	

12. Tacos de pollo con aguacate y queso – Méjico

Tiempo de preparación: 10 minutos
10 porciones

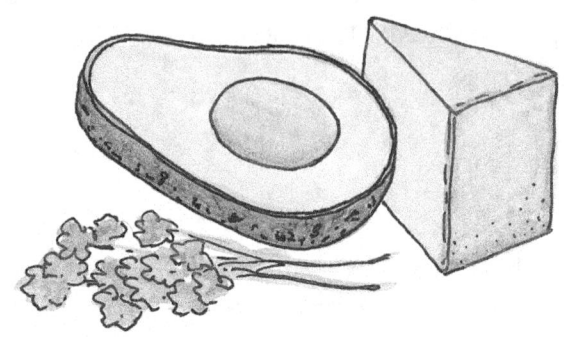

Ingredientes

1 Aguacate maduro cortado en tajadas
½ Cucharadita de sal
1 Cebolla blanca pequeña picada
¾ Cucharadita de sal
2 Cucharadas de aceite de Canola
10 Conchas para tacos crujientes
½ Taza de aceitunas verdes estofadas con pimiento rojo y cortadas en rodajas
1 Limón exprimido
2 Tazas de pollo cocinado y picado en trozos pequeños
1 Tarro (4 onz.)de chiles verdes escurridos y picados
2 Tazas de queso Monterrey sin grasa y rallado
1 Taza de lechuga picada
½ Crema agria sin grasa
Salsa para tacos

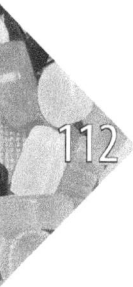

Preparación

Rocíe el aguacate con el jugo del limón y ½ cucharadita de sal.

En una sartén ponga el aceite y deje calentar, agregue el pollo, los chiles, cebolla y ¾ de cucharadita de sal y ponga a cocinar hasta que todo esté caliente.

Caliente ligeramente las conchas de taco en el horno y luego proceda a llenarlas con la lechuga, 1 cucharada de pollo para cada concha y el queso, las olivas y el aguacate.

Sírvalas con taco, salsa y crema agria.

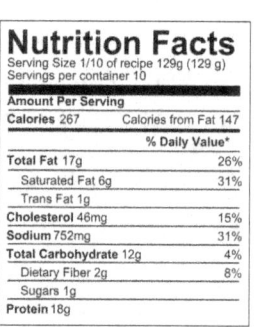

Nutrition Facts
Serving Size 1/10 of recipe 129g (129 g)
Servings per container 10

Amount Per Serving

Calories 267 — Calories from Fat 147

	% Daily Value*
Total Fat 17g	26%
Saturated Fat 6g	31%
Trans Fat 1g	
Cholesterol 46mg	15%
Sodium 752mg	31%
Total Carbohydrate 12g	4%
Dietary Fiber 2g	8%
Sugars 1g	
Protein 18g	

Fáciles Ensaladas

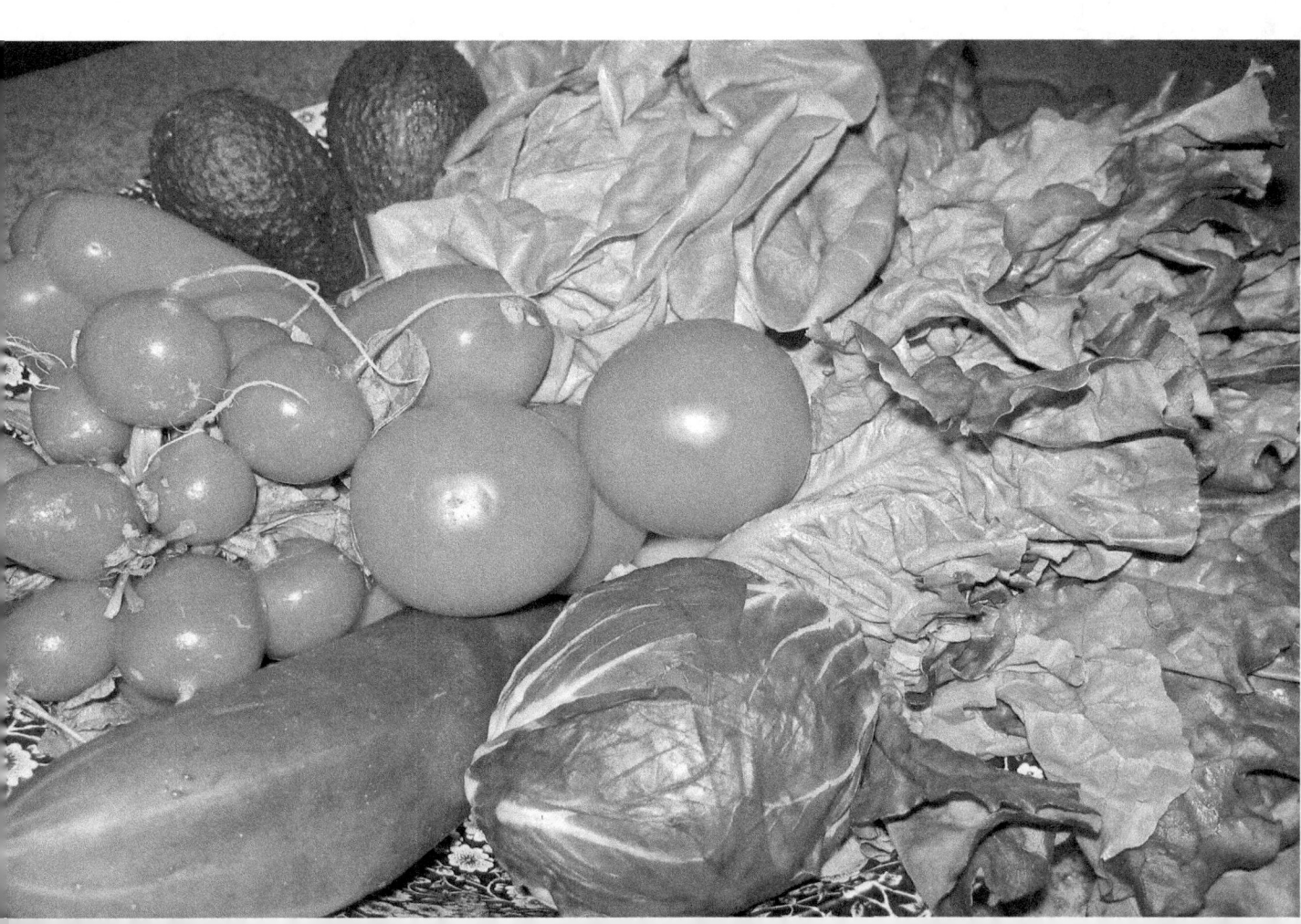

1. Ensalada de espinaca con queso campesino y salsa de fresas frescas – para vegetarianos

Tiempo de preparación: 10 minutos
6 porciones

Ingredientes

1 Taza de fresas enteras
3 Cucharadas de vinagre de arroz
1 Cucharada de aceite de oliva
1 Cucharadita de tarragón molido
1 Cucharada de cebolla picada fino
1 Cucharadita de jugo de limón
1 Diente de ajo machacado
¼ Taza de agua
8 Tazas de hojas de espinacas bien lavadas
4 Rodajas muy delgadas de cebolla roja
4 Frutas kiwi peladas y cortadas en rodajas
¼ De queso campesino fresco y sin grasa
Sal y pimienta al gusto

Preparación

Haga puré en la licuadora con las fresas hasta que queden como una salsa, agregue el vinagre, aceite de olivas, tarragón, cebolla, jugo de limón, ajo, agua y sal y pimienta al gusto.

Distribuya en los 6 platos la espinaca junto con la cebolla roja y el kiwi y rocíeles el queso fresco desmenuzado y báñelos con la salsa de fresa.

Exquisito para servir con pescados.

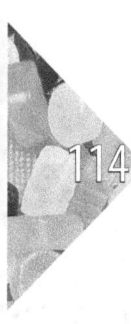

114

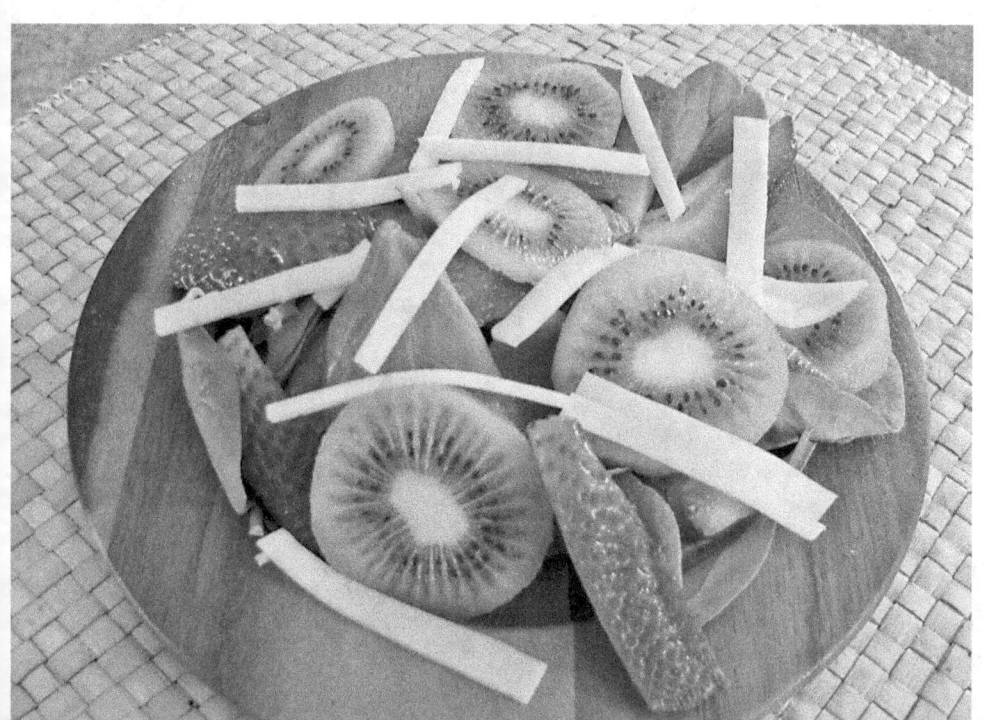

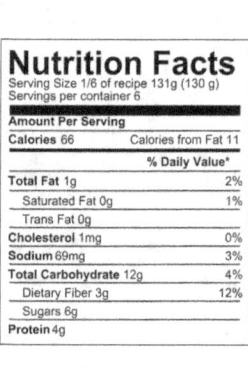

Nutrition Facts
Serving Size 1/6 of recipe 131g (130 g)
Servings per container 6

Amount Per Serving

Calories 66	Calories from Fat 11
	% Daily Value*
Total Fat 1g	2%
Saturated Fat 0g	1%
Trans Fat 0g	
Cholesterol 1mg	0%
Sodium 69mg	3%
Total Carbohydrate 12g	4%
Dietary Fiber 3g	12%
Sugars 6g	
Protein 4g	

2. Deliciosa ensalada sin huevo

Tiempo de preparación: 5 minutos
2 porciones

Ingredientes

1 ½ Tazas de Tofu bien seco y cortado en cubos de 1 pulgada
2 Cucharadas de apio finamente picado
1 Cucharada de cebolla verde
1 Cucharada de olivas negras secas y cortadas en rodajas
2 Cucharadas de mostaza sin grasa
3 Cucharadas de mayonesa sin grasa, con una pizca de turmeric
4 Tajadas de pan integral
Sal al gusto

Preparación

Coloque los primeros 4 ingredientes en una olla mediana y revuelva con un tenedor hasta que estén bien mezclados, deje que los cubos de Tofu se partan en trozos pequeños que se harán similares a los pedazos de clara de huevo.

Agregue el resto de los ingredientes a la mezcla de Tofu hasta que el sabor esté distribuido uniformemente.

Sirva sobre las tajadas de pan, previamente untadas con mayonesa Tofu.

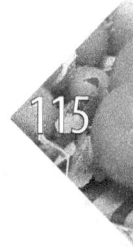

Nutrition Facts	
Serving Size Entire Recipe 367g (367 g)	
Amount Per Serving	
Calories 373	Calories from Fat 245
	% Daily Value*
Total Fat 28g	43%
Saturated Fat 4g	20%
Trans Fat 0g	
Cholesterol 4mg	1%
Sodium 636mg	27%
Total Carbohydrate 10g	3%
Dietary Fiber 3g	13%
Sugars 5g	
Protein 24g	

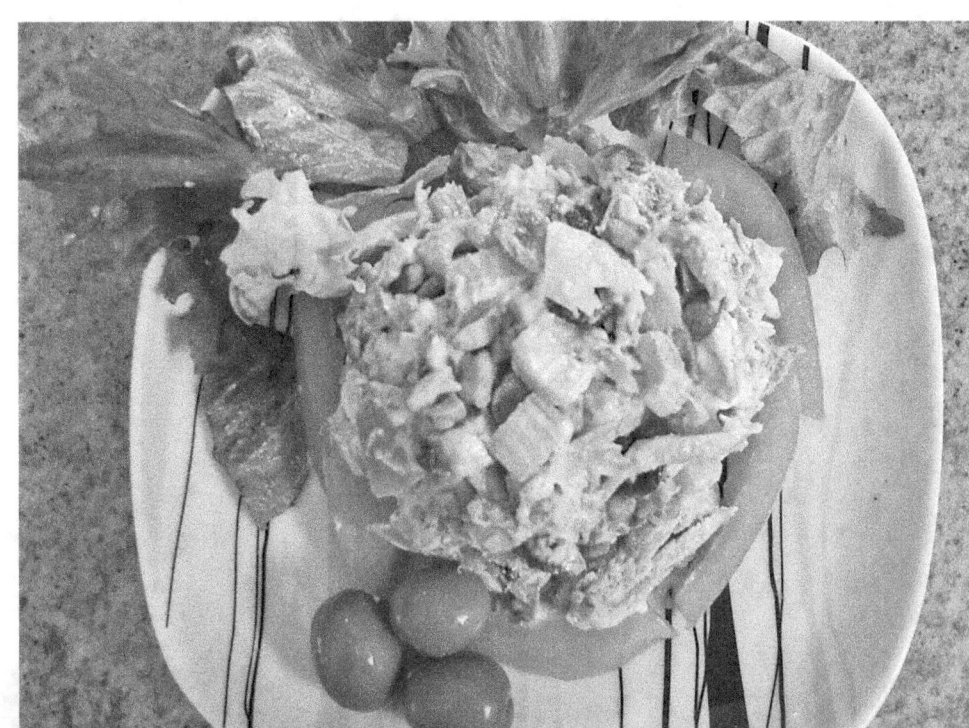

3. Ensalada de lechuga estilo francés

Tiempo de preparación: 5 minutos
6 porciones

Ingredientes

- ⅓ Taza aceite de Canola
- 2 Cucharadas de vinagre de frutas
- ¼ Cucharadita de sal
- ¼ Cucharadita de mostaza en polvo
- ⅛ Cucharadita de pimienta
- 10 Tazas de lechugas mixtas para ensalada
- ¼ De hojas de espinaca

Preparación

En una jarra con tapa, bata todos los ingredientes, (excepto las lechugas) y ponga la jarra en el refrigerador. Bata de nuevo antes de servir y vierta esta vinagreta sobre las lechugas.

También se pueden agregar unas almendras cortadas en tajada finas, para darle aún más sabor a esta ensalada.

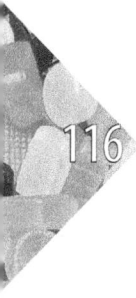

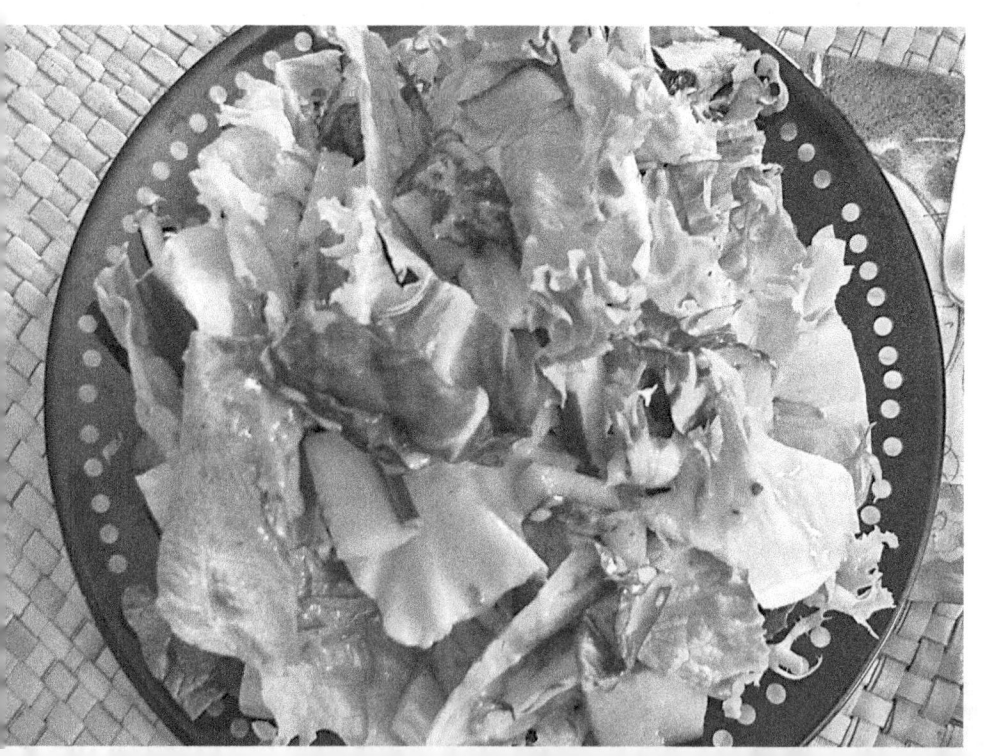

Nutrition Facts	
Serving Size 1/6 of recipe 75g (74 g)	
Servings per container 6	

Amount Per Serving	
Calories 117	Calories from Fat 107

	% Daily Value*
Total Fat 12g	19%
Saturated Fat 1g	5%
Trans Fat 0g	
Cholesterol 0mg	0%
Sodium 120mg	5%
Total Carbohydrate 2g	1%
Dietary Fiber 1g	4%
Sugars 0g	
Protein 1g	

4. Ensalada de vegetales cocinados – Vegetarianos

Tiempo de preparación: 15 minutos
8 porciones

Ingredientes

2 Remolachas medianas cocinadas con sus hojas
2 Zanahorias medianas cocinadas
2 Papas medianas peladas y cocinadas
1 Eneldo (o hinojo) picado
1 Manzana roja en cuadritos
1 Cebolla blanca picada
1 Taza de crema agria sin grasa
2 Cucharadas de vinagre blanco
Sal y pimienta al gusto

Preparación

Pele y corte en cuadritos las remolachas, las zanahorias y las papas. Agregue el eneldo, la manzana y la cebolla.

Ponga todo en un recipiente de ensalada, agregue la crema agria y mezcle bien, sazone con el vinagre, sal y pimienta.

Acompaña bien las carnes y el pollo.

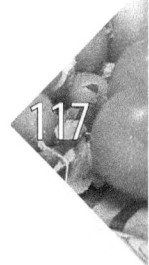

117

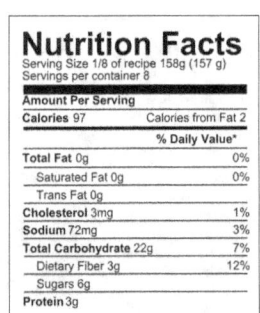

Nutrition Facts
Serving Size 1/8 of recipe 158g (157 g)
Servings per container 8

Amount Per Serving		
Calories 97	Calories from Fat 2	
		% Daily Value*
Total Fat 0g		0%
Saturated Fat 0g		0%
Trans Fat 0g		
Cholesterol 3mg		1%
Sodium 72mg		3%
Total Carbohydrate 22g		7%
Dietary Fiber 3g		12%
Sugars 6g		
Protein 3g		

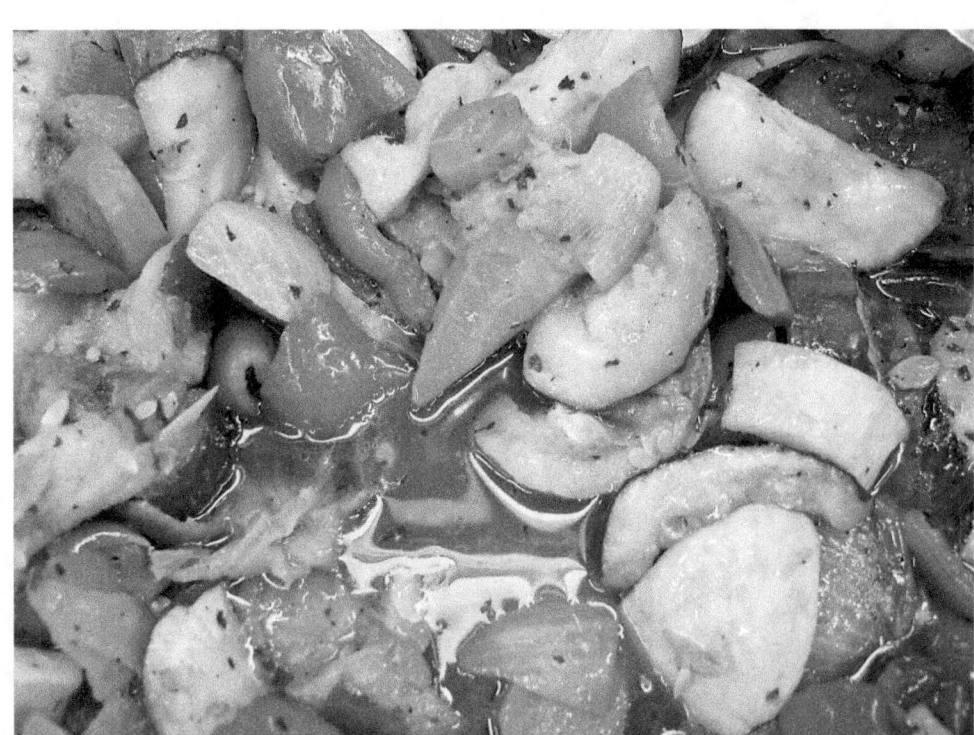

5. Pequeña ensalada de pollo al estilo de China

Tiempo de preparación: 10 minutos
4 porciones

Ingredientes

1 ½ Tazas de pechuga de pollo cocinado y
cortado en cuadritos
¼ Taza de apio picado
¼ Taza de pedazos de nueces
1 Cucharada de cebolla roja dulce
finamente picada.
1 Cucharada de pimentón rojo finamente picado
1 Cucharada de mermelada de naranja
3 – 4 Cucharadas de mayonesa sin grasa
1 Cucharadita de jengibre molido
4 Hojas de lechuga
Sal al gusto

Preparación

En un recipiente de regular tamaño ponga
los 6 primeros ingredientes juntos y revuélvalos
bien, agregue la mayonesa, jengibre y sal y
vuelva a mezclar hasta que quede todo bien
integrado.

Sirva en hojas de lechuga entera o picada

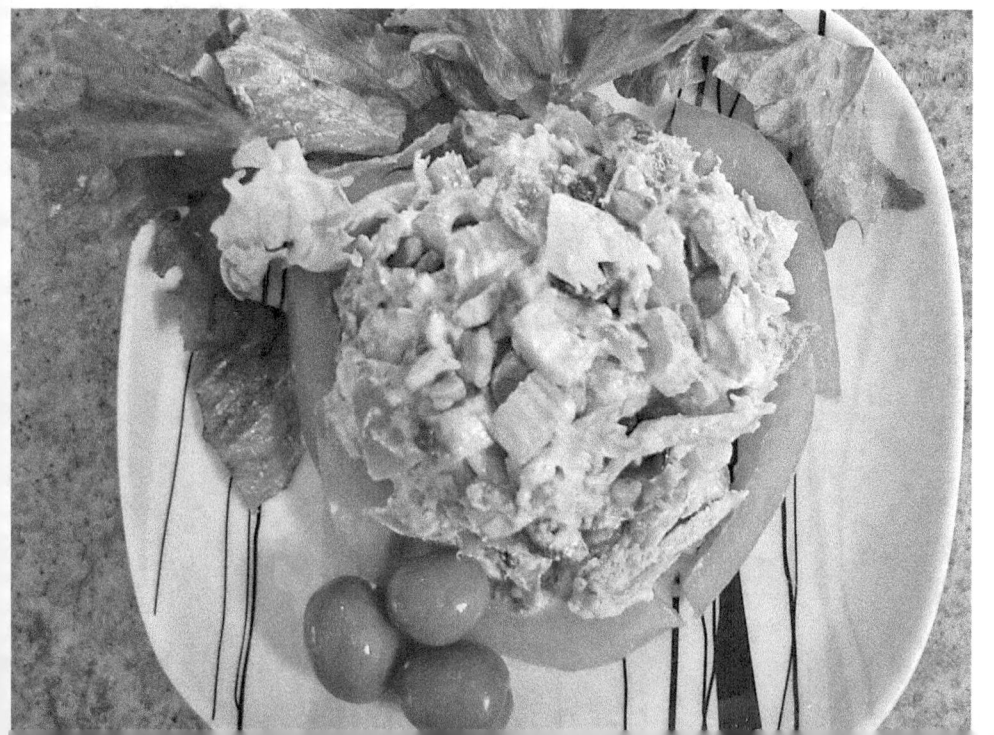

Nutrition Facts	
Serving Size 1/4 of recipe 96g (96 g)	
Servings per container 4	
Amount Per Serving	
Calories 214	Calories from Fat 118
	% Daily Value*
Total Fat 14g	21%
Saturated Fat 2g	10%
Trans Fat 0g	
Cholesterol 44mg	15%
Sodium 134mg	6%
Total Carbohydrate 6g	2%
Dietary Fiber 1g	3%
Sugars 4g	
Protein 18g	

6. Ensalada de cohombro, zanahoria y semillas de sesame – Vegetarianos

Tiempo de preparación: 15 minutos
6 porciones

Ingredientes

3 Cohombros grandes, pelados y sin semilla, cortados a lo largo en tiras delgadas

6 Zanahorias medianas, ralladas

½ Taza de vinagre de arroz sazonado

2 ½ Cucharaditas de aceite de sesame

2 Cucharaditas de ralladura de cáscara de naranja

⅛ Cucharadita de pimienta cayena

3 Cucharadas de cebolla verde picada

Sal al gusto

Preparación

Ponga los cohombros y la zanahoria en un recipiente y mezcle bien.

Aparte mezcle el vinagre con 2 cucharaditas de aceite de ajonjolí, ralladura de naranja y la pimienta cayena; agregue a los vegetales y mezcle de nuevo bien. Cubra y lleve a la nevera por 6 horas.

Luego retire el jugo y agregue el resto de aceite de ajonjoli, la sal y la cebolla verde fresca y mezcle de nuevo para servir bien frío.

Delicioso para acompañar con platos de pescado o pollo.

Nutrition Facts	
Serving Size 1/6 of recipe 227g (226 g)	
Servings per container 6	
Amount Per Serving	
Calories 64	Calories from Fat 20
	% Daily Value*
Total Fat 2g	3%
Saturated Fat 0g	2%
Trans Fat 0g	
Cholesterol 0mg	0%
Sodium 46mg	2%
Total Carbohydrate 9g	3%
Dietary Fiber 3g	11%
Sugars 5g	
Protein 1g	

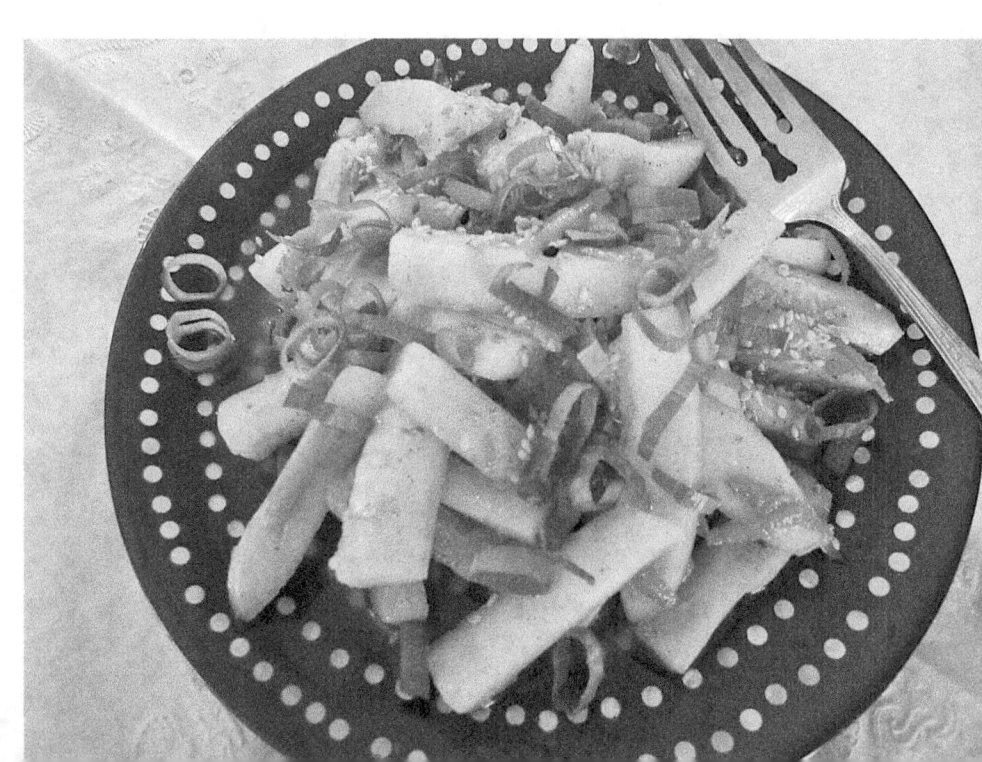

7. Ensalada Griega

Tiempo de preparación: 10 minutos
8 porciones

Ingredientes

½ lechuga batavia (Aprox. 6 hojas)
1 Lechuga romana
10 Lechugas radish roja
1 Cohombro mediano en rodajas
6 Cebollas verdes cortadas en pedazos de ½ pulgada
⅓ Taza de aceite de oliva
⅓ Taza de vinagre de vino rojo
1 Cucharadita de sal
1 Cucharadita de orégano seco
24 Aceitunas verdes griegas
¼ Taza de queso Feta desmenuzado
1 Tarro de 2 onzas de anchoas con alcaparras escurridas

Preparación

Corte las lechugas en piezas de bocado y en una bolsa plástica ponga las lechugas, radishes, el cohombro y la cebolla verde; cierre bien la bolsa y lleve al refrigerador.

Bata el aceite, el vinagre, la sal y el orégano en una botella tapada y lleve al refrigerador. Justo antes de servir, bata bien la vinagreta y agregue ésta con las aceitunas a la bolsa con los vegetales. Cierre de nuevo la bolsa y vuelva a batir hasta que los ingredientes estén bien mezclados. Ponga la ensalada en una bandeja y cúbrala con el queso Feta y las anchoas.

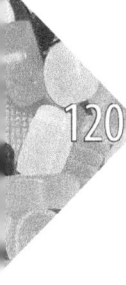

120

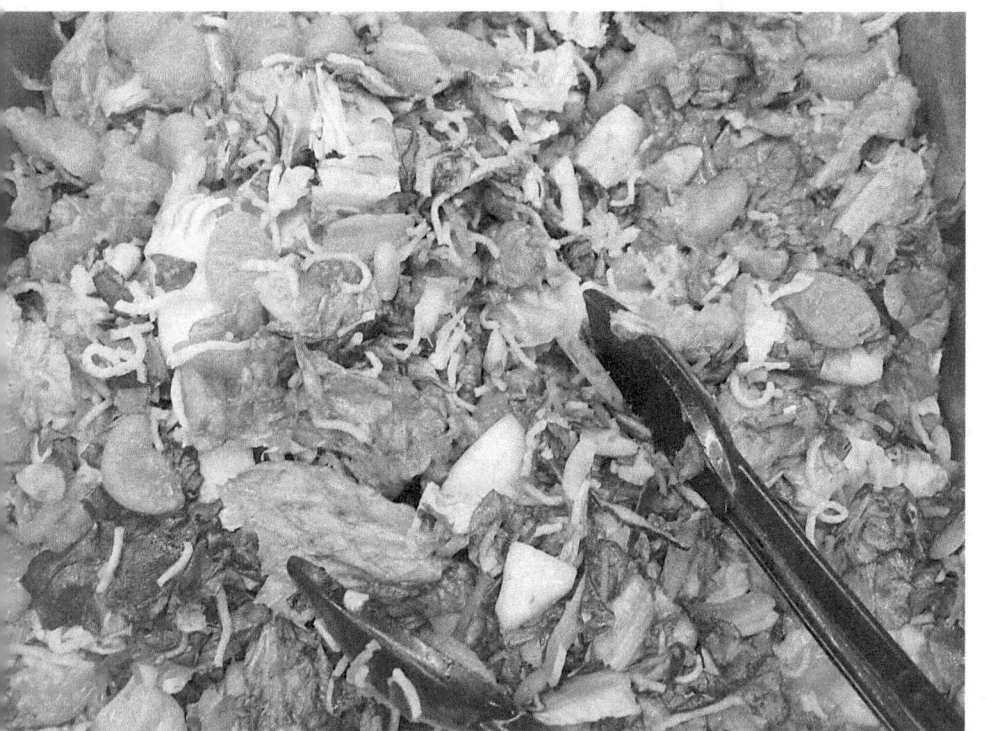

Nutrition Facts		
Serving Size 1/8 of recipe 109g (109 g)		
Servings per container 8		
Amount Per Serving		
Calories 172		Calories from Fat 145
		% Daily Value*
Total Fat 16g		25%
Saturated Fat 3g		14%
Trans Fat 0g		
Cholesterol 10mg		3%
Sodium 735mg		31%
Total Carbohydrate 3g		1%
Dietary Fiber 1g		5%
Sugars 1g		
Protein 4g		

8. Ensalada de plátano hartón verde – Latinoamérica

Tiempo de preparación: 10 minutos
8 porciones

Ingredientes

- 3 Plátanos hartones verdes sin cáscara
- 2 Tazas de agua
- 1 Cucharadita de sal
- 2 Zanahorias medianas rayadas
- 1 Cohombro pequeño cortado en cuadritos
- 1 Tomate mediano picado
- 1 Aguacate cortado en cuadritos
- 1 Gajo de apio en cuadritos

Vinagreta de:

- ½ Taza de aceite de olivas
- 1 Diente de ajo machacado
- ½ Cucharadita de mostaza
- 2 Cucharadas de vinagre de vino
- Sal y pimienta al gusto

Preparación

En una olla ponga los plátanos en agua y sal y déjelos hervir a mediana temperatura por cerca de 10 minutos hasta que estén blandos.

Escurra el agua y déjelos enfriar.

Corte los plátanos en cuadritos pequenos y agregue el resto de los ingredientes y la vinagreta. Revuelva y sirva. Este plato es ideal para acompañar cualquier carne, pollo o pescados.

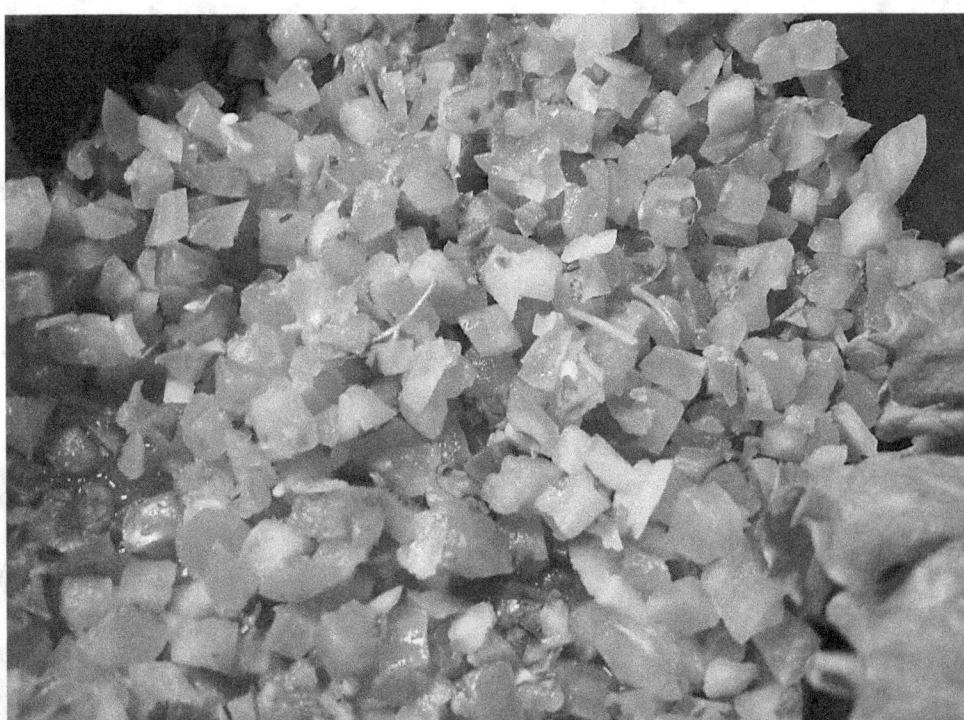

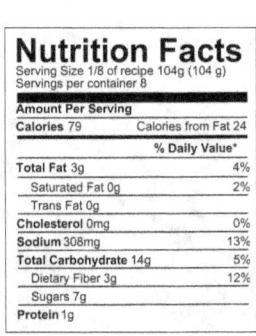

Nutrition Facts

Serving Size 1/8 of recipe 104g (104 g)
Servings per container 8

Amount Per Serving	
Calories 79	Calories from Fat 24

	% Daily Value*
Total Fat 3g	4%
Saturated Fat 0g	2%
Trans Fat 0g	
Cholesterol 0mg	0%
Sodium 308mg	13%
Total Carbohydrate 14g	5%
Dietary Fiber 3g	12%
Sugars 7g	
Protein 1g	

Lo último en Sopas

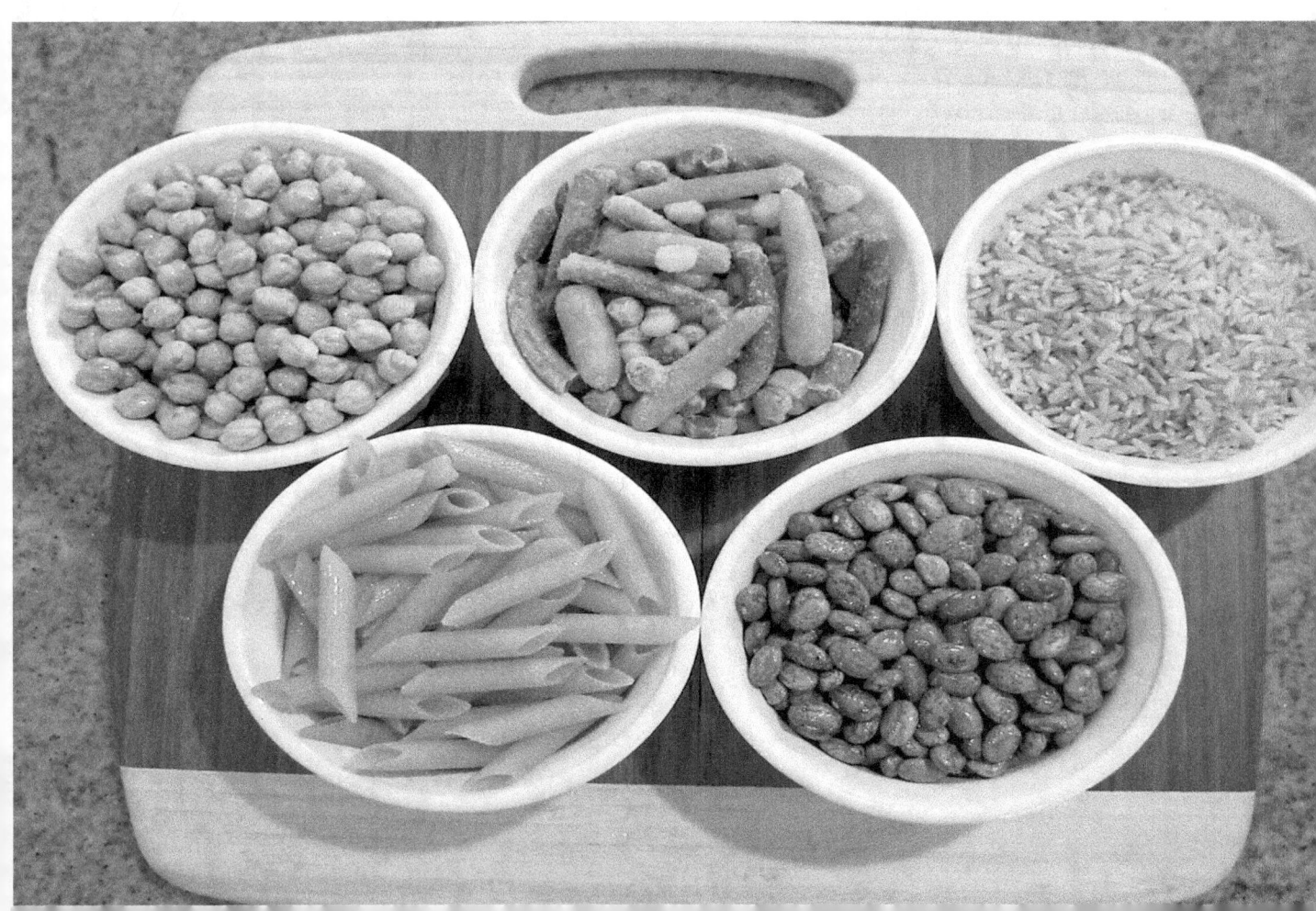

1. Deliciosa sopa de cebada con rábanos y nabos – Colombia

Tiempo de preparación: 45 minutos
6 porciones

Ingredientes

- ½ Taza de apio picado
- ½ Taza de zanahoria picada
- 1 Cebolla picada
- 8 Tazas de caldo de pollo, carne
- 2 Rábanos grandes pelados y picados en cuadros
- 2 Cucharadas de salsa de soya
- 2 Nabos grandes pelados y cortados en rodajas
- ⅓ Taza de cebada perlada (Remojar desde el día anterior)
- 1 Papa pelada y cortada en cuadritos
- 1 Puñado de cilantro picado
- 2 Clavos de ajo picados
- Aceite de tarro en aerosol
- Sal y pimienta al gusto

Preparación

En una olla grande rocíe aceite en aerosol y caliente.

Agregue el apio y la zanahoria revolviendo ocasionalmente por 2 minutos, agregue la cebolla y sofría por 3 minutos más. Reduzca el fuego a medio y agregue los rábanos, los nabos, la papa, el caldo, la salsa de soya y la cebada y deje cocinar por 45 minutos más. De ser necesario, agregue más agua.

Sazone con sal, pimienta, cilantro picado y sirva.

Nutrition Facts	
Serving Size 1/6 of recipe 451g (451 g)	
Servings per container 6	
Amount Per Serving	
Calories 109	Calories from Fat 5
	% Daily Value*
Total Fat 1g	1%
Saturated Fat 0g	1%
Trans Fat 0g	
Cholesterol 0mg	0%
Sodium 867mg	36%
Total Carbohydrate 21g	7%
Dietary Fiber 5g	19%
Sugars 4g	
Protein 6g	

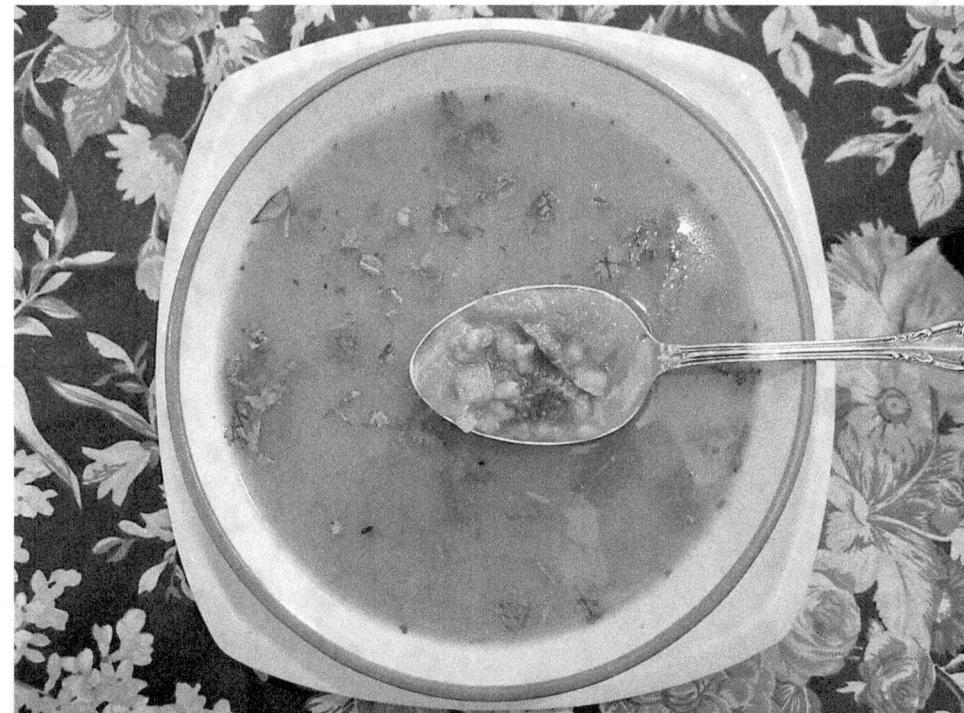

2. Sopa de frijoles – Argentina

Tiempo de preparación: 70 minutos
6 porciones

Ingredientes

½ Taza de frijoles blancos cocinados no muy blandos.
8 Tazas de caldo de pollo
2 Tazas de jugo de tomate
3 Chorizos españoles
1 Cebolla blanca picada fino
2 Tallos de apio picado fino
2 Dientes de ajo picados
2 Zanahorias picadas
¼ Taza de pasta de tomate
½ Cucharadita de cada uno:
1 Cucharada de chile en polvo
1 Cucharada de sal
½ Cucharadita de pimienta negra
Páprika, orégano, tomillo y pimienta

Preparación

En una sartén ponga a calentar los chorizos y tan pronto estén dorados retire la piel y la grasa y desmenúcelos.

Agregue el agua, la cebolla, el apio y las zanahorias y deje cocinar hasta que se ablanden.

Añada los frijoles, la pasta de tomate y las especias y deje cocinar por 40 minutos más.

Sirva muy caliente y acompañe con pan tostado.

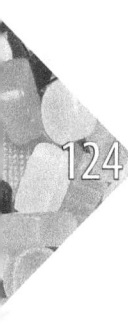

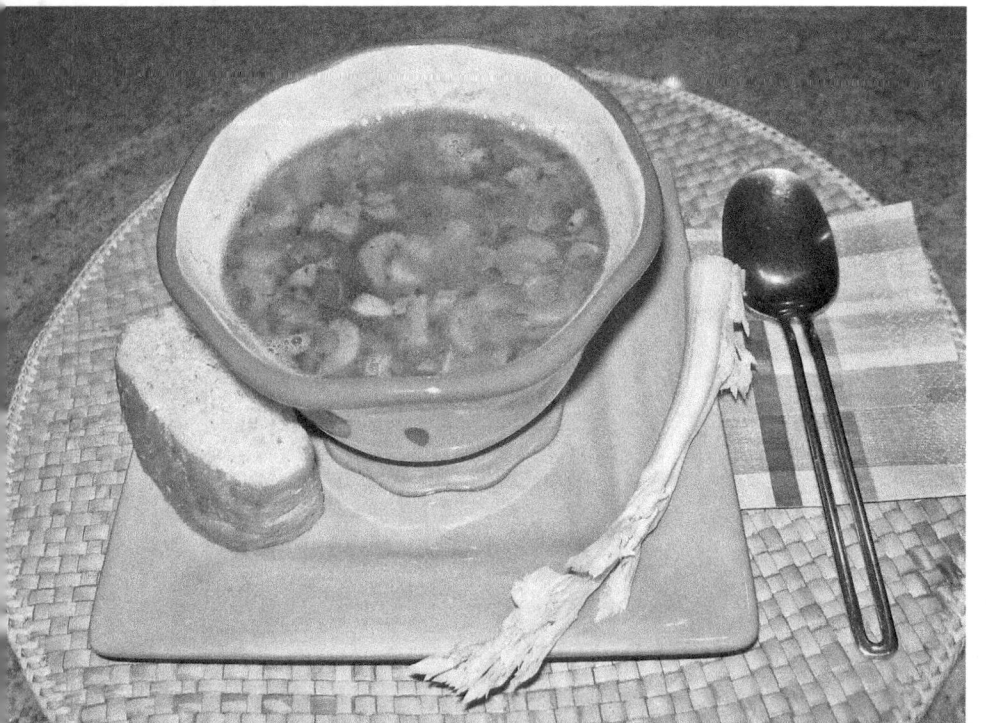

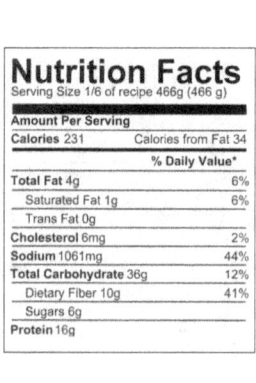

Nutrition Facts	
Serving Size 1/6 of recipe 466g (466 g)	
Amount Per Serving	
Calories 231	Calories from Fat 34
	% Daily Value*
Total Fat 4g	6%
Saturated Fat 1g	6%
Trans Fat 0g	
Cholesterol 6mg	2%
Sodium 1061mg	44%
Total Carbohydrate 36g	12%
Dietary Fiber 10g	41%
Sugars 6g	
Protein 16g	

3. Sopa de pescado con acelgas – Comida caribeña

Tiempo de preparación: 60 minutos
6 porciones

Ingredientes

- 1 Cebolla pequeña picada
- 1 Cucharada de páprika
- 1 Gajo de apio picado con las hojas
- 1 Atado de acelgas frescas lavadas y cortadas finamente
- 3 Clavos de ajo machacados
- 1 Libra de pez espada (swordfish)
- 1 Hoja de laurel cortado en cuadritos de ½ pulgada
- 8 Tazas de caldo de pollo
- 4 Tomates pelados y cortados en cuadritos
- 1 Libra de pescado blanco cortado igual al anterior
- 2 Papas blancas peladas y picadas
- 1 Ramito de albahaca fresca picada
- Sal y pimienta al gusto

Preparación

En una olla grande, ponga el caldo, junto con la cebolla, el apio, los ajos, el laurel y el fuego en alto hasta que hierva, luego redúzcalo a medio y deje cocinar por 30 minutos. Agregue los tomates, las papas, la páprika y cocine por 15 minutos más; agregue las acelgas y cocine por otros 10 minutos y luego el pez espada y el pescado blanco y deje cocinar todo por 8 minutos más.

Agregue sal y pimienta y para servir rocíe cada plato con la albahaca y sirva con pan francés tostado.

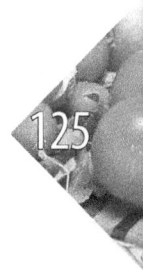

Nutrition Facts	
Serving Size 1/6 of recipe 636g (636 g)	
Servings per container 6	
Amount Per Serving	
Calories 260	Calories from Fat 42
	% Daily Value*
Total Fat 5g	7%
Saturated Fat 1g	6%
Trans Fat	
Cholesterol 79mg	26%
Sodium 618mg	26%
Total Carbohydrate 21g	7%
Dietary Fiber 5g	21%
Sugars 5g	
Protein 34g	

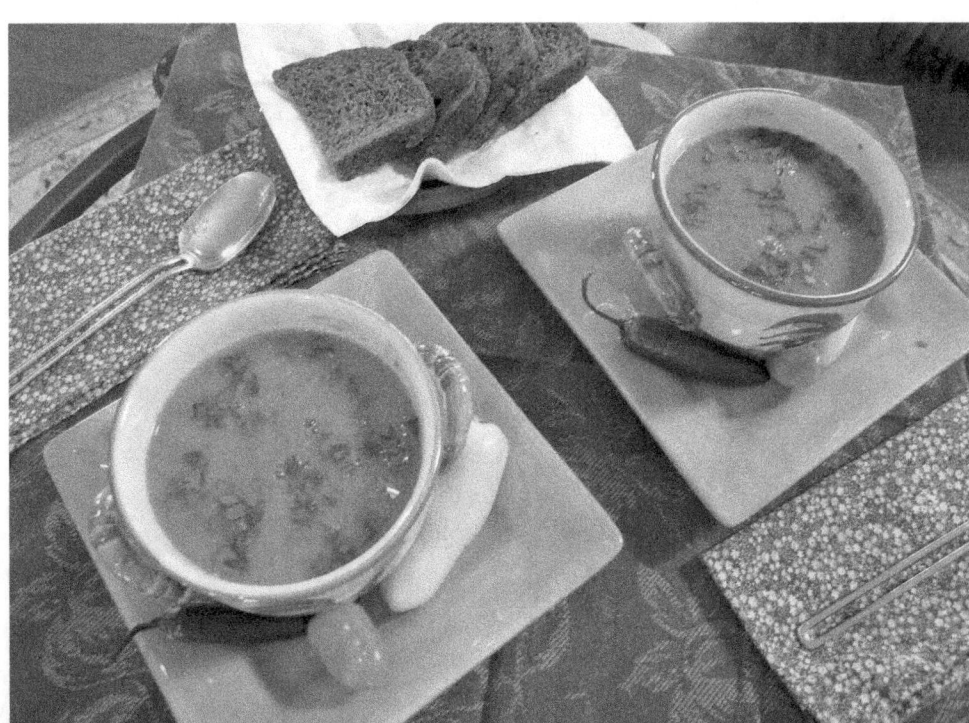

4. Sopa Italiana de vegetales (Minestrone)

Tiempo de preparación: 1 ½ horas
4 Porciones

Ingredientes

- 1 Taza de agua
- ½ Taza de frijoles blancos ya cocinados medio blanditos
- 4 Tazas de caldo de pollo
- 2 Tomates picados
- 2 Zanahorias medianas cortadas en rueditas
- 1 Gajo de apio en tajadas pequeñas
- 1 Cebolla mediana picada
- 2 Clavos de ajo picados
- ½ Taza de macarrones
- 1 Cucharada de perejil picado
- 1 Cucharadita de sal
- ½ Cucharadita de hojas de albahaca
- ⅛ Cucharadita de pimienta
- 1 Hola de laurel
- 12 Habichuelas verdes cortadas en 1 pulgada
- 2 Calabacines (o zucchini) cortados en 1 pulgada
- Queso parmesano rayado

Preparación

En una olla mediana ponga a hervir el caldo de pollo, los frijoles ya cocinados, tomates, zanahorias, apio, cebolla, ajos, macarrones, perejil, sal, albahaca, pimienta y laurel. Una vez hervido baje el fuego a mediano, tape la olla y deje hervir por 15 minutos más.

Luego agregue las habichuelas y los calabacines (o zucchini) y deje hervir otros 15 minutos y cuando compruebe que todos los vegetales están ya cocinados apague, sirva la sopa en cada plato y rocíe cada uno con el queso parmesano rayado.

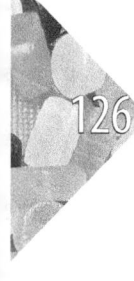

126

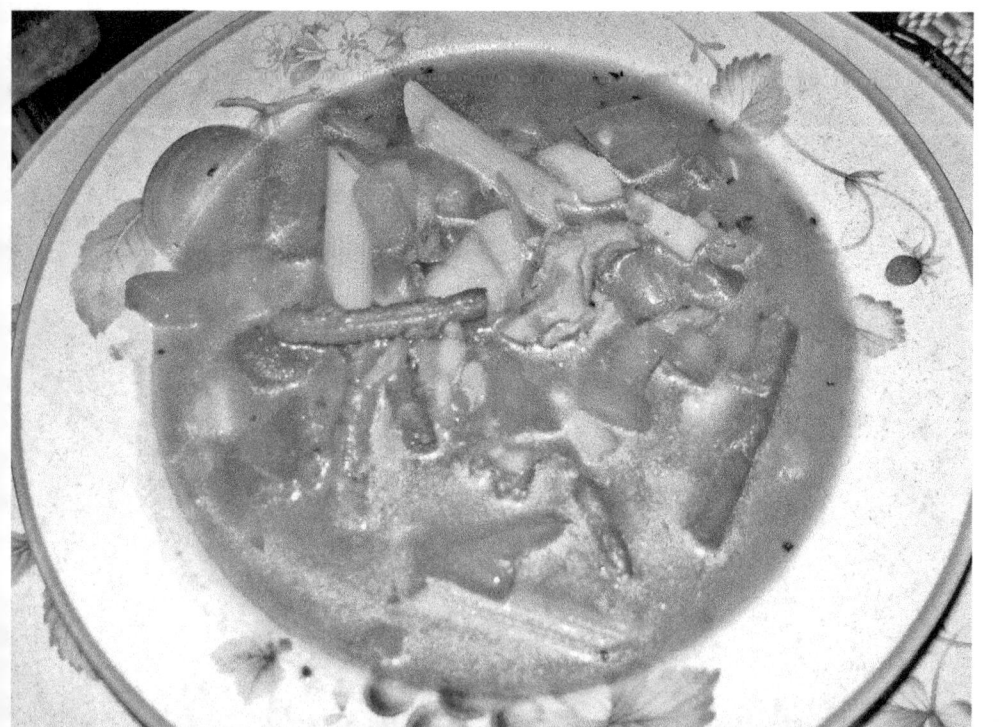

Nutrition Facts	
Serving Size Entire Recipe 343g (343 g)	
Amount Per Serving	
Calories 93	Calories from Fat 6
	% Daily Value*
Total Fat 1g	1%
Saturated Fat 0g	1%
Trans Fat 0g	
Cholesterol 0mg	0%
Sodium 769mg	32%
Total Carbohydrate 18g	6%
Dietary Fiber 3g	14%
Sugars 4g	
Protein 6g	

5. Sopa colombiana de zanahoria y cilantro

Tiempo de preparación: 15 minutos
6 porciones

Ingredientes

- 6 Zanahorias grandes
- 7 Tazas de caldo de pollo
- ¼ Taza de cebolla rallada
- 2 Dientes de ajo
- 2 Cucharadas de aceite de Canola
- 2 Papas peladas y cortadas en cuadritos
- 2 Tazas de crema agria sin grasa
- 1 Cucharadita de sal
- ¼ Cucharadita de pimiento blanca
- ⅛ Cucharadita de pimiento de Cayena
- 2 Cucharadas de cilantro

Preparación

Pele, pique 3 zanahorias y póngalas a hervir en 3 tazas del caldo de gallina junto con la papa, hasta que se ablanden, luego llévelas a la licuadora para hacer puré.

En una olla aparte ponga el aceite, la cebolla y el ajo a sofreír. Agregue el resto del caldo de pollo junto con el puré de zanahorias y papa y las 3 zanahorias en rodajas, cocine a fuego lento. Agregue as especias, cocine durante otros 5 minutos y agregue la crema agria. Para servir, salpique con el cilantro y ponga al lado del plato una tostada de pan francés.

También la puede acompañar con una rica ensalada de lechuga y tomates.

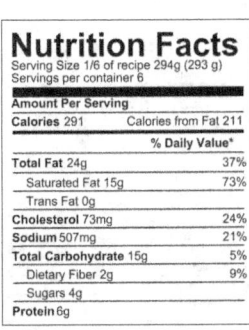

Nutrition Facts

Serving Size 1/6 of recipe 294g (293 g)
Servings per container 6

Amount Per Serving	
Calories 291	Calories from Fat 211

	% Daily Value*
Total Fat 24g	37%
Saturated Fat 15g	73%
Trans Fat 0g	
Cholesterol 73mg	24%
Sodium 507mg	21%
Total Carbohydrate 15g	5%
Dietary Fiber 2g	9%
Sugars 4g	
Protein 6g	

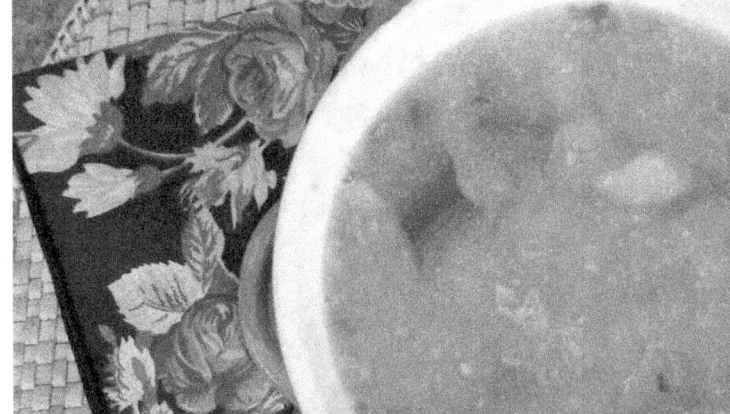

6. Sopa de pasta "fagioli" – Italia

Tiempo de preparación: 30 minutos
5 porciones

Ingredientes

5 Tazas de caldo de pollo
8 Onzas de frijoles blancos (Cerca de 1¼ de tazas)
1 Cebolla grande picada
1 Tomate grande picado
2 Gajos de apio picados
2 Clavos de ajo picados
½ Libra de jamón ahumado picado
2 Cucharaditas de caldo instantáneo de res
½ Cucharadita de sal
¼ Cucharadita de pimiento
½ Taza de pasta codos o macarrones
  Queso parmesano rallado

Preparación

En una olla a presión ponga a cocinar los frijoles previamente remojados en agua desde el día anterior y deje cocinar por una hora para que queden blandos.

Agregue la cebolla, tomate apio, ajos, sal, pimiento y el jamón ahumado. Deje hervir a fuego lento hasta tener la seguridad de que los frijoles estén bien tiernos.

Luego agregue la pasta y deje cocinar 10 minutos más. Sirva y rocíe con el queso parmesano cada plato.

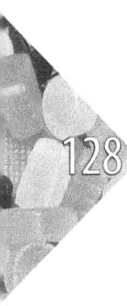

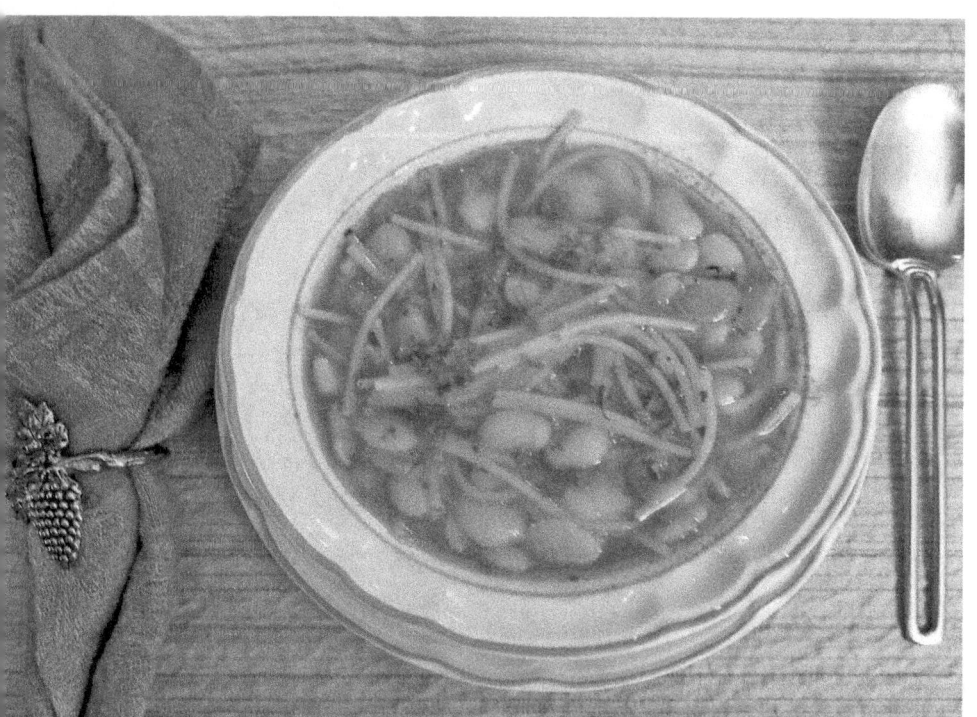

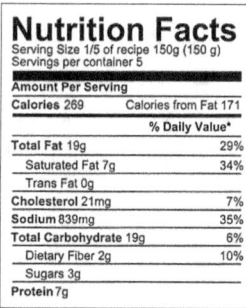

Nutrition Facts	
Serving Size 1/5 of recipe 150g (150 g)	
Servings per container 5	
Amount Per Serving	
Calories 269	Calories from Fat 171
	% Daily Value*
Total Fat 19g	29%
Saturated Fat 7g	34%
Trans Fat 0g	
Cholesterol 21mg	7%
Sodium 839mg	35%
Total Carbohydrate 19g	6%
Dietary Fiber 2g	10%
Sugars 3g	
Protein 7g	

7. Sopa de tres frijoles – Costa Rica

Tiempo de preparación: 60 minutos
6 porciones

Ingredientes

⅓ De taza de cada uno: frijoles pintos, frijoles negros y frijoles rojos
1 Pizca de pimienta de Cayena
1 Cucharada de chile en polvo
½ Libra de jamón de pavo
1 Cucharadita de salsa tabasco
2 Cebollas picadas fino
1 Cucharadita de salsa inglesa
1 Zanahoria picada fino
1 Hoja de laurel
4 Tazas de caldo de pollo
½ Taza de crema agria sin grasa
4 Hojas de mejorana
¼ Taza de cebolla roja picada fino
½ Cucharadita de tomillo molido fresco
1 Cucharada de aceite de oliva
½ Cucharadita de sal de mar
½ Cucharadita de pimienta y
½ Cucharadita de páprika

Preparación

Ponga los frijoles a remojar en agua 8 horas antes de cocinar.

En una olla grande, ponga el aceite y dejarlo calentar, luego agregue el jamón de pavo picado en cuadritos muy pequeños, agregue las verduras y sofríalas por 5 minutos, añada los frijoles, el caldo de pollo, las especias, la salsa inglesa y la hoja de laurel y deje cocinar por 1 y ½ hora.

Una vez cocinado todo y bien blandos los frijoles, tire el Laurel. Retire la mitad de los ingredientes y hágalos puré en el procesador o licuadora. Regrese todo a la olla y recaliente.

Sirva la sopa en tazones junto con la crema agria y la cebolla roja.

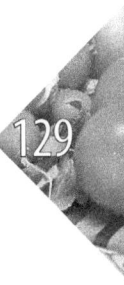

Nota

Los frijoles son una fuente alta en vitaminas A y C y muy ricos en proteína y 0 en colesterol.

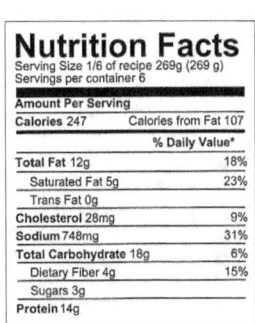

Nutrition Facts
Serving Size 1/6 of recipe 269g (269 g)
Servings per container 6

Amount Per Serving	
Calories 247	Calories from Fat 107
	% Daily Value*
Total Fat 12g	18%
Saturated Fat 5g	23%
Trans Fat 0g	
Cholesterol 28mg	9%
Sodium 748mg	31%
Total Carbohydrate 18g	6%
Dietary Fiber 4g	15%
Sugars 3g	
Protein 14g	

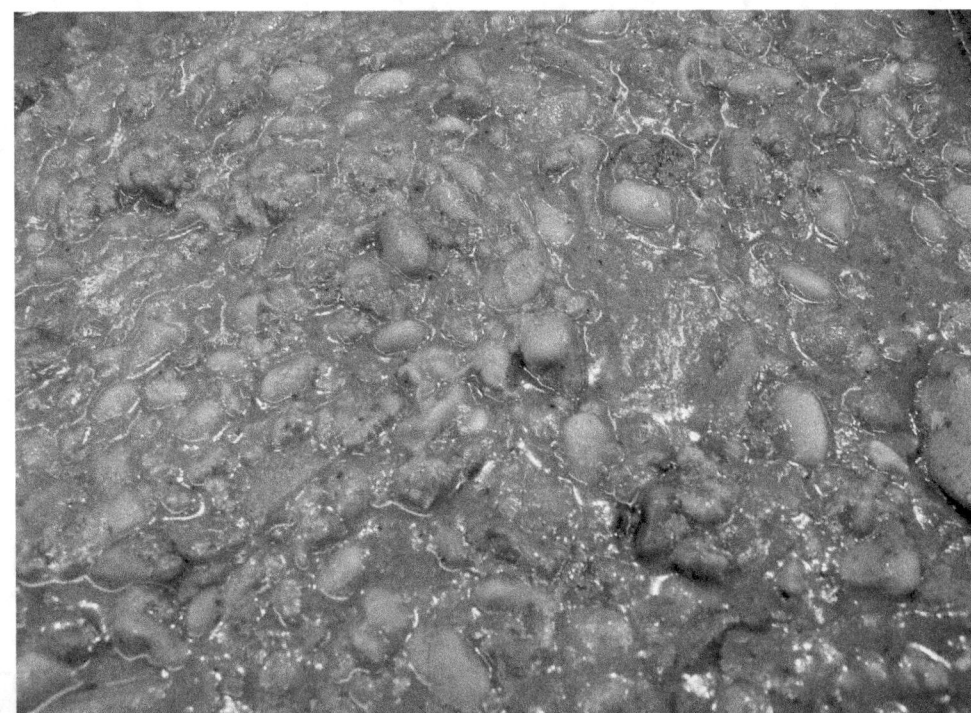

8. Sopa mexicana de verduras

Tiempo de preparación: 45 minutos
6 porciones

Ingredientes

- 1 Cucharada de aceite de oliva
- 1 Cebolla blanca picada finamente
- 2 Tallos de apio picados finamente
- 2 Zanahorias picadas finamente
- 2 Papas peladas, cocinadas y en puré
- 2 Tazas de repollo rojo en rodajas
- 4 Tazas de caldo de pollo
- 2 Tazas de tomates pelados, sin semilla y picados.
- ¼ Cucharadita de cada uno:
Orégano, tomillo, albahaca, ajo en polvo, cebolla en polvo
- 1 Cucharadita de sal
- ½ Cucharadita de pimienta negra

Preparación

En una olla grande caliente el aceite, agregue las verduras y el caldo de pollo y deje que se cocinen.

Luego machaque las papas y agregue a la sopa junto con el repollo rojo y deje cocinar por 30 minutos.

Agregue los tomates y condimentos y continúe cocinando a fuego lento por 10 minutos más.

Sirva muy caliente.

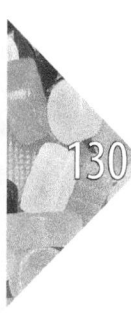

130

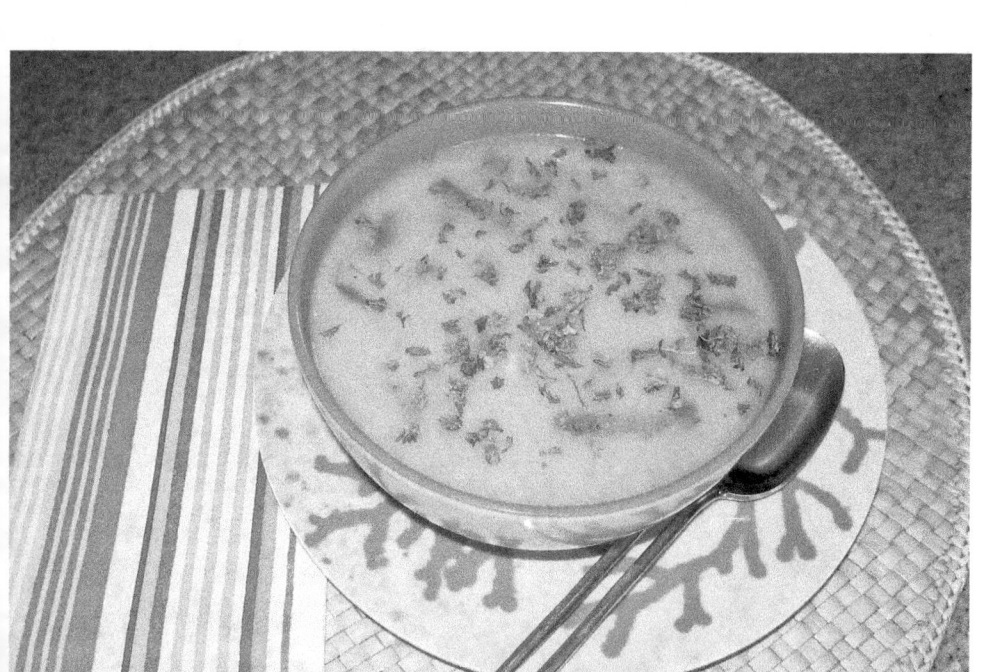

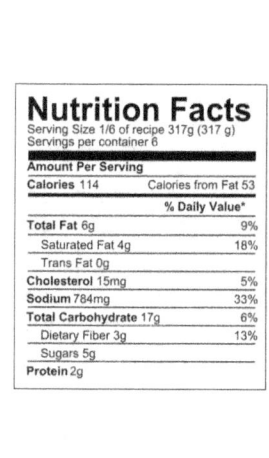

Nutrition Facts
Serving Size 1/6 of recipe 317g (317 g)
Servings per container 6

Amount Per Serving	
Calories 114	Calories from Fat 53

	% Daily Value*
Total Fat 6g	9%
Saturated Fat 4g	18%
Trans Fat 0g	
Cholesterol 15mg	5%
Sodium 784mg	33%
Total Carbohydrate 17g	6%
Dietary Fiber 3g	13%
Sugars 5g	
Protein 2g	

Recetas Favoritas de Pollo

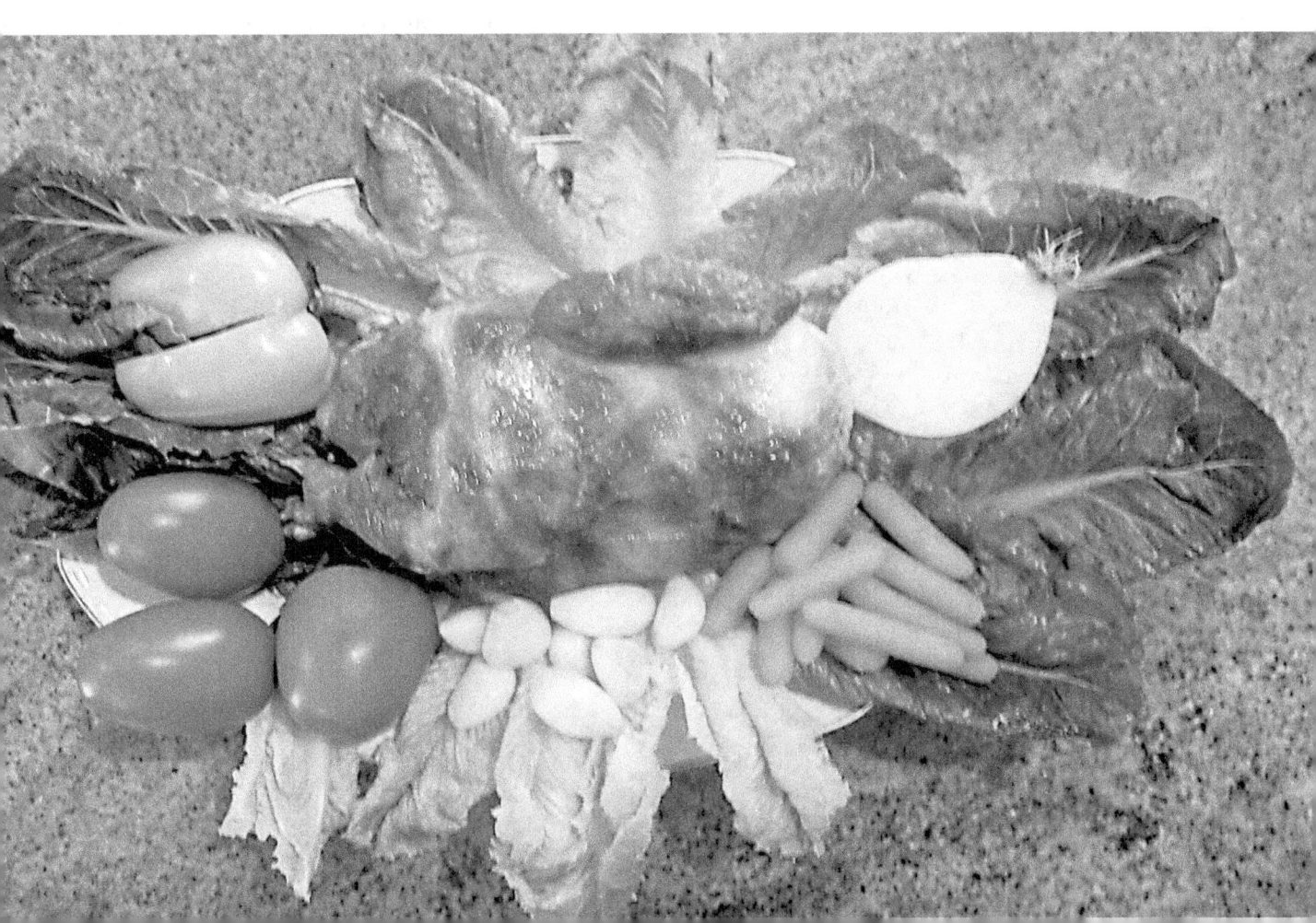

1. Pollo al estilo californiano

Tiempo de preparación: 35 minutos
6 porciones

Ingredientes

6 Perniles de pollo sin piel
½ Taza de leche
1 Taza de crema agria sin grasa
2 Pimientos verdes
¼ Taza de caldo de pollo
2 Chiles secos de California
3 Cucharadas de semillas de ajonjolí tostadas
6 Tortillas de maíz calientes para servir
Aceite de oliva en aerosol
Sal y pimienta al gusto

Preparación

Rocíe ligeramente con aceite el fondo de una olla de presión y ponga los perniles a dorar por todos lados, ligeramente sazonados con sal y pimienta. Aparte, mezcle la leche, ½ taza de crema agria y los chiles, pimientos verdes y otro poco de sal y pimienta.

Deje cocinar por 15 minutos y luego lleve esto a la licuadora para hacer una salsa. Enseguida ponga el pollo en la salsa y cocine por 15 minutos más a fuego lento, volteando los perniles.

Agregue el resto de crema agria, deje hervir y enseguida sírvalo en una bandeja caliente. Corte con tijeras a lo largo los chiles secos, descartando las semillas y rocielos sobre los perniles junto con las semillas de ajonjolí.

Es un platillo exquisito!!

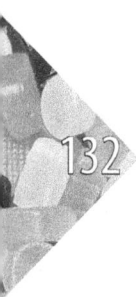

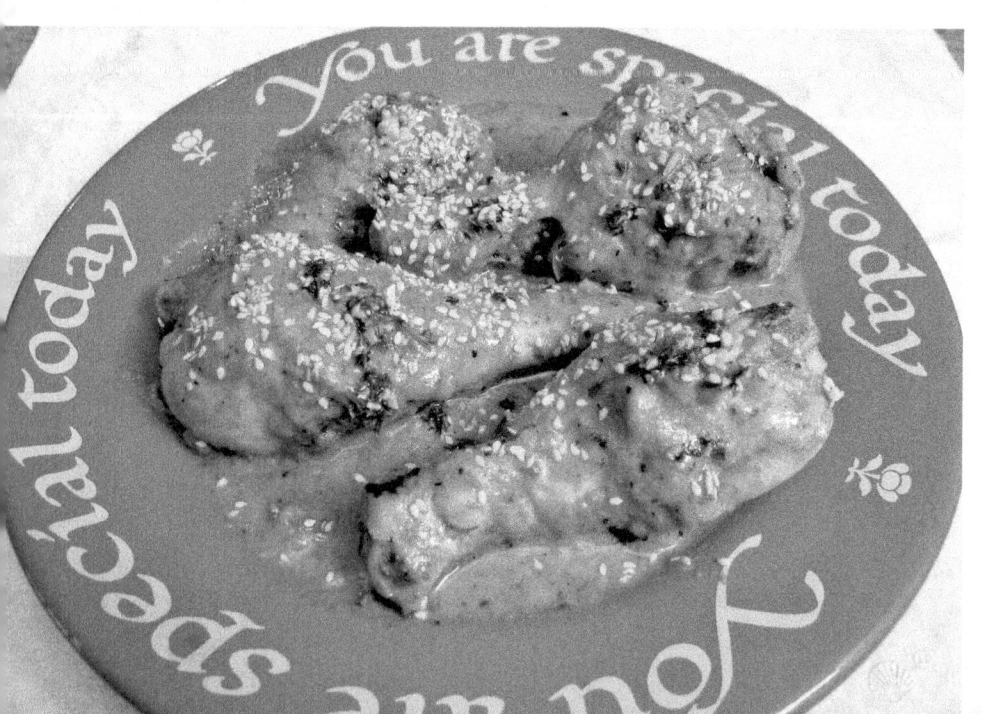

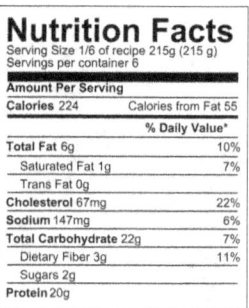

Nutrition Facts		
Serving Size 1/6 of recipe 215g (215 g)		
Servings per container 6		
Amount Per Serving		
Calories 224	Calories from Fat 55	
		% Daily Value*
Total Fat 6g		10%
Saturated Fat 1g		7%
Trans Fat 0g		
Cholesterol 67mg		22%
Sodium 147mg		6%
Total Carbohydrate 22g		7%
Dietary Fiber 3g		11%
Sugars 2g		
Protein 20g		

2. Pollo asado con limón y jengibre

Tiempo de preparación: 30 minutos
6 porciones

Ingredientes

1 Pollo entero de 4 libras
2 Limones grandes
2 Cucharadas de jengibre molido
2 Cucharadas de mostaza amarilla en polvo
Sal y pimienta al gusto

* Opcional: 3 cebollas cortadas en cruz y algunas papas rojas medianas.

Preparación

Caliente el horno a 425*. Lave bien el pollo y séquelo. Exprima los limones sobre el pollo, incluyendo la cavidad por dentro.

Luego unte el jengibre y la mostaza en polvo frotando el pollo igualmente por fuera y por dentro para darle más sabor. Deje los pedazos de limón ya exprimido dentro de la cavidad. Coloque el pollo con el costillar para abajo en una bandeja de hornear; opcionalmente puede colocar junto con el pollo las cebollas cortadas en 4 y algunas papas rojas; deje hornear todo por una hora. Verifique que el jugo del pollo se vea cocinado. (No sangrante, lo que indica que ya esta bien cocinado)

Sírvalo (en lo posible) sin piel, para evitar la grasa.

133

Nutrition Facts		
Serving Size 1/6 of recipe 173g (172 g)		
Servings per container 6		
Amount Per Serving		
Calories 186	Calories from Fat 44	
		% Daily Value*
Total Fat 5g		8%
Saturated Fat 1g		5%
Trans Fat		
Cholesterol 91mg		30%
Sodium 106mg		4%
Total Carbohydrate 5g		2%
Dietary Fiber 2g		6%
Sugars 1g		
Protein 30g		

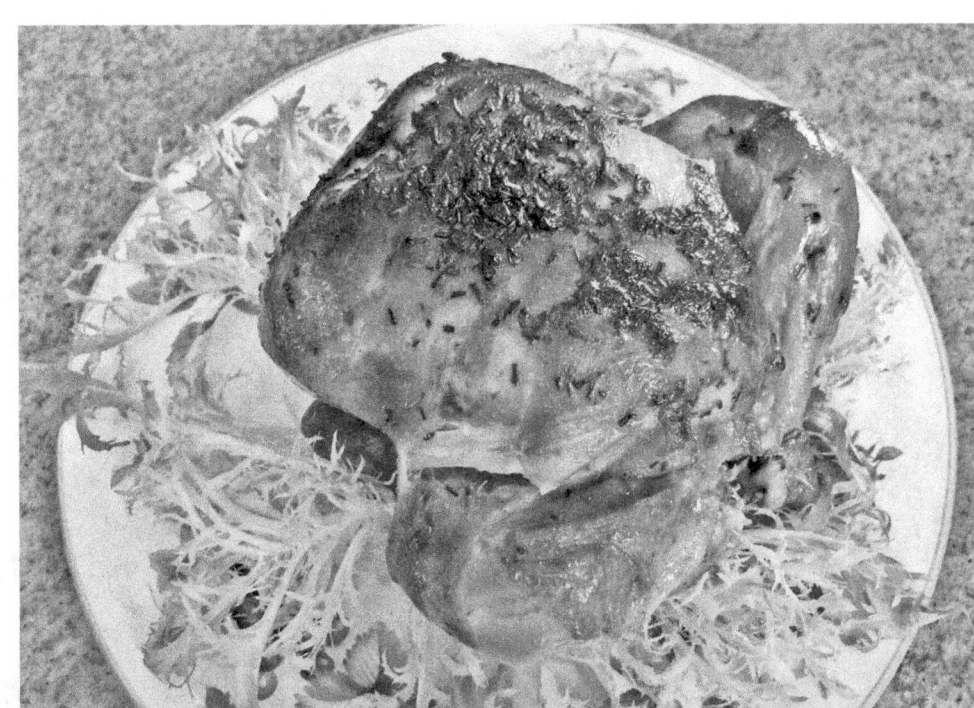

3. Arroz con pollo estofado "caribeño" – Puerto Rico

Tiempo de preparación: 30 minutos
10 porciones

Ingredientes

3 Libras de pollo cortado en pedazos
2 Cucharaditas de sal
1 Cucharadita de albahaca molida
½ Cucharadita de comino molido
¼ Cucharadita de pimienta
2 Tazas de agua
1 Tarro (16 Onz.) de tomates en salsa
1 Cebolla picada
1 Clavo de ajo molido
1 Taza de arroz blanco sin cocinar
1 Taza de alverjas verdes
1 Pimentón verde picado en cuadritos
½ Taza de carne de res, cortada en cuadritos tierna y ya cocinada
1/3 Taza de olivas verdes sin pepa cortadas por mitad
1 Cucharada de alcaparras
Queso parmesano rallado

Preparación

En una sartén mediana de 12 pulgadas ponga el pollo en pedazos y rocíe con sal, orégano, comino y pimienta. Agregue el agua, los tomates en salsa, cebolla y ajos. Deje hervir y luego cubra con una tapa la sartén y baje el fuego a mediano para que cocine por 30 minutos más.

Luego agregue el arroz, cubra de nuevo y deje cocinar por 20 minutos más hasta que el pollo esté cocinado y tierno. Agregue las alverjas frescas, el pimentón, la carne ya cocinada, olivas, alcaparras y rocíe una cucharada grande de agua, deje cocinar otros 5 minutos y sirva.

Rocíe con queso parmesano cada plato ya servido.

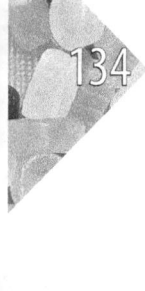

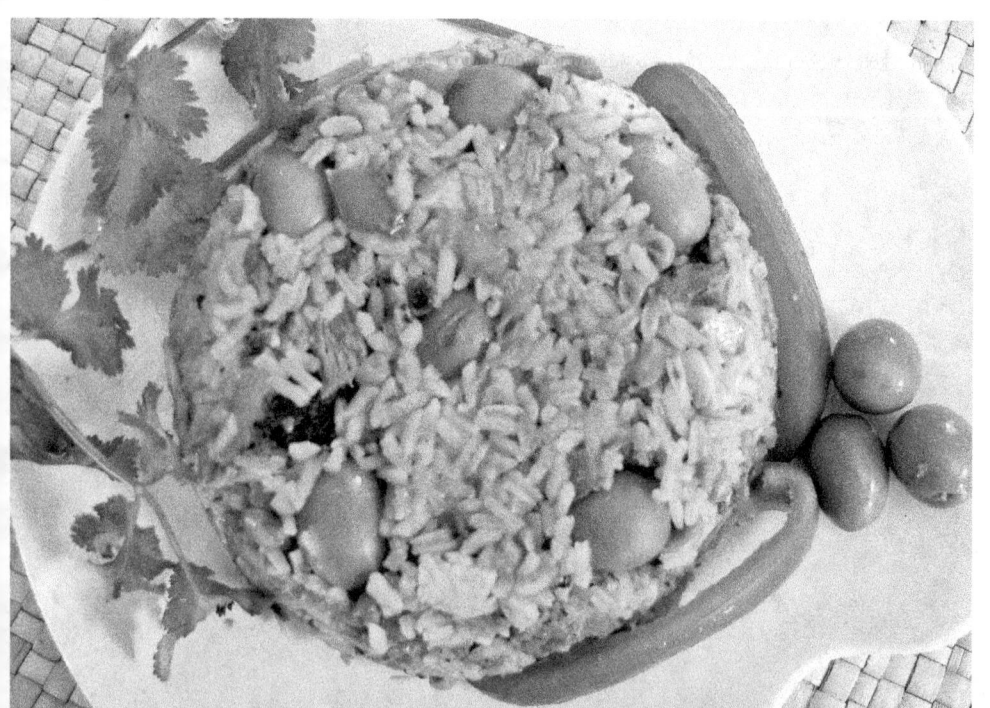

Nutrition Facts
Serving Size 1/10 of recipe 270g (269 g)
Servings per container 10

Amount Per Serving	
Calories 399	Calories from Fat 173

	% Daily Value*
Total Fat 19g	30%
Saturated Fat 5g	27%
Trans Fat 0g	
Cholesterol 88mg	29%
Sodium 2248mg	94%
Total Carbohydrate 29g	10%
Dietary Fiber 4g	14%
Sugars 3g	
Protein 27g	

4. Perniles de pollo con capellini – Italia

Tiempo de preparación: 25 minutos
8 porciones

Ingredientes

½ Taza de cilantro y basilico fresco
½ Taza de queso parmesano rallado
6 Perniles de pollo
3 Pimientos rojos grandes
½ Libra de pasta Capellini
1 Taza de rice vinagre mezclado con
4 Cucharadas de molazas o melado para dieta
½ Taza de alcaparras sin el jugo
2 Cucharadas de cáscara de limón rallado fino
1 Cucharada de aceite de oliva
Hojas de cilantro
Sal y pimienta al gusto

Preparación

Combine el cilantro y la albahaca junto con el queso y mezcle en la licuadora. Haga una cortada en la piel de cada pierna a lo largo e introduzca la mezcla anterior entre la piel. Póngalas a un lado Coloque los pimientos rojos Llévelos al horno en papel aluminio y déjelos por 20 minutos. Sáquelos y póngalos entre una bolsa de papel hasta que enfríen. Luego quíteles la piel y las semillas y córtelos en tiras delgadas.

Lleve el pollo al horno a 375* y déjelo dorar por los dos lados aproximadamente 15 minutos por cada lado.

Mientras tanto, cocine la pasta como se indica en la envoltura hasta que esté tierna al morder y cuele el agua. Agregue a la pasta, aceite, vinagre, alcaparras, limón rallado y cocine bien.

Sirva en los platos y rocíe cada uno con los pimentones, cilantro, queso parmesano, sal y pimienta al gusto.

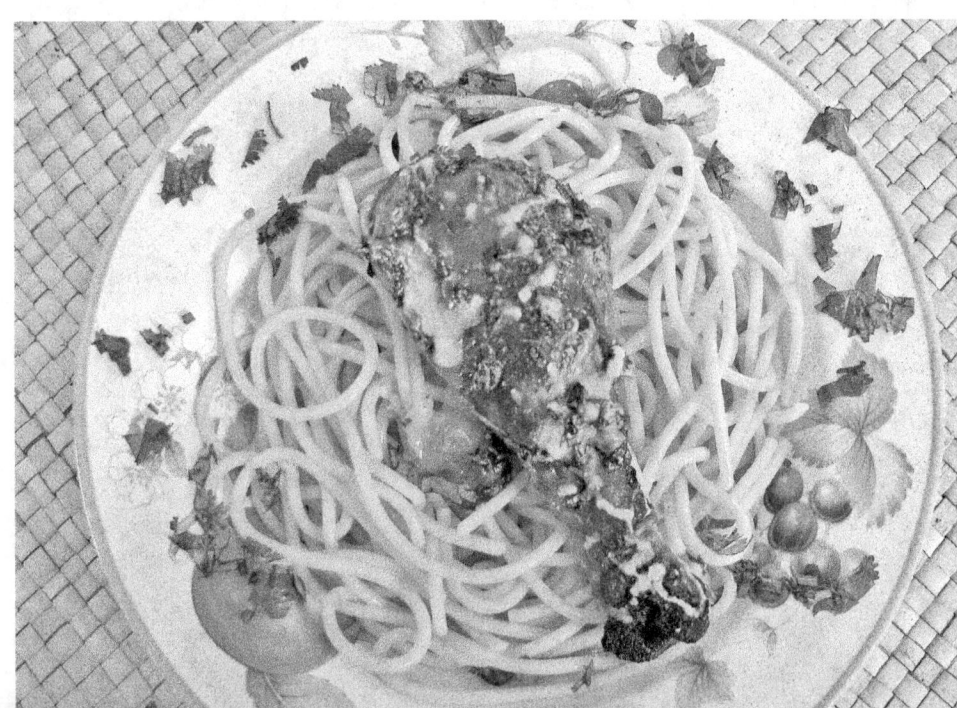

Nutrition Facts	
Serving Size 1/8 of recipe 197g (197 g)	
Servings per container 8	
Amount Per Serving	
Calories 326	Calories from Fat 128
	% Daily Value*
Total Fat 14g	22%
Saturated Fat 3g	17%
Trans Fat 0g	
Cholesterol 52mg	17%
Sodium 568mg	24%
Total Carbohydrate 33g	11%
Dietary Fiber 5g	20%
Sugars 7g	
Protein 17g	

5.Pollo al horno con macarrones

Comida que proporciona alta energía.
Tiempo de preparación: 30 minutos
8 porciones

Ingredientes

1 Libra de pasta espagueti
2 Clavos de ajo molido
2 Cucharadas de migas de pan integral
2 Tazas de caldo de pollo
1 Libra de pechuga de pollo cocinada y cortada en cuadritos
1 Taza de leche al 1%
½ Taza de queso parmesano sin grasa
1 Taza de perejil y albahaca frescos picados fino
1 Tomate picado fino
Aceite de Canola con aerosol
Sal y pimienta al gusto

Preparación

Caliente el horno a 375*F. En una olla grande ponga agua y cuando esté caliente cocine la pasta siguiendo las direcciones del empaque.

Mientras tanto, mezcle con la pechuga de pollo el ajo, la leche, las migas de pan y el queso parmesano. Revuelva bien y póngalo en un recipiente rociado de aceite en el horno ya caliente y déjelos por 10 minutos revolviendo con frecuencia. Agregue la pasta ya cocinada y el caldo de pollo; sazone con sal y pimienta al gusto y deje hornear por otros 10 minutos. Retírelo.

Sirva perejil y albahaca frescos y el tomate picado rociados sobre la pasta con pollo.

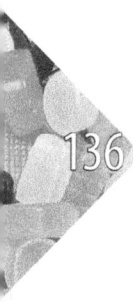

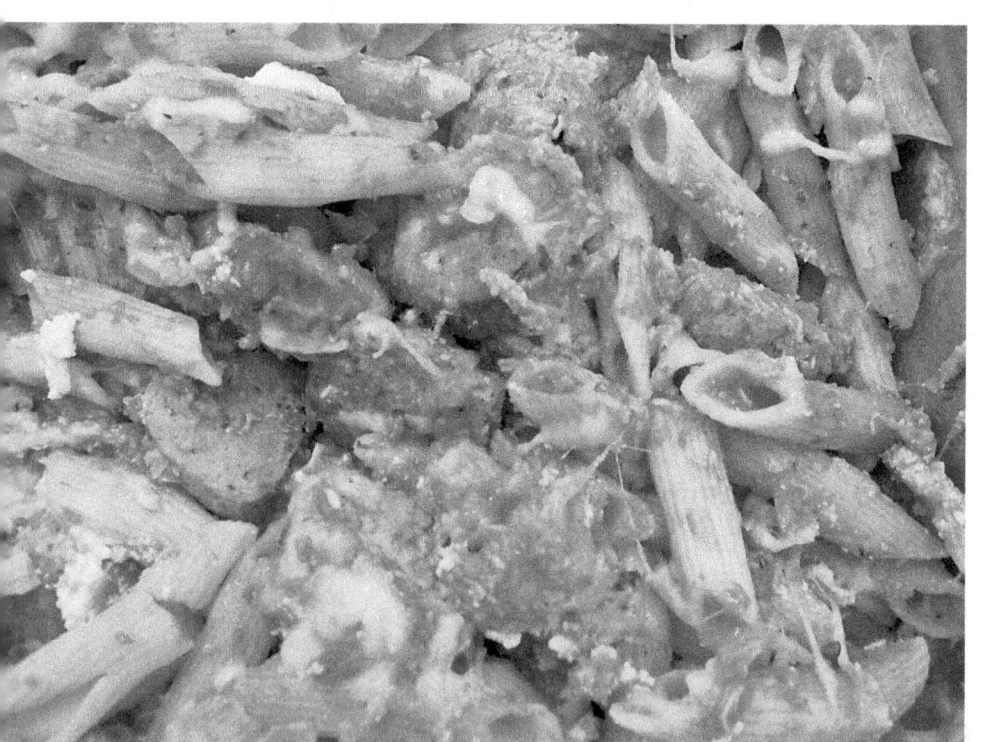

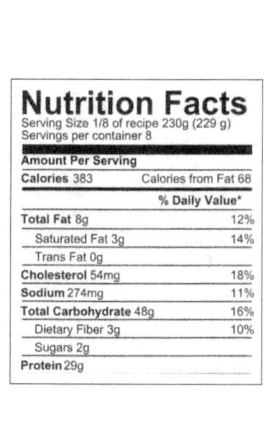

Nutrition Facts

Serving Size 1/8 of recipe 230g (229 g)
Servings per container 8

Amount Per Serving	
Calories 383	Calories from Fat 68
	% Daily Value*
Total Fat 8g	12%
Saturated Fat 3g	14%
Trans Fat 0g	
Cholesterol 54mg	18%
Sodium 274mg	11%
Total Carbohydrate 48g	16%
Dietary Fiber 3g	10%
Sugars 2g	
Protein 29g	

6. Pollo brasileño con ajo y tomillo

Tiempo de preparación: 30 minutos
6 porciones

Ingredientes

- 6 Pechugas de 6 onzas c/u sin hueso ni piel
- 3 Cucharadas de aceite de oliva
- 6 Dientes de ajo picados
- 1 Cucharadita jengibre (Ginger) rallado
- 1 Cucharada de tomillo fresco picado
- 1 Chile jalapeño picado
- ¼ Taza de miga fina de pan integral

Preparación

Lave las pechugas de pollo y póngalas en una lata de hornear.

Precaliente el horno a 350F (180C).

En un tazón pequeño mezcle el aceite, el ajo, el jengibre, el tomillo, el jalapeño y la miga de pan integral. Unte cada pechuga por todos lados con la mezcla y hornee por 20 minutos hasta que se empiecen a dorar.

Sirva con verduras frescas y una ensalada casera de lechuga y tomates.

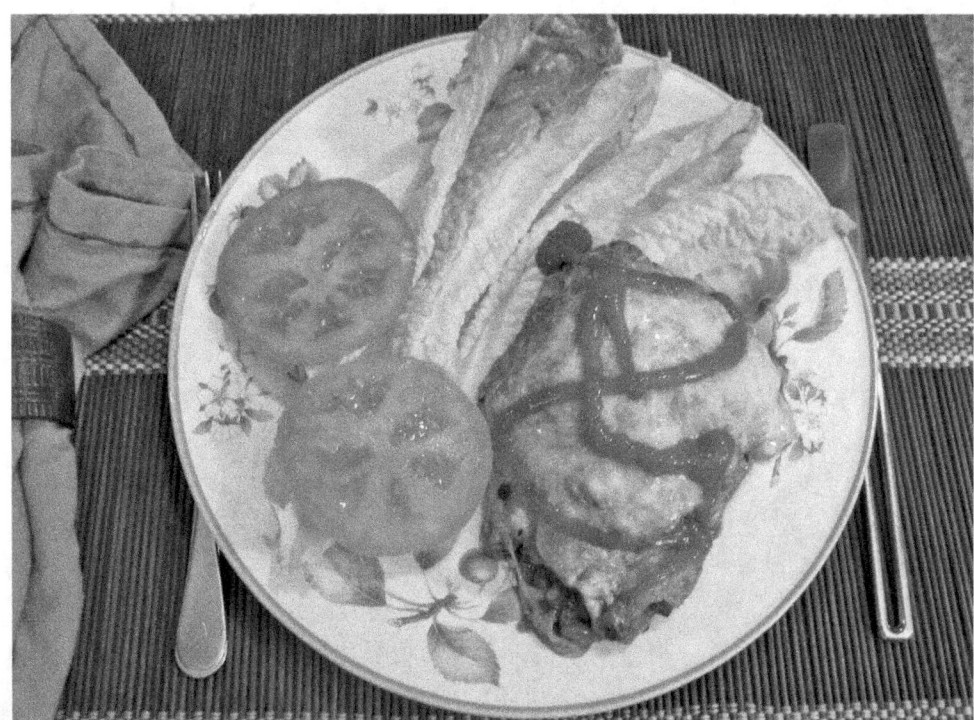

Nutrition Facts	
Serving Size 1/6 of recipe 191g (190 g)	
Servings per container 6	
Amount Per Serving	
Calories 383	Calories from Fat 195
	% Daily Value*
Total Fat 22g	34%
Saturated Fat 8g	41%
Trans Fat 0g	
Cholesterol 123mg	41%
Sodium 173mg	7%
Total Carbohydrate 8g	3%
Dietary Fiber 1g	3%
Sugars 1g	
Protein 37g	

7. Pollo "caribeño" con salsa de mango

Tiempo de preparación: 45 minutos
4 porciones

Ingredientes

¼ Taza de molazas (o un melado suave)
¼ Taza de jugo de limón
2 Cucharaditas de ralladura de piel de limón
1 Mango maduro, pelado y cortado
en pedacitos
1 Cebolla pequeña pelada y cortada
en cuadros
2 Jalapeños cortados por la mitad sin semillas
2 Cucharaditas de páprika
1 ½ Cucharadita de sal de ajo
½ Cucharadita de canela molida
½ Cucharadita de pimienta molida fresca
½ Cucharadita de mezcla de condimentos
para pollo.
4 Pechugas de pollo sin piel y cortadas por
la mitad
Aceite Canola en aerosol

138

Preparación

Caliente el horno a 375*F. Rocíe aceite en una bandeja de hornear. En un recipiente pequeño, combine la molazas, jugo de limón y limón rallado y mezcle todo bien. Retire ¼ de taza de la mezcla, lleve a la licuadora y deje aparte. Agregue el mango a la mezcla de molazas, mezcle bien y lleve al refrigerador. Agregue a la mezcla en la licuadora, cebolla, jalapeños, ajosal, páprika, canela, pimienta y condimentos para pollo, rocíe ligeramente a esta mezcla, aceite de tarro y proceda a licuar hasta que quede una salsa. Unte esta mezcla por todos los lados de las pechugas y póngalas en una lata de hornear por 25 minutos y luego sirva con la mezcla de mango por encima. Delicioso con arroz blanco.

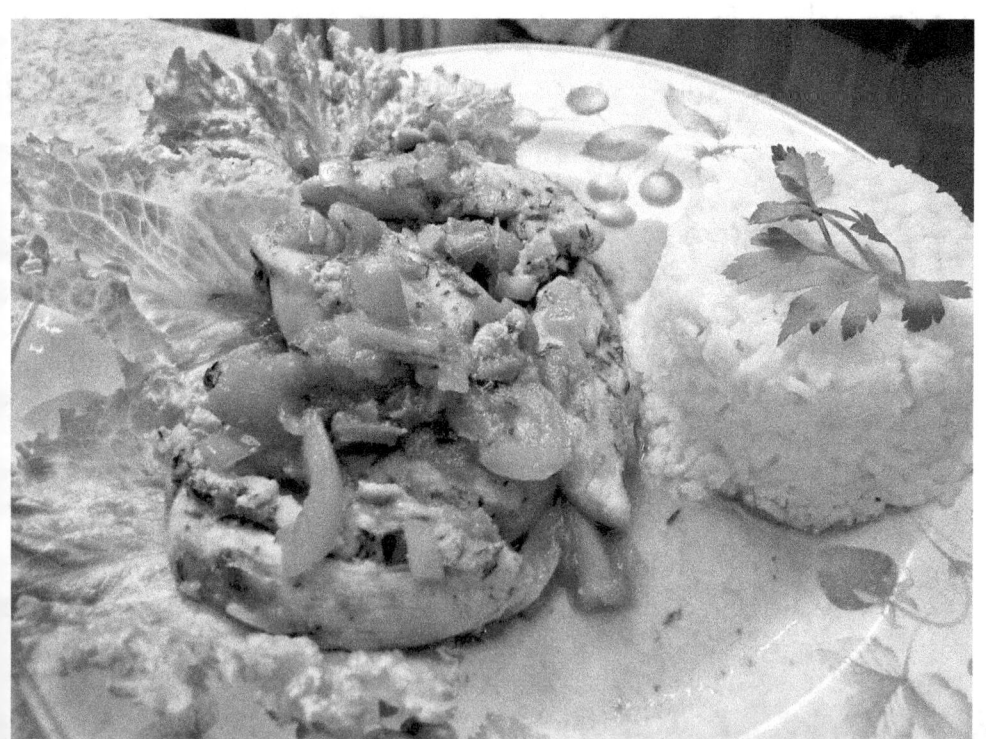

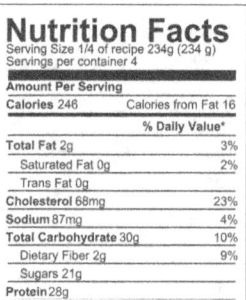

Nutrition Facts
Serving Size 1/4 of recipe 234g (234 g)
Servings per container 4

Amount Per Serving

Calories 246   Calories from Fat 16

% Daily Value*

Total Fat 2g	3%
Saturated Fat 0g	2%
Trans Fat 0g	
Cholesterol 68mg	23%
Sodium 87mg	4%
Total Carbohydrate 30g	10%
Dietary Fiber 2g	9%
Sugars 21g	
Protein 28g	

8. Pollo en salsa de naranja

Tiempo de preparación: 30 minutos
6 porciones

Ingredientes:

1 ½ Pnds de pollo
1 Cebolla grande picada fino
2 Clavos de ajo machacados
1 Cucharada de cilantro molido
2 ½ Tazas de caldo de pollo
1 Cucharadita de comino molido
½ Cucharadita de sal
½ Cucharadita de cada uno: tomillo, mejorana y romero
1 Naranja rallada y aparte exprimida
2 Cucharadas de miel
Aceite de olivas en aerosol

Preparación

En una bolsa plástica mezcle la miga de pan con el cilantro, comino, sal y pimienta, tomillo, mejorana y romero, ralladura de naranja; revuelva bien esta mezcla. Ponga el pollo entre la bolsa y bata para que queden bien impregnados de la mezcla. Caliente el horno a 375F y luego coloque en una lata el pollo de hornear previamente rociada con el aceite; lleve al horno ya caliente y déjelos hornear por 15 minutos, luego déles la vuelta, rocíe el jugo de naranja, déjelos por otros 15 minutos y una vez dorado retírelo del horno.

Sazone con pimienta y extra sal al gusto. Para servir ponga en cada plato el pollol. Báñelo con los jugos del pollo y acompañe con arrozy rocie con cilantro.

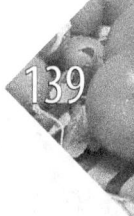

139

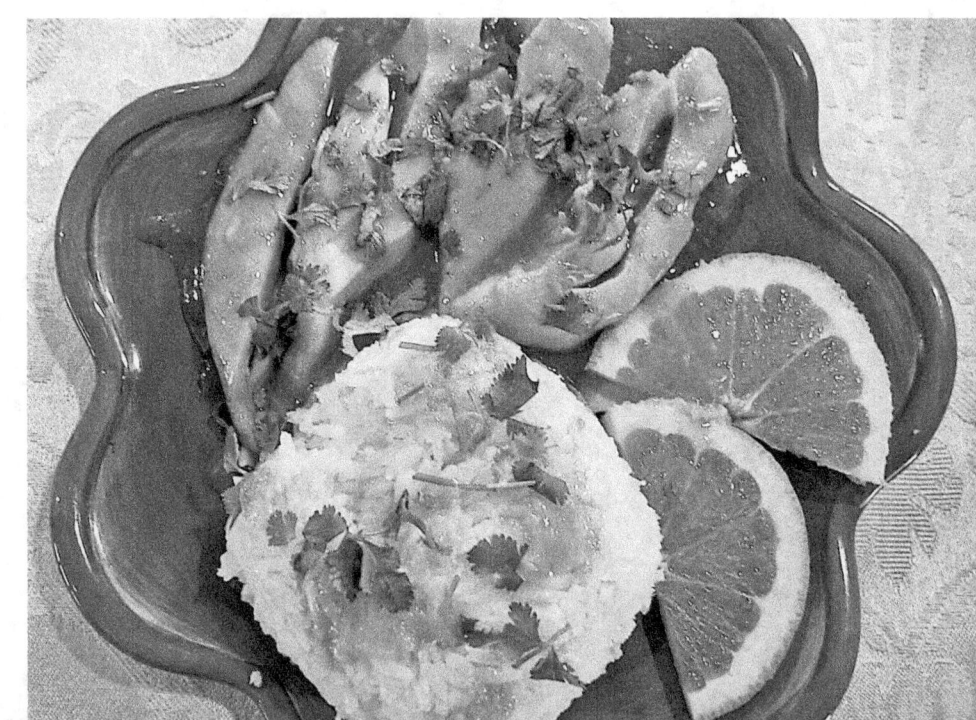

Nutrition Facts
Serving Size 1/6 of recipe 325g (324 g)
Servings per container 6

Amount Per Serving	
Calories 366	Calories from Fat 53
	% Daily Value*
Total Fat 6g	9%
Saturated Fat 1g	7%
Trans Fat 0g	
Cholesterol 104mg	35%
Sodium 485mg	20%
Total Carbohydrate 39g	13%
Dietary Fiber 14g	56%
Sugars 10g	
Protein 39g	

Lo último
en recetas con Carne

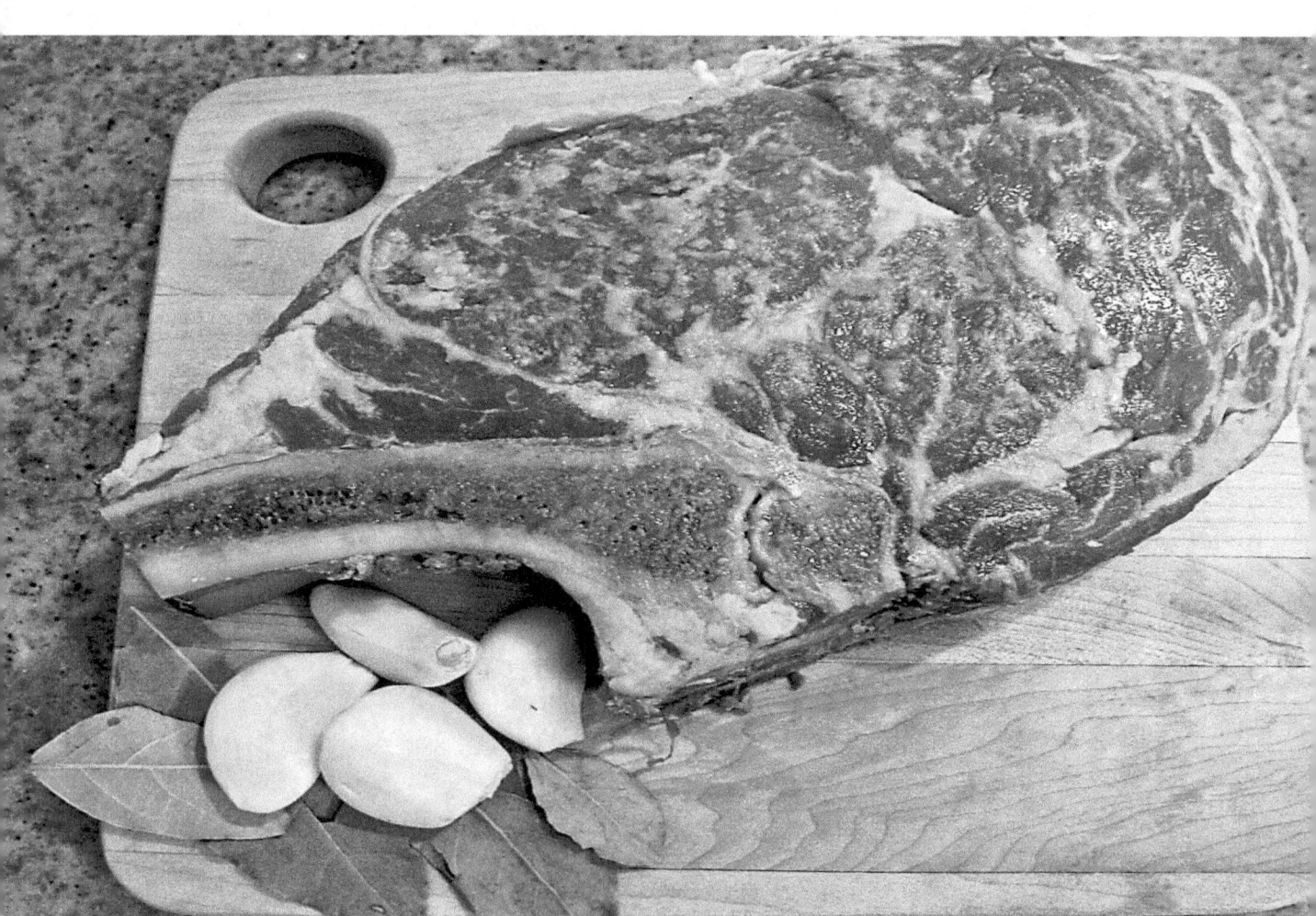

1. Carne desmenuzada (ropa vieja) España y América Latina

Tiempo de preparación: 40 minutos
6 porciones

Ingredientes

1 ½ Libras de carne de res (centro de cadera)
½ Taza de agua
2 Cucharaditas de sal
¼ Cucharadita de pimienta
1 Hoja de laurel
2 Cebollas blancas picadas
2 Clavos de ajo picados
1 Cucharada de aceite Canola
2 Chiles verdes sin semilla y picados
3 Tomates medianos picados
2 Pimientos verdes cortados en cuadritos de ½ pulgada
1 Cucharada de vinagre blanco
⅛ Cucharadita de canela
⅛ Cucharadita de clavos
½ Libra de frijoles negros cocinados

Preparación

Retire la grasa de la carne y córtela en pedazos de 1 ½ pulgada. Cocínela con suficiente agua y agregue sal, pimienta y laurel cuando esté bien blandita.

Retire la carne del caldo y en una sartén agregue el aceite y sofría las cebollas y el ajo hasta que estén tiernos. Aparte, desmenuce la carne y agréguela a la sartén con el caldo de la carne, los chiles verdes y el resto de los ingredientes, excepto los frijoles. Deje cocinar por 30 minutos. Sirva cada plato acompañado de los frijoles.

Nutrition Facts		
Serving Size 1/6 of recipe 259g (259 g)		
Amount Per Serving		
Calories 401	Calories from Fat 197	
		% Daily Value*
Total Fat 22g		34%
Saturated Fat 9g		43%
Trans Fat 0g		
Cholesterol 106mg		35%
Sodium 907mg		38%
Total Carbohydrate 14g		5%
Dietary Fiber 4g		17%
Sugars 3g		
Protein 36g		

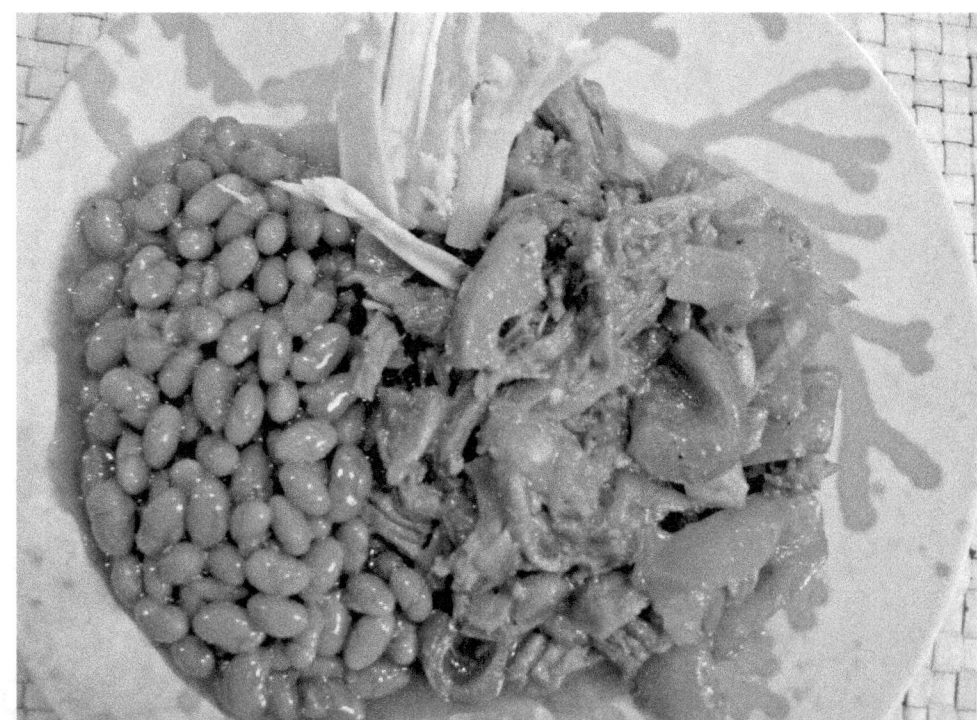

2. Enchiladas de carne o pollo – Méjico

Tiempo de preparación: 20 minutos
8 porciones (2 por persona)

Ingredientes

16 Tortillas de trigo
1 ½ Libras de carne molida o pechuga de pollo molida
2 Tazas de queso Monterrey (sin grasa) rallado
¾ De taza de cebolla verde picada
¾ De crema agria sin grasa
3 Cucharadas de perejil picado
1 ½ Cucharadita de sal
¼ Cucharadita de pimienta
3 Tazas de salsa de tomate
½ Taza de pimiento verde picado
3 Cucharadas de chile verde picado
1 Cucharada de polvo de chile
¼ Cucharadita de comino molido
⅓ Taza de olivas verdes sin pepa en rodajas

Preparación

Rocíe una sartén con aceite, déjelo calentar y ponga la carne (o el pollo) hasta que esté ligeramente dorada. Retire del fuego y agregue 1 ½ tazas de queso, cebolla verde, crema agria, perejil, sal y pimienta. Cubra el recipiente. Aparte caliente el resto de ingredientes, excepto las olivas; deje hervir y cocine a fuego lento por 5 minutos.

Junte todo y ponga ¼ de taza en cada tortilla, enrolle y pórgalas en dos bandejas de hornear. Rocíe la salsa de tomate sobre las enchiladas y luego el queso y ponga en el horno a 350 por 20 minutos.

Sirva cada una con olivas.

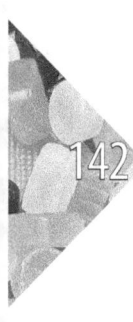

142

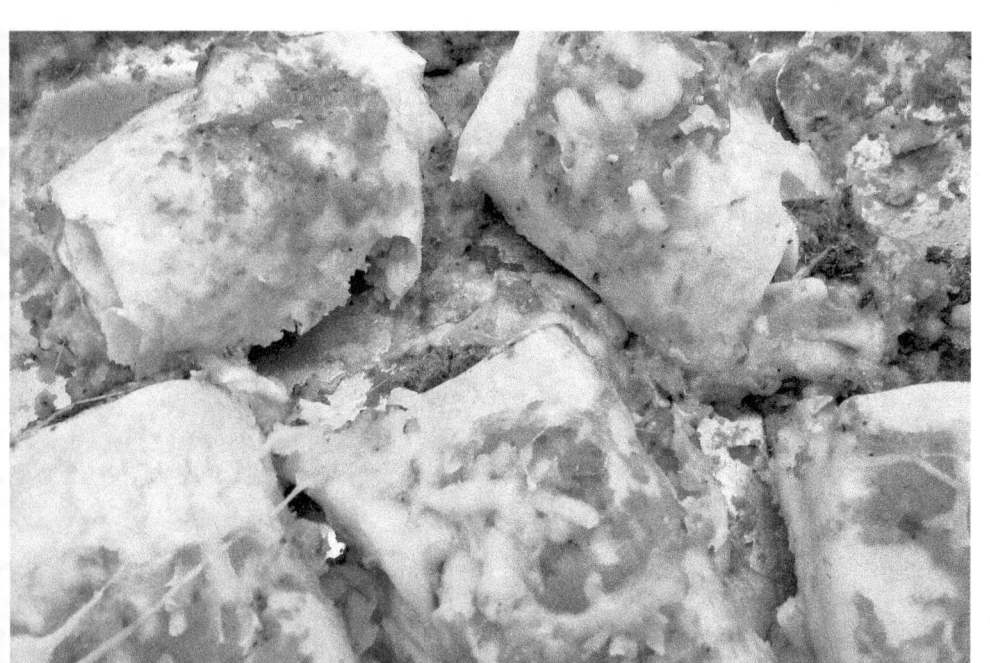

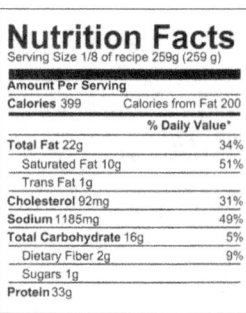

Nutrition Facts

Serving Size 1/8 of recipe 259g (259 g)

Amount Per Serving	
Calories 399	Calories from Fat 200

	% Daily Value*
Total Fat 22g	34%
Saturated Fat 10g	51%
Trans Fat 1g	
Cholesterol 92mg	31%
Sodium 1185mg	49%
Total Carbohydrate 16g	5%
Dietary Fiber 2g	9%
Sugars 1g	
Protein 33g	

3. Estofado de frijoles negros (Feijoada) – Brasil

Tiempo de preparación: 60 minutos
14 porciones

Ingredientes

- 1 Lengua de res (2 libras)
- 8 Tazas de agua
- 2 Tazas de frijoles negros
- ½ Libra de carne de res
- 2 Chorizos pavo con bastante sazón
- 1 Naranja grande cortada en tajadas delgadas
- 2 Tazas de arroz blanco ya cocinado

Salsa

- 4 Chiles jalapeños
- 2 Tomates grandes picados
- 1 Cebolla blanca picada
- 2 Clavos de ajo, picados
- ¼ Cucharadita de sal
- ⅛ Cucharadita de pimentón rojo molido
- 1 ½ Tazas de frijoles negros machacados

Preparación

Cocine la lengua en agua con sal hasta que este bien blandita. Aparte, cocine los frijoles en suficiente agua hasta que estén blandos. Retírelos del fuego y déjelos enfriar. Machaque 1 taza de los frijoles y déjelos aparte para la salsa.

Aparte, cuando la lengua ya esté bien cocinada, retire la piel y la grasa y corte en pedazos de ¼ de pulgada y junte con el resto de frijoles enteros; agregue la carne cortada en trozos pequeños y los chorizos sin piel y aplanados con tenedor y mezcle todo bien. Agregue agua hasta cubrir los ingredientes y ponga a cocinar por 30 minutos. Luego prepare la salsa y agréguela al estofado con un poco de agua si es necesario. Deje cocinar a fuego lento todo junto por otros 30 minutos. Sirva cada plato con las tajadas de naranja y acompañado con el arroz.

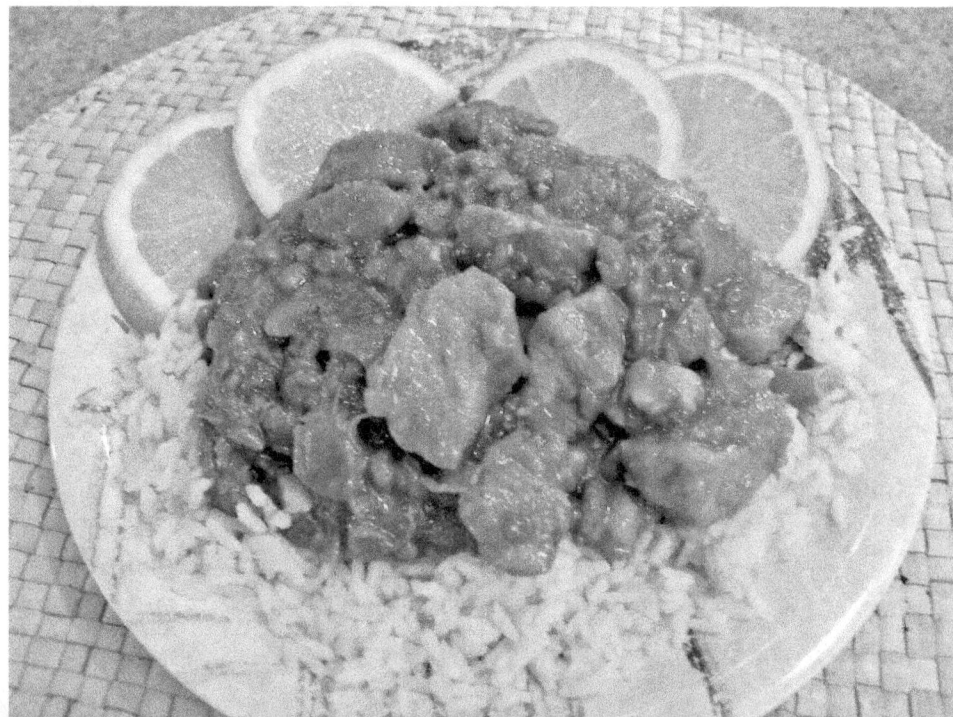

Nutrition Facts	
Serving Size 1/14 of recipe 210g (210 g)	
Servings per container 14	
Amount Per Serving	
Calories 421	Calories from Fat 153
	% Daily Value*
Total Fat 17g	26%
Saturated Fat 6g	29%
Trans Fat 1g	
Cholesterol 112mg	37%
Sodium 641mg	27%
Total Carbohydrate 36g	12%
Dietary Fiber 7g	29%
Sugars 4g	
Protein 31g	

4. Lonjitas de ternera – Hawai

Tiempo de preparación: 30 minutos
6 porciones

Ingredientes

- 6 Lonjitas de ternera
- 4 Kiwi pelado y picado de 4 Onz. c/u
- 2 Mandarinas en gajos
- 1 Huevo
- 1 Chile jalapeño picado
- ¼ Taza de leche
- ½ Taza jícama pelada y picada
- ½ Taza de miga de pan
- ¼ Rúgala picada sazonada con hierbas
- ½ Taza pimiento rojo picado fino
- 2 Cucharadas de aceite de girasol
- 1 Cucharada de Jugo de lima

Preparación

Macere finamente las lonjitas con un mazo para carnes. Mezcle el huevo con la leche. Espolvoree las lonjitas con la miga de pan por ambos lados y luego sumérjalas en la mezcla de leche y huevo. Caliente el aceite en una sartén grande y ponga a freír las lonjitas hasta que doren bien por ambos lados.

Prepare la salsa en un tazón grande mezclando el kivi, las mandarinas, la jícama, la rúgala, el pimentón rojo, el jugo de lima y el jalapeño y deje marinar esto por 30 minutos.

Sirva las lonjitas calientes y cúbralas con la salsa.

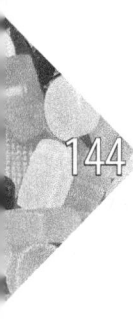

144

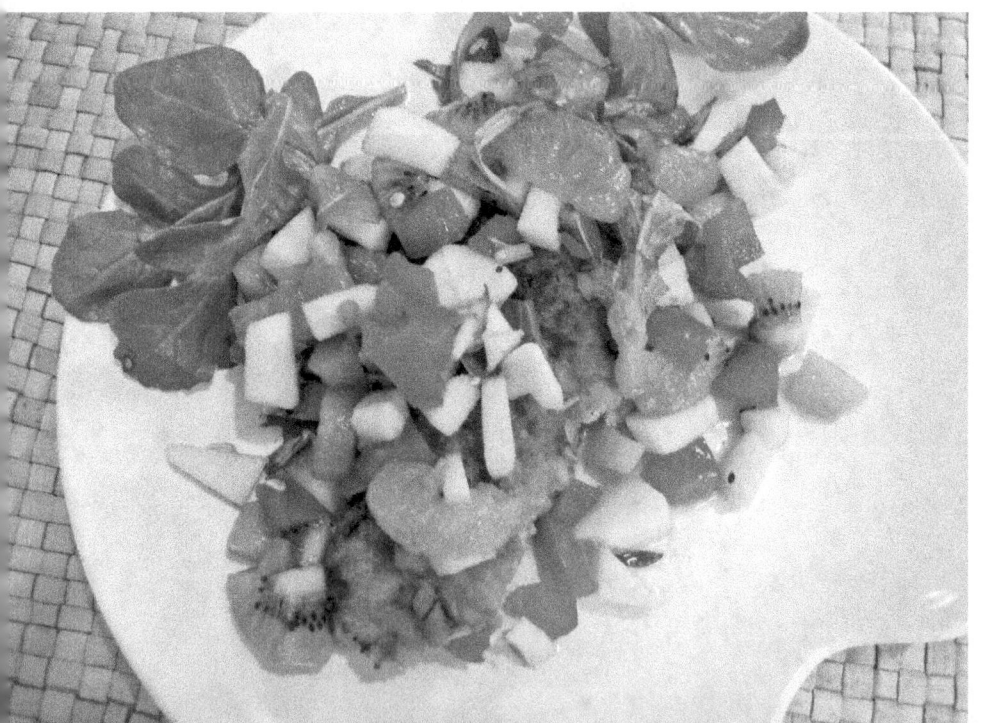

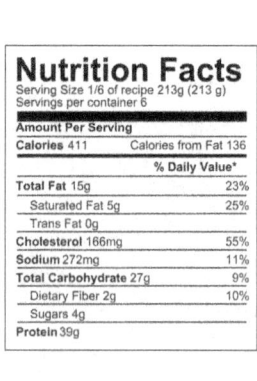

Nutrition Facts
Serving Size 1/6 of recipe 213g (213 g)
Servings per container 6

Amount Per Serving

Calories 411 — Calories from Fat 136

% Daily Value*

Total Fat 15g	23%
Saturated Fat 5g	25%
Trans Fat 0g	
Cholesterol 166mg	55%
Sodium 272mg	11%
Total Carbohydrate 27g	9%
Dietary Fiber 2g	10%
Sugars 4g	
Protein 39g	

5. Carne con arroz estilo africano

Tiempo de preparación: 50 minutos
6 porciones

Ingredientes

1   Libra de carne centro de cadera cortada
½ pulgada de gruesa
1   Cucharada de aceite Canola
1   Taza de agua
1   Hoja de laurel
1   Cucharadita de sal
¼   Cucharadita de pimiento rojo molido
1 ½ Tazas de frijoles rojos, cocinados
1   Taza de arroz blanco sin cocinar
2   Pimientos verdes cortados en pedazos de
½ pulgada
1   Cebolla blanca, picada
1 ½ Cucharadita de sal
1   Cucharadita de polvo Curry
¼   Cucharadita de pimienta

Preparación

En una sartén de 10 pulgadas ponga el aceite a calentar y luego agregue la cebolla, laurel, sal, y pimiento rojo molido y la carne; deje calentar todo junto por 5 minutos y luego agregue 2 tazas de agua, el resto de ingredientes y mezcle bien.

Caliente el horno a 350 y deje hornear entre 45 a 50 minutos hasta que todo el líquido sea absorbido.

Sirva con tajadas redondas de tomate, si lo desea.

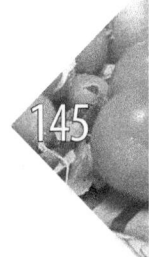

145

Nutrition Facts	
Serving Size Entire Recipe 243g (242 g)	
Amount Per Serving	
Calories 383	Calories from Fat 87
	% Daily Value*
Total Fat 10g	15%
Saturated Fat 3g	16%
Trans Fat 1g	
Cholesterol 74mg	25%
Sodium 654mg	27%
Total Carbohydrate 42g	14%
Dietary Fiber 6g	24%
Sugars 3g	
Protein 32g	

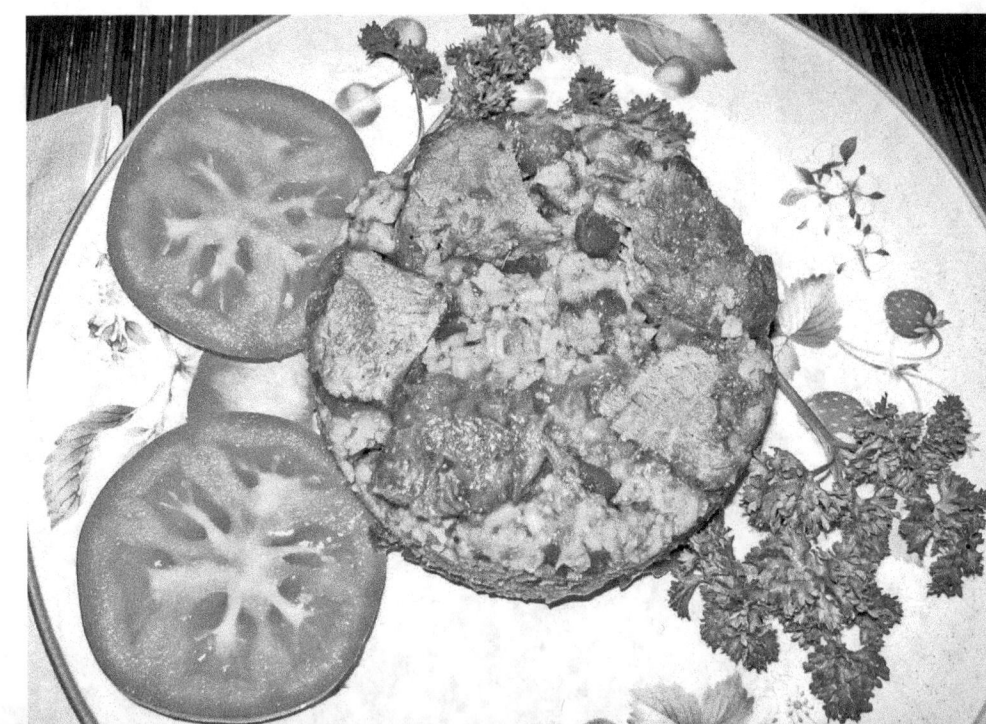

6. Cocido o puchero español

Tiempo de preparación: 80 minutos
8 porciones

Ingredientes:

1 ½ Libras de carne de res para cocinar
8 Tazas de agua
1 Cebolla mediana picada
2 Clavos de ajo picados
1 Hola de laurel
2 ½ Cucharaditas de sal
¼ Cucharadita de pimienta
1 Libra de chorizos cortados en ½ pulgada
3 Zanahorias medianas cortadas en rebanadas
3 Gajos de apio cortados en rebanadas
½ Libra de garbanzos cocinados
1 Cabeza de repollo blanco cortado en 8 tajadas a lo largo de arriba abajo

Preparación

Retire toda la grasa de la carne y cocine con el agua la cebolla, ajo, laurel, sal y pimienta hasta que la carne esté blanda, luego corte la carne en pedazos a lo largo.

Aparte, en una sartén ponga los chorizos a cocinar sin agua, revolviéndoles con frecuencia y una vez hayan dorado, agréguelos al caldo con la carne y las zanahorias, apio, garbanzos y repollo y agregue agua hasta cubrirlos suficientemente como para una sopa.

Cubra la olla y deje cocinar por 20 minutos más; retírela del fuego, saque todos los ingredientes, distribuya las porciones en cada plato.

Sirva aparte el caldo en tazas de sopa.

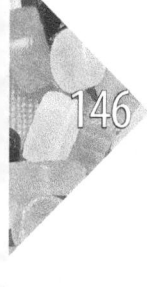

146

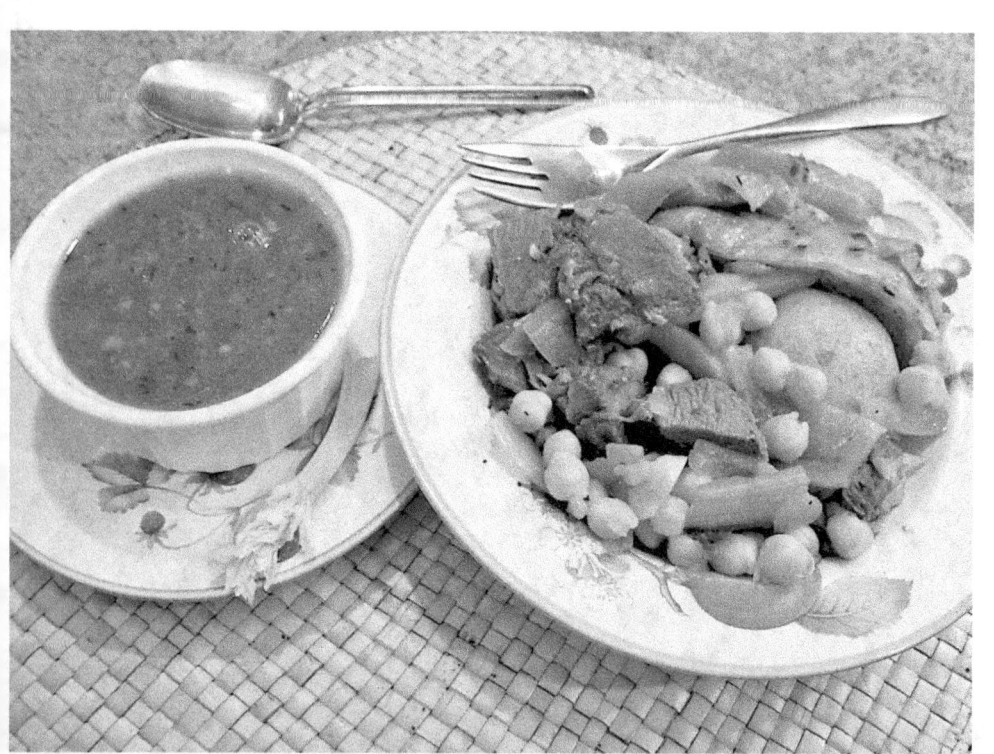

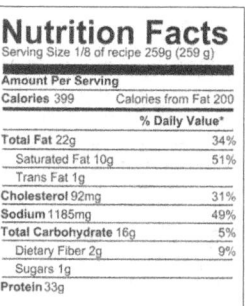

Nutrition Facts	
Serving Size 1/8 of recipe 259g (259 g)	
Amount Per Serving	
Calories 399	Calories from Fat 200
	% Daily Value*
Total Fat 22g	34%
Saturated Fat 10g	51%
Trans Fat 1g	
Cholesterol 92mg	31%
Sodium 1185mg	49%
Total Carbohydrate 16g	5%
Dietary Fiber 2g	9%
Sugars 1g	
Protein 33g	

7. Estofado de cordero irlandés

Tiempo de preparación: 80 minutos
6 porciones

Ingredientes

- 2 Libras de carne de cordero sin hueso
- 3 Papas con piel y lavadas
- 3 Zanahorias peladas y cortadas en rodajas de
- 1 pulgada de anchas
- 3 Cebollas medianas cortadas en redondo
- 2 Cucharaditas de sal
- ¼ Cucharadita de pimienta
- 1 Taza de cerveza
- ¼ De perejil picado

Preparación

Retire los gordos de la carne de cordero y córtelo en cuadritos de regular tamaño.

Corte las papas en cruz (4 pedazos). En una olla a presión ponga la cebolla, la mitad del cordero, la mitad de la sal y pimienta y la mitad de las zanahorias; repita en el mismo orden con la otra mitad de los ingredientes y agregue el agua y la cerveza. Deje cocinar por 1 hora y media para que el cordero quede bien blando.

Para servir rocíe los platos con perejil y acompañe con repollo rojo cortado redondo muy fino si así lo desea; este puede colocarse en cada plato antes de servir el estofado.

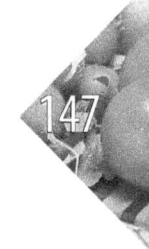

147

Nutrition Facts	
Serving Size 1/6 of recipe 375g (375 g)	
Servings per container 6	
Amount Per Serving	
Calories 400	Calories from Fat 111
	% Daily Value*
Total Fat 12g	19%
Saturated Fat 5g	26%
Trans Fat 0g	
Cholesterol 97mg	32%
Sodium 919mg	38%
Total Carbohydrate 39g	13%
Dietary Fiber 4g	16%
Sugars 4g	
Protein 33g	

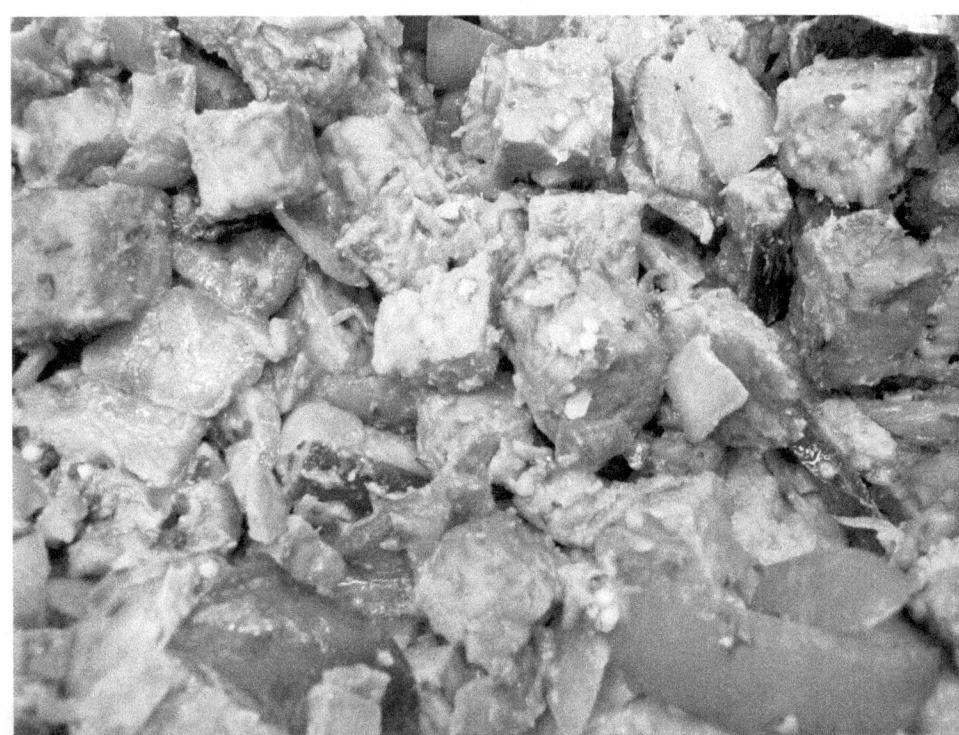

8. Lasaña italiana con carne y espinacas

Tiempo de preparación: 45 minutos
De 8 porciones

Ingredientes

¾ Libra de carne molida sin grasa
¼ Cucharadita de pimienta
1 Cebolla mediana picada
1 Paquete (8onz.) pasta para lasaña
1 Clavo de ajo picado
3 Tazas de salsa de tomate
1 Cartón (15 Onz.) de queso Ricota sin grasa
2 Cucharadas de perejil picado
1 Tazas de queso amarillo sin grasa
½ Taza de queso parmesano
1 Cucharadita de azúcar cocinada
1 Taza de espinacas con sal y escurrida
½ Cucharadita de cada uno: sal, albahaca seca, orégano,
1 Huevo batido

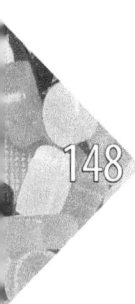

Preparación

En una sartén, rocíe con aceite y ponga la carne molida, cebolla y ajo a freír hasta que estén ligeramente dorados, luego agregue la salsa de tomate, perejil, azúcar, sal, basilico, orégano y pimienta; cubra y deje cocinar por 20 minutos.

Aparte en otro recipiente revuelva la espinaca con el huevo batido. Cocine la pasta siguiendo las instrucciones del paquete y cuele el agua.

Unte por todos lados con una taza de la salsa de la carne una bandeja para hornear y ponga la pasta hasta cubrir todo el fondo de la bandeja; distribuya la mitad de la carne, la mitad de la ricota y el queso amarillo. Luego ponga otra capa de pasta y encima agregue la espinaca con huevo y termine con la carne; rocíe el resto de los quesos.

Lleve la bandeja al horno precalentado a 350* y deje hornear por 45 minutos hasta que esté medio dorada; espere 15 minutos para cortar.

Sírvala acompañada de una pequeña ensalada o verduras.

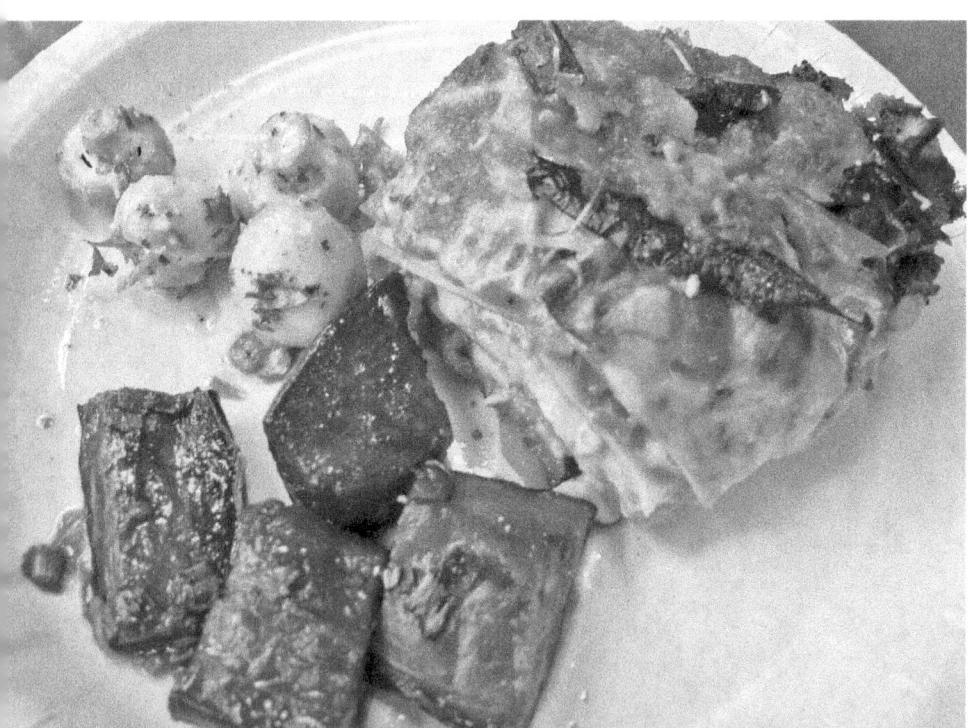

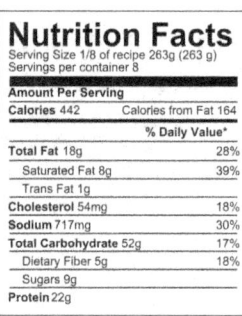

Nutrition Facts
Serving Size 1/8 of recipe 263g (263 g)
Servings per container 8

Amount Per Serving	
Calories 442	Calories from Fat 164

	% Daily Value*
Total Fat 18g	28%
Saturated Fat 8g	39%
Trans Fat 1g	
Cholesterol 54mg	18%
Sodium 717mg	30%
Total Carbohydrate 52g	17%
Dietary Fiber 5g	18%
Sugars 9g	
Protein 22g	

Riquísimas
recetas con Pavo

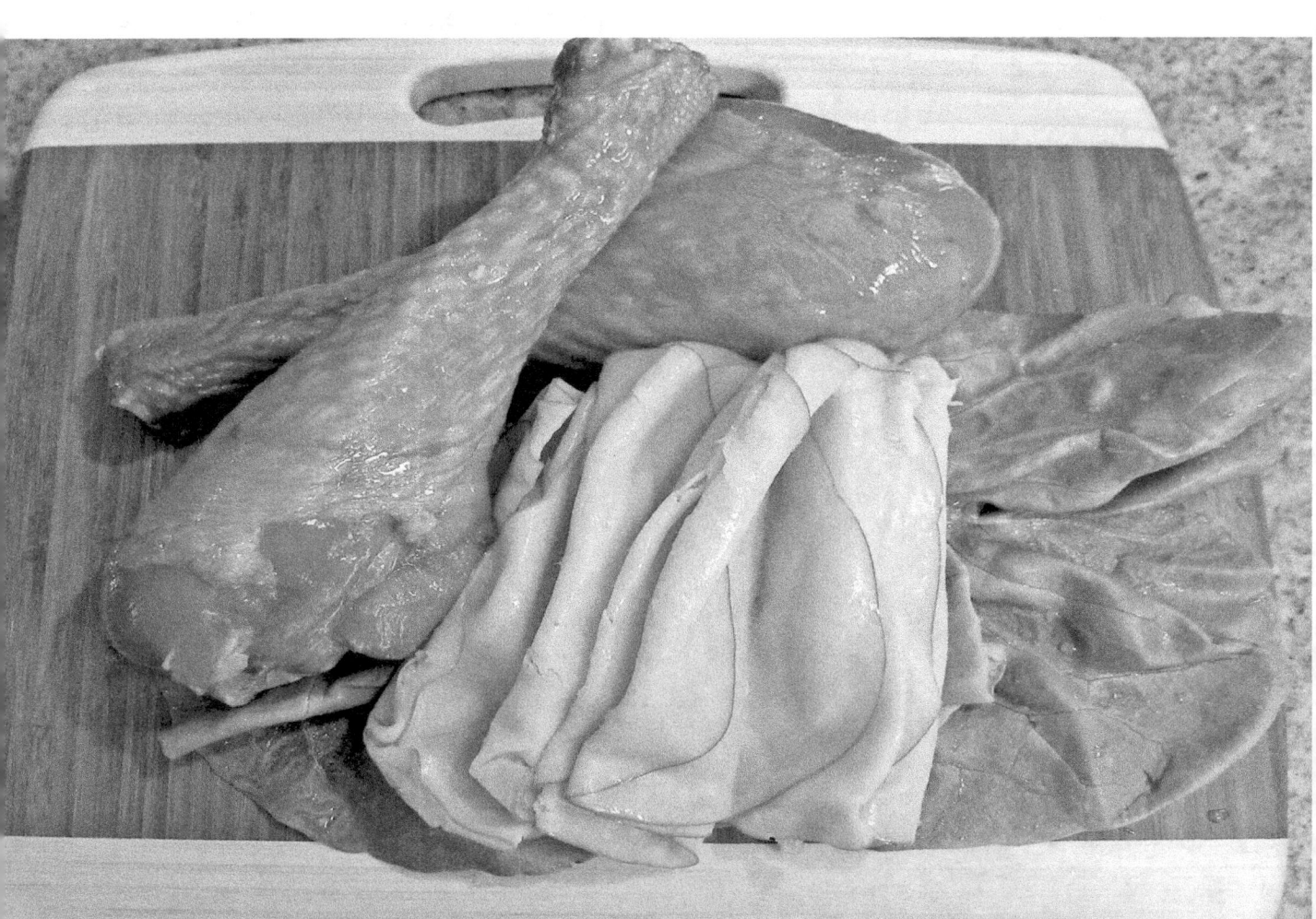

1. Delicioso pavo navideño relleno

Receta de Carmen / Tiempo de preparación: 3 a 4 horas / 16 porciones

Ingredientes

- 1 Pavo de 12 libras
- ½ Taza de aceitunas verdes sin pepa y en rodajas
- 1 Taza de cebolla cabezona blanca picada fino
- 1 Cucharada de pimienta
- 1 Taza de uvas pasas
- 6 Dientes de ajo triturados
- ½ Taza de nueces trituradas
- 2 Tazas de arroz integral cocinado
- 1 Botella de cerveza malta
- 1 Libra de carne de pavo molida
- 1 Taza de salsa de tomate
- 2 Gajos de apio picado
- 1 Taza de perejil picado
- 2 Manzanas peladas y picadas fino
- Aceite en aerosol
- Extra sal y pimienta.

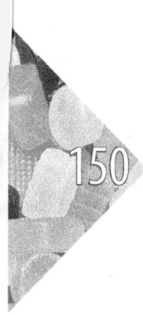

150

Preparación

El día anterior, retire las menudencias del pavo y lávelo bien por fuera y por dentro. Luego, en una olla bien grande sumérjalo en agua que lo cubra y con bastante sal y déjelo hasta el día siguiente.

Retírelo del agua, séquelo y proceda a sazonarlo frotándolo con la mezcla de la mitad de los ajos, la pimienta y la salsa de tomate. Déjelo a un lado y aparte prepare el relleno.

En una sartén grande, rocíe con aceite, una vez caliente agregue la cebolla y el resto de los ajos y deje dorar. Agregue la carne molida y deje cocinar ligeramente, luego agregue el apio, el perejil, las manzanas, el arroz, las uvas pasas, sal y pimienta. Revuelva bien y deje cocinar otros 10 minutos. Después agregue las aceitunas verdes cortadas en rodajas y las nueces y retire del fuego para rellenar el pavo y cocerlo bien; ate las piernas para que no se salga el relleno.

Enseguida colóquelo en una lata de hornear grande previamente rociada con el aceite y llévelo al horno precalentado a 300*F. En la medida en que va cocinando vaya bañándolo con la cerveza por encima y luego báñelo con el jugo que suelte. En la mitad de la cocción cúbralo con papel aluminio para que no se queme, hasta que esté cocinado; aproximadamente 3 horas y media; el pavo estará listo cuando al meter el cuchillo la carne no suelte sangre. Adorne la bandeja con lechugas para servirlo, junto con otros platos de acompañamiento.

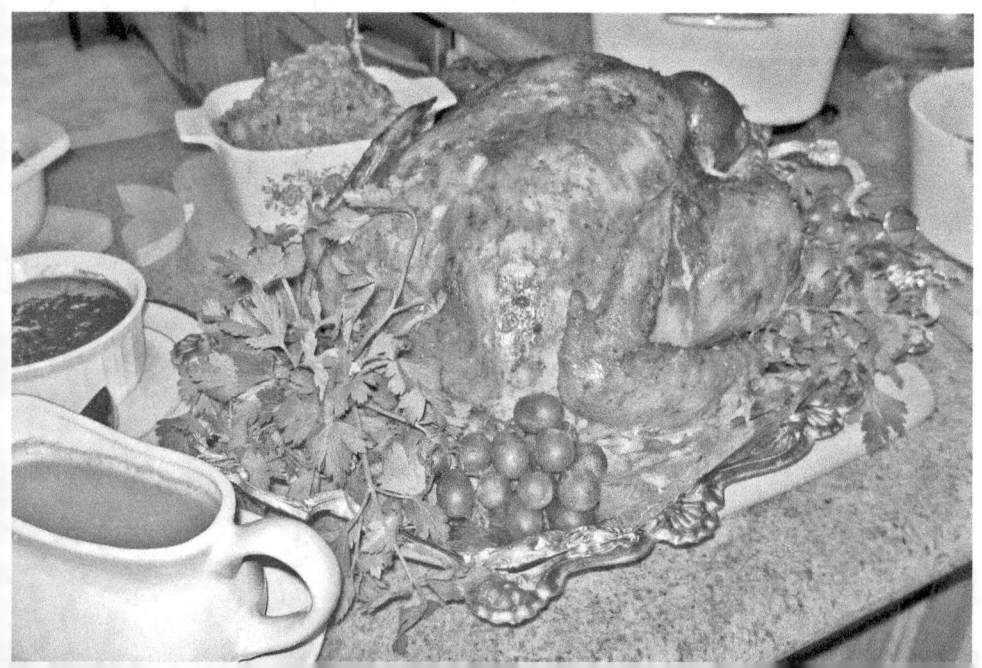

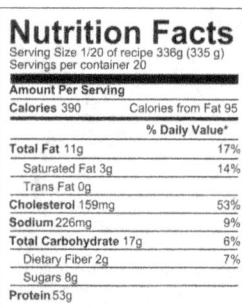

Nutrition Facts

Serving Size 1/20 of recipe 336g (335 g)
Servings per container 20

Amount Per Serving	
Calories 390	Calories from Fat 95

	% Daily Value*
Total Fat 11g	17%
Saturated Fat 3g	14%
Trans Fat 0g	
Cholesterol 159mg	53%
Sodium 226mg	9%
Total Carbohydrate 17g	6%
Dietary Fiber 2g	7%
Sugars 8g	
Protein 53g	

2. Hamburguesa de pavo estilo "Thai"

Tiempo de preparación: 30 minutos
4 porciones

Ingredientes

1   Libra de pechuga de pavo molido
1   Cavo de ajo picado
½   Cucharadita de jengibre fresco rallado
1   Clara de huevo
¼   Taza de migas de pan integral
1   Jugo de un limón
½   Taza de salsa teriyaki
2   Cucharadas de hojas de menta picadas
(Hierbabuena)
½   Cucharadita de sal
2   Cucharadas de cilantro picado fino
2   Cucharaditas de semillas de ajonjolí, tostadas
2   Cucharadas de cebolla verde picadas fino
Aceite de tarro en aerosol

Preparación

Mezcle el pavo con la clara de huevo, migas de pan, hojas de menta, cilantro, cebolla, ajo, jengibre, jugo de limón, ¼ de taza de salsa teriyaki y sal.

Usando las dos manos haga las hamburguesas en 4 partes iguales y déjelas aparte.

En una lata de hornear rocíe con aceite y caliente a 375 F, luego coloque los hamburguesas de pavo y deje hornear 7 minutos por cada lado, presionando cada una con una espátula para que queden compactas y rocíe poco a poco el resto de la salsa teriyaki para hacerles el glaseado.

Salpique cada hamburguesa con las semillas de ajonjolí tostadas antes de servir.

Puede acompañarlas con una rica ensalada de verduras.

Nutrition Facts		
Serving Size 1/4 of recipe 182g (182 g)		
Servings per container 4		
Amount Per Serving		
Calories 146	Calories from Fat 14	
		% Daily Value*
Total Fat 2g		2%
Saturated Fat 0g		2%
Trans Fat 0g		
Cholesterol 36mg		12%
Sodium 3023mg		126%
Total Carbohydrate 13g		4%
Dietary Fiber 1g		3%
Sugars 7g		
Protein 20g		

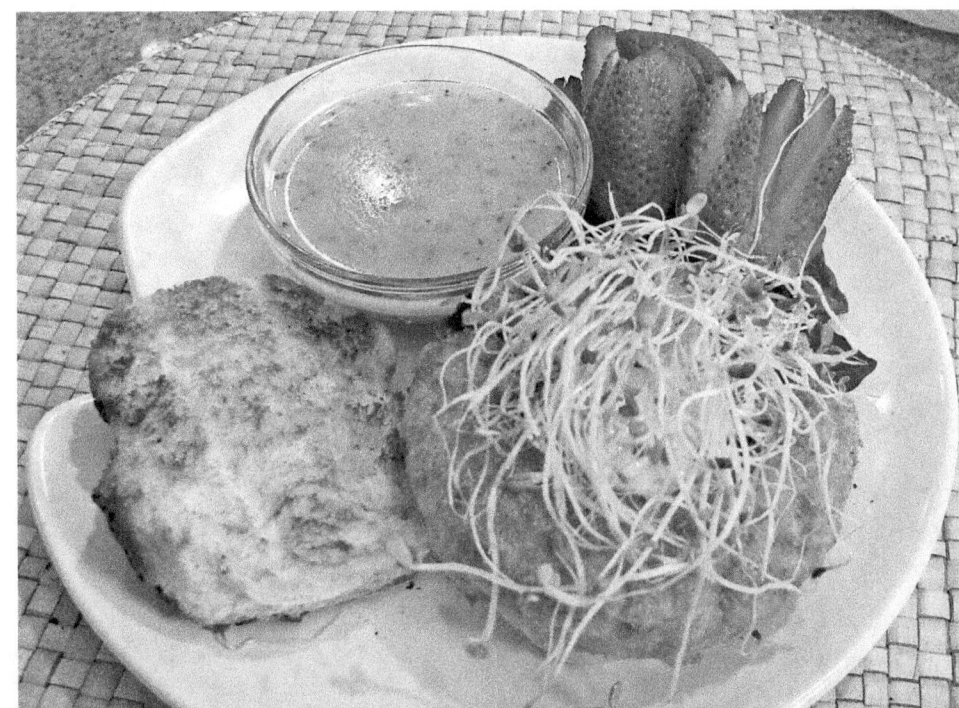

3. Pavo con cebollas acarameladas

Tiempo de preparación: 60 minutos
6 porciones

Ingredientes

1 Pechuga de pavo de 3 libras
6 Cebollas amarillas dulces medianas
12 Ciruelas pasas sin pepas
1 Pocillo de caldo de pollo
Perejil picado fino
Aceite Canola en aerosol
Sal de ajo y pimienta al gusto

Preparación

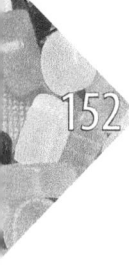

Lave la pechuga y sazónela bien con sal y pimienta. Pele las cebollas y córteles la base de manera que se apoyen bien y sazónelas con sal y pimienta. Luego ponga las ciruelas en la licuadora y agregue el caldo de pollo y bata hasta que queden puré.

Mientras tanto, caliente el horno a 350F. Coloque la pechuga en una bandeja de hornear previamente rociada con el aceite y ponga alrededor de ésta las cebollas y rocíe de nuevo sólo las cebollas con el aceite; y riegue únicamente sobre la pechuga el puré de ciruelas. Lleve al horno y deje cocinar por una hora; revise si el pavo ya está cocinado y las cebollas blandas y doradas para retirar la bandeja del horno.

Retire el pavo de la bandeja y córtelo en tajadas delgadas; sírvalas rociándoles la salsa de las ciruelas y al lado de cada plato ponga un poco de cebolla. Salpique los platos con perejil. Una yuca o arroz es excelente para acompañar este plato.

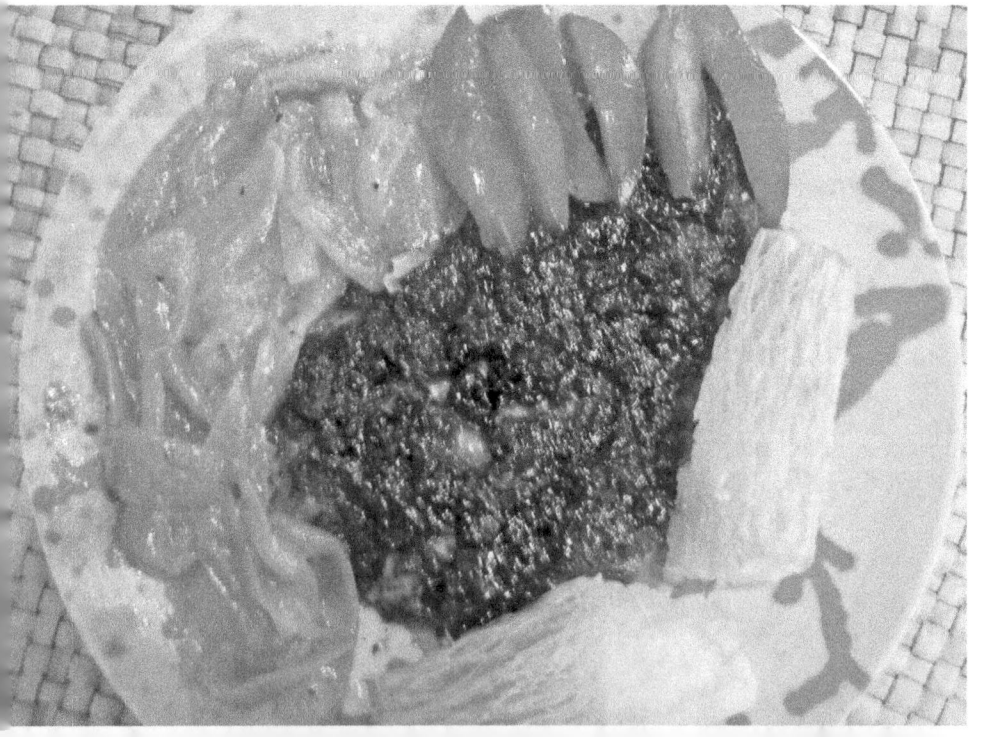

Nutrition Facts	
Serving Size 1/6 of recipe 611g (611 g)	
Servings per container 6	
Amount Per Serving	
Calories 412	Calories from Fat 35
	% Daily Value*
Total Fat 4g	6%
Saturated Fat 1g	6%
Trans Fat	
Cholesterol 134mg	45%
Sodium 227mg	9%
Total Carbohydrate 37g	12%
Dietary Fiber 4g	18%
Sugars 24g	
Protein 56g	

4. Pavo estilo milanés – Italia

Tiempo de preparación: 20 minutos
4 porciones

Ingredientes

- 8 Tajadas de pechuga de pavo
- 1 Cucharadita de especias Italianas
- 3 Claras de huevo
- 2 Cucharadas de leche al 1%
- 3 Clavos de ajo molidos
- 4 Cucharadas de perejil picado
- 1 Taza de migas de pan integral
- 1 Limón tajado

Aceite en aerosol,

Sal y pimienta al gusto

Preparación

Sazone el pavo con sal, pimienta y especias por ambos lados y póngalo en una bandeja de hornear previamente rociada con el aceite.

Aparte, en un recipiente mediano bata las claras de huevo y agregue la leche, luego los ajos y el perejil picado y mezcle bien. Ponga las migas de pan en una plato ancho y pase una a una las tajadas de pavo untándolas por ambos lados y de igual manera páselas por la mezcla anterior de claras de huevo y colóquelas de inmediato en la lata de hornear; llévelas al horno precalentado a 375F y déjelas hasta que luzcan ligeramente doradas, déles la vuelta para dorar la otra cara. Para servir, rocíe las tajadas con perejil picado y sirva con tajadas de limón. Acompañe con vegetales al vapor.

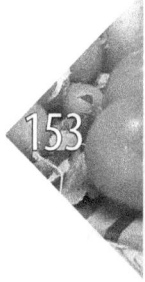

153

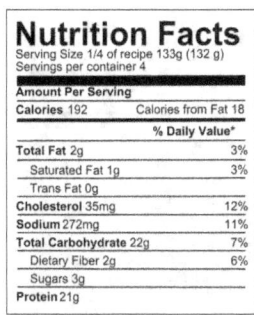

Nutrition Facts	
Serving Size 1/4 of recipe 133g (132 g)	
Servings per container 4	

Amount Per Serving	
Calories 192	Calories from Fat 18

	% Daily Value*
Total Fat 2g	3%
Saturated Fat 1g	3%
Trans Fat 0g	
Cholesterol 35mg	12%
Sodium 272mg	11%
Total Carbohydrate 22g	7%
Dietary Fiber 2g	6%
Sugars 3g	
Protein 21g	

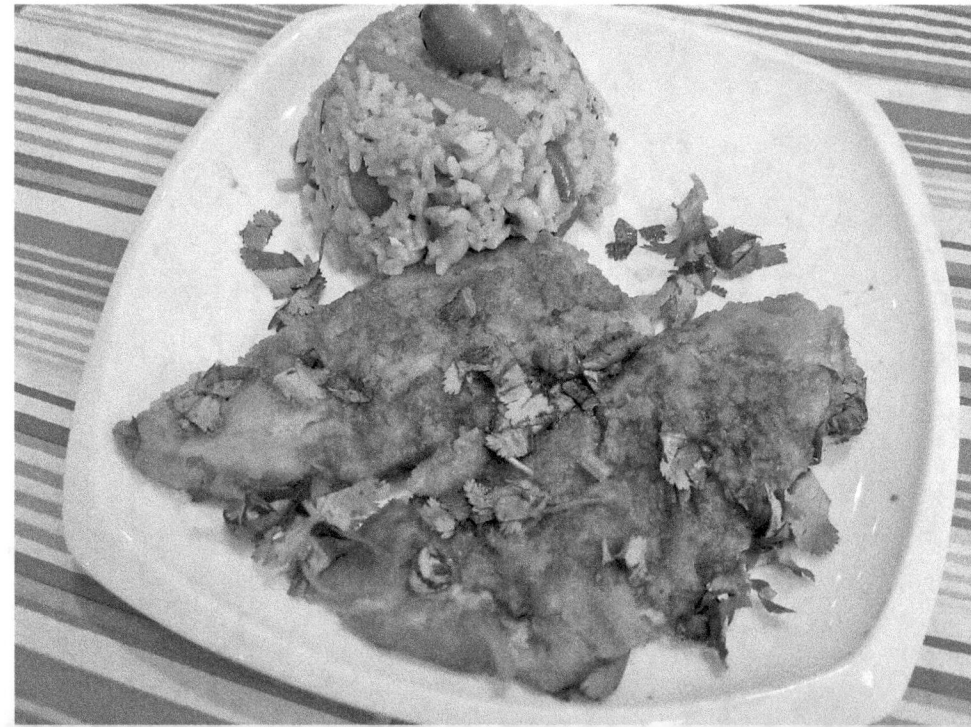

5. Filetes de pavo Creole – Louisiana

Tiempo de preparación: 80 minutos
6 porciones

Ingredientes

1 ½ Libras de pechuga de pavo 92% sin grasa
2 Cebollas blancas picadas
2 Pimentones verdes picados
1 Pimentón rojo picado
2 Cucharadas de aceite Canola
1 Cucharaditas de sal
½ Cucharadita de cada una:
1 Cucharada de salsa negra Inglesa
3 Tazas de tomates machacados
1 Taza de cebolla verde picada
½ Taza de cebolla verde picada
2 Cucharadas de perejil picado
¼ Cucharadita de cada una: pimienta negra, pimienta blanca, pimienta de Cayena
Albahaca, orégano, tomillo, páprika, ajo en polvo, cebolla en polvo, chile en polvo

154

Preparación

Corte el pavo en tiras de ¾ de pulgada de ancho. En una olla grande con el aceite, sofría el pavo, las cebollas y los pimientos hasta que el pavo esté completamente cocido. Agregue los condimentos, la salsa negra inglesa y los tomates.

Reduzca el fuego y cocine por 30 minutos. Agregue las cebollas verdes y el perejil y cocine a fuego lento por 5 minutos más.

Servir con arroz blanco.

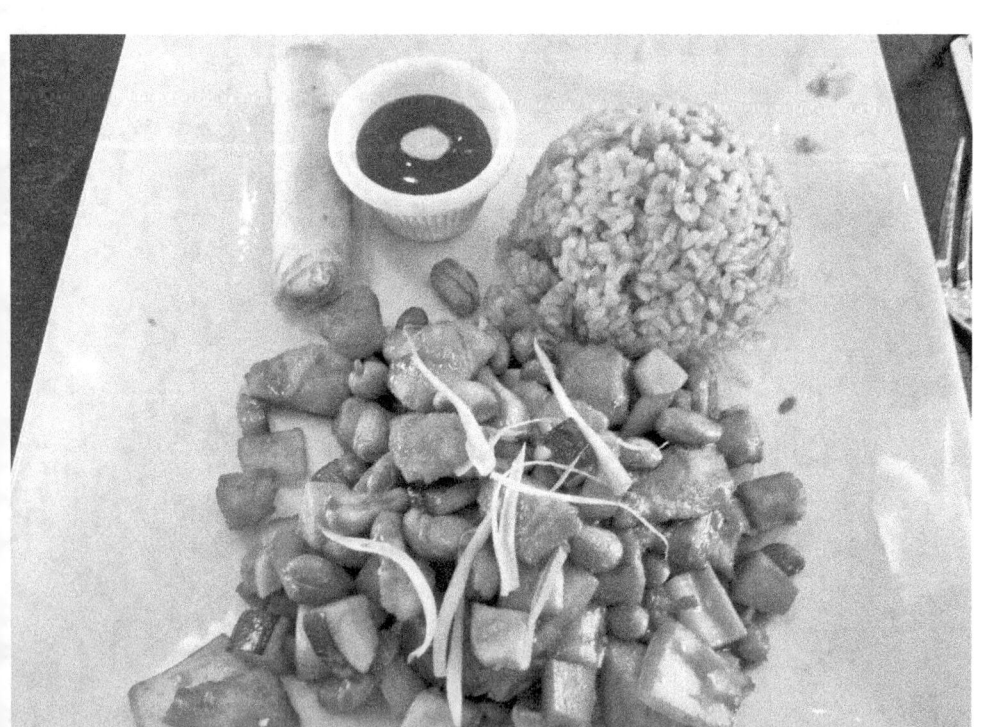

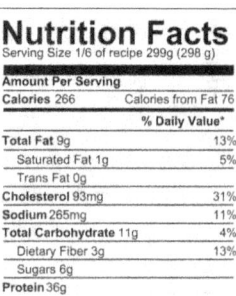

Nutrition Facts
Serving Size 1/6 of recipe 299g (298 g)

Amount Per Serving	
Calories 266	Calories from Fat 76
	% Daily Value*
Total Fat 9g	13%
Saturated Fat 1g	5%
Trans Fat 0g	
Cholesterol 93mg	31%
Sodium 265mg	11%
Total Carbohydrate 11g	4%
Dietary Fiber 3g	13%
Sugars 6g	
Protein 36g	

6. Pavo al ajo con jengibre – África

Tiempo de preparación: 60 minutos
8 porciones

Ingredientes

1 ¼ Libras de muslos de pavo
6 Dientes de ajo picados
1 Cucharadita de sal de mar
2 Cucharaditas de pimienta negra triturada
1 Cucharadita de aceite de oliva
½ Taza de molazas
2 Cucharadas de jengibre rallado
½ Taza de jugo de manzana
1 ¼ Tazas de arroz preparado en caldo de pollo
3 cucharadas de salsa de tomate.

Preparación

Precaliente el horno a 350F (180C)

Ponga los muslos de pavo en una lata de hornear. Hágales 6 hendiduras y rellene cada una con un diente de ajo. Espolvoree con sal y pimienta y rocíe con el aceite. Ase los muslos en el horno por 1 ½ hora hasta que estén bien cocidos.

Mientras tanto combine las molazas, el jengibre (Ginger) y el jugo de manzana en una cacerola y deje consumir hasta la mitad; luego unte con esta salsa los muslos por todos lados poco a poco, en la última ½ hora de cocción.

Saque el pavo del horno y córtelo. Sírvalo con el arroz previamente preparado en caldo de pollo y la salsa de tomate.

Nutrition Facts		
Serving Size 1/8 of recipe 176g (176 g)		
Servings per container 8		
Amount Per Serving		
Calories 312	Calories from Fat 78	
		% Daily Value*
Total Fat 9g		13%
Saturated Fat 2g		12%
Trans Fat 0g		
Cholesterol 43mg		14%
Sodium 617mg		26%
Total Carbohydrate 42g		14%
Dietary Fiber 1g		5%
Sugars 14g		
Protein 16g		

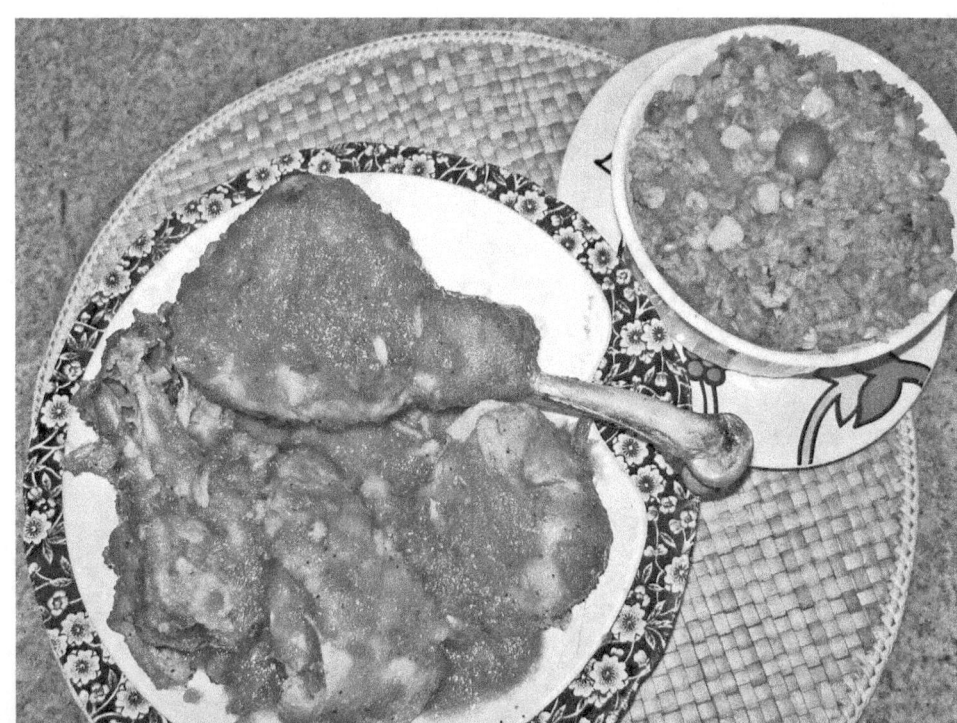

7. Pavo con cebolla y cilantro

Tiempo de preparación: 15 minutos
6 porciones

Ingredientes

1 ½ Libras de pechuga de pavo cortado en forma de deditos
1 Manojo pequeño de cilantro picado
1 Manojo pequeño de cebollas verdes picadas
1 Limón cortado en gajos
1 Cucharada de sal
1 ½ Cucharaditas de molazas
Aceite en aerosol

Mezcla de Cebolla

En una taza pequeña mezcle: ¼ de taza de cebollas verdes cortadas fino, 2 cucharadas de cilantro picado, 3 clavos de ajo machacados, 1 cucharada de jengibre fresco rallado y 1 cucharada de pimienta molida y la ralladura de un limón.

Preparación

Lave el pavo y séquelo, luego sazónelo por ambos lados, con sal y molazas y póngalo en un recipiente en la nevera por 2 o 3 horas, luego sáquelo, enjuáguelo ligeramente y séquelo.

Prepare la mezcla de cebolla y sazone bien el pavo por ambos lados con esta mezcla. Luego, en una bandeja de hornear previamente rociada con el aceite de tarro, reparta los deditos de pavo, lleve al horno, previamente calentado a 375F. y deje hornear por 7 minutos, déles vuelta y déjelos por otros 7 minutos hasta que estén ligeramente dorados. Para servir, adórnelos con el cilantro y las cebollas verdes picadas y unas tajadas de limón al lado.

Acompañe con un delicioso arroz integral.

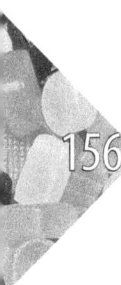

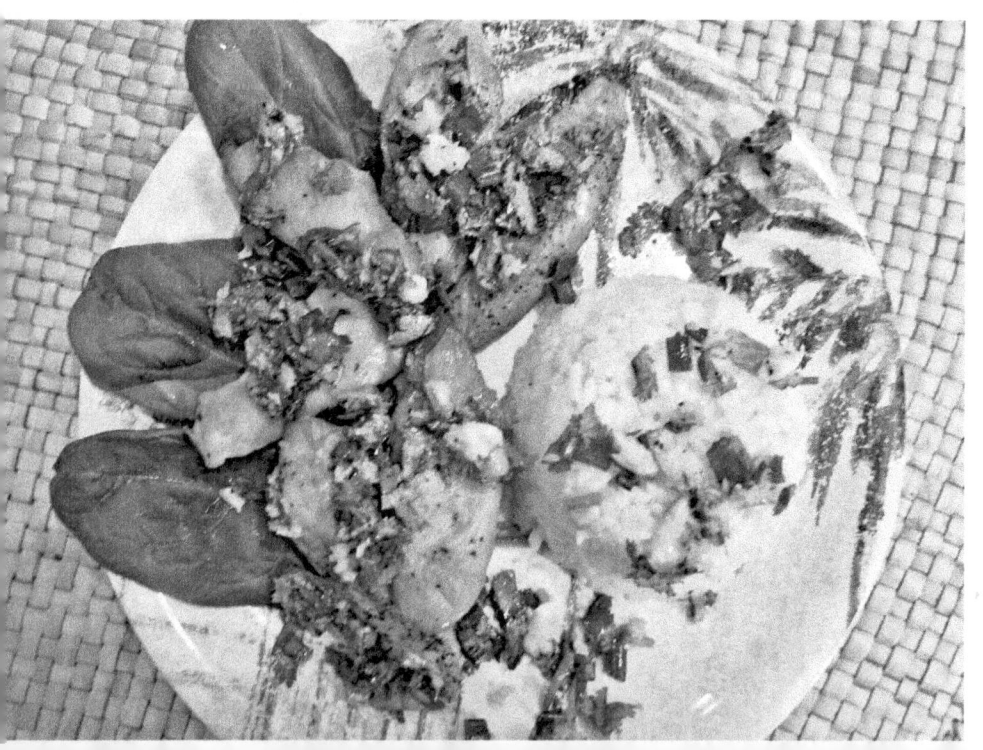

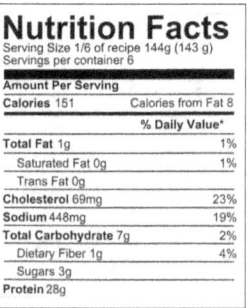

Nutrition Facts	
Serving Size 1/6 of recipe 144g (143 g)	
Servings per container 6	
Amount Per Serving	
Calories 151	Calories from Fat 8
	% Daily Value*
Total Fat 1g	1%
Saturated Fat 0g	1%
Trans Fat 0g	
Cholesterol 69mg	23%
Sodium 448mg	19%
Total Carbohydrate 7g	2%
Dietary Fiber 1g	4%
Sugars 3g	
Protein 28g	

8. Spaghetti con albóndigas de pavo – Italia

Tiempo de preparación: 30 minutos
6 porciones

Ingredientes: Para las albóndigas

- 1 ½ Libras de carne de pavo molida
- ½ Taza de leche
- 2 Huevos batidos
- 2 Cucharadas de queso parmesano rallado
- 1 Cucharada de perejil picado
- 1 ½ Cucharadita de sal
- ½ Cucharadita de orégano seco
- ¼ Cucharadita de pimiento
- ½ Cebolla picada fino

Para la salsa

- ½ Cebolla picada fino
- 1 Diente de ajo picado
- Aceite Canola en aerosol
- 1 Tarro de tomates enteros
- 1 Tarro de pasta de tomate (6 onz.)
- ¼ Taza de agua
- ¼ Taza de perejil picado
- 1 Cucharadita de azúcar
- 1 Cucharadita de sal
- ½ Cucharadita de albahaca

- ¼ Cucharadita de pimienta
- 1 Paquete de espagueti (16 onz.)
- Queso parmesano rallado

Preparación

Prepare las albóndigas mezclando todos los ingredientes y haciendo las bolas del tamaño de una moneda grande. Luego cocínelas en el horno en una lata rociada de aceite hasta que queden ligeramente doradas (15 a 20 Minutos).

Y para la salsa, en una olla ponga un poquito de aceite, la cebolla y el ajo a freír, añada los tomates, la pasta de tomate, agua, perejil, azúcar ,sal, basilico y pimienta; parta los tomates con un tenedor y cocine hasta que hierva y reduzca el calor, cubra y revuelva constantemente por 30 minutos. Agregue las albóndigas y deje cocinar por 15 minutos. Aparte cocine el espagueti al dente, y cuélelo.

Sírvalo primero en el plato, luego las albóndigas con salsa y rocíe con el queso. Acompáñelo con pan francés y una ensalada verde si lo desea.

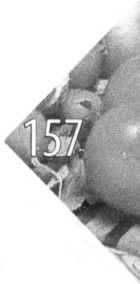
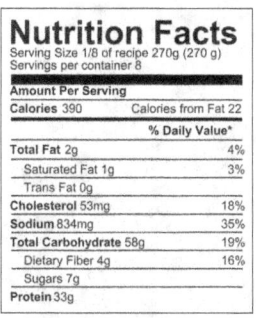

Nutrition Facts	
Serving Size 1/8 of recipe 270g (270 g)	
Servings per container 8	
Amount Per Serving	
Calories 390	Calories from Fat 22
	% Daily Value*
Total Fat 2g	4%
Saturated Fat 1g	3%
Trans Fat 0g	
Cholesterol 53mg	18%
Sodium 834mg	35%
Total Carbohydrate 58g	19%
Dietary Fiber 4g	16%
Sugars 7g	
Protein 33g	

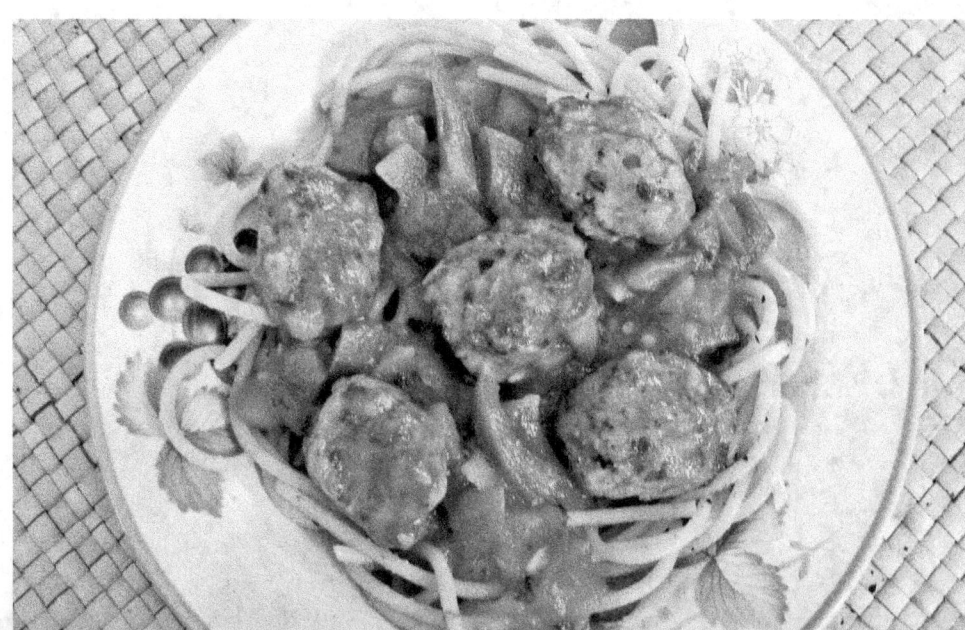

Toda clase de platos
con pescados y otros frutos del mar o río

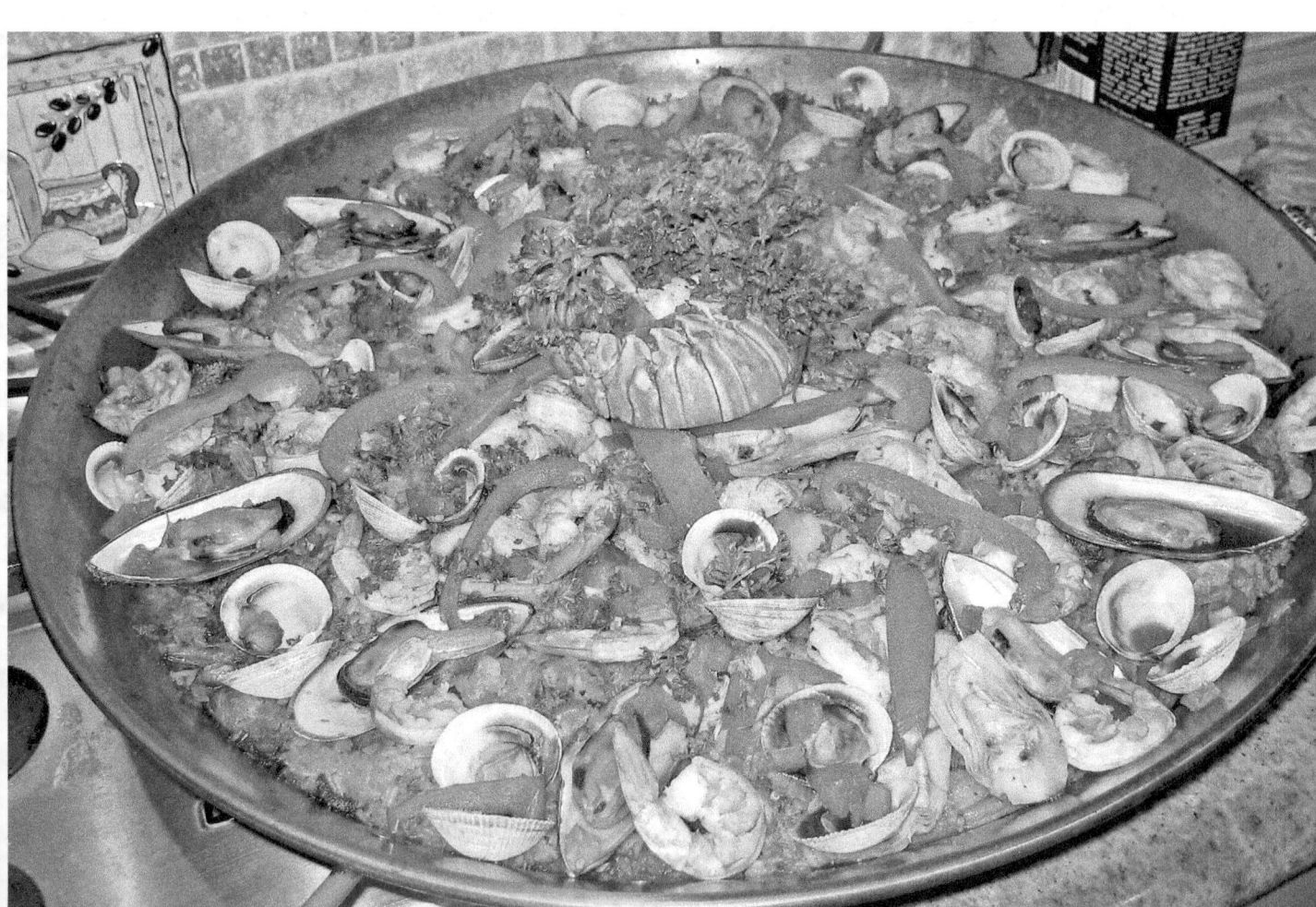

1. Camarones con pimiento rojo chileno

Tiempo de preparación: 35 minutos
8 porciones

Ingredientes:

3 Pimentones rojos
½ Taza caldo de pollo
1 Taza vinagre de frutas
½ Taza miga de pan
2 Dientes de ajo picados
1 ½ Taza de crema agria sin grasa
2 Cucharaditas de jugo de limón
1 Cucharadita de chiles rojos machacados
1 ½ Cucharadita de sal
2 ½ Libras de camarones grandes
1 Cucharada de aceite de oliva
1 Cucharadita de chile en polvo
½ Cucharadita de cada una: páprika, pimienta negra, pimienta blanca, cayena, albahaca y orégano.
1 Cucharadita de tomillo en polvo

Preparación

Ase los pimentones en el horno hasta que se les ampolle la piel, luego póngalos en una bolsa de papel para que enfríen, quíteles la piel y la semilla y córtelos en tiras.

Luego mezcle en la licuadora los pimentones con el caldo de pollo, el vino, la miga de pan y el ajo hasta que todo quede bien mezclado. Pase esto a una cacerola y caliente un poco; agregue la crema agria, jugo de limón, chiles, tomillo y sal y deje cocer por 10 minutos.

Mezcle esto con el resto de hierbas y con una brochita unte los camarones con el aceite y la mezcla de especias. Ponga a asar los camarones en el BBQ y déjelos por unos minutos. Luego sirva con el resto de la salsa y acompañe con arroz blanco.

Nutrition Facts	
Serving Size 1/8 of recipe 274g (273 g)	
Servings per container 8	

Amount Per Serving	
Calories 391	Calories from Fat 205

	% Daily Value*
Total Fat 23g	36%
Saturated Fat 11g	57%
Trans Fat 0g	
Cholesterol 274mg	91%
Sodium 696mg	29%
Total Carbohydrate 12g	4%
Dietary Fiber 3g	10%
Sugars 2g	
Protein 31g	

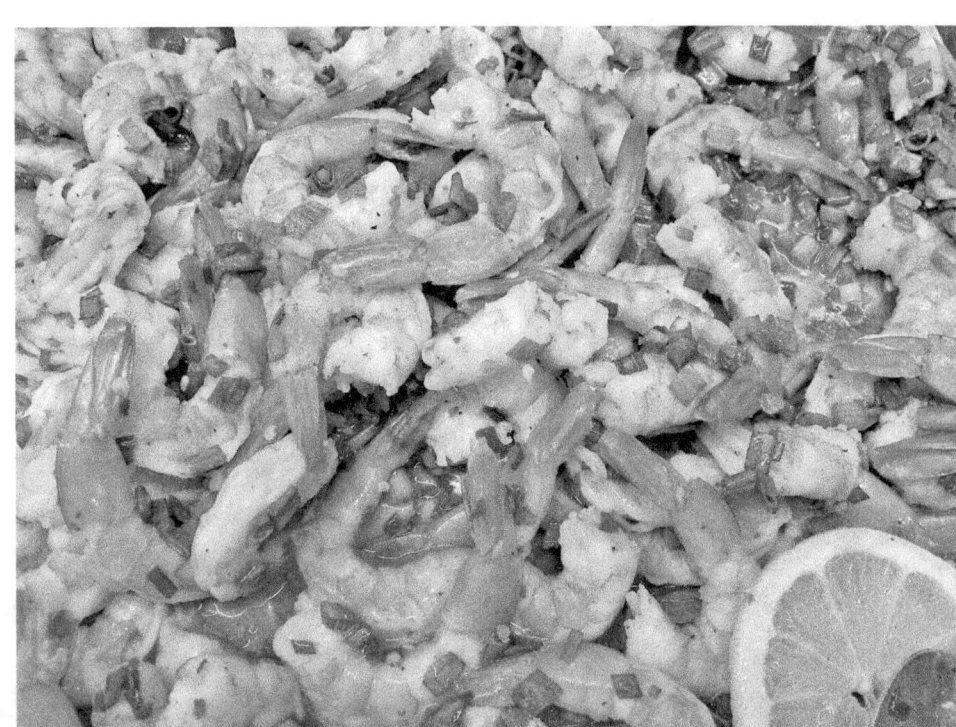

2. Ceviche de pargo rojo – Perú

Tiempo de preparación: 20 minutos
6 porciones

Ingredientes

- 2 ½ Libras de pargo rojo
- 6 Limones
- 6 Limas
- 2 Cucharadas de jengibre (Ginger) rallado
- 3 Dientes de ajo picados
- 4 Cebollinos en rodajas finas
- 2 Cucharadas de sal de mar
- 1 Cucharada de pimienta negra
- ¼ Taza aceite de oliva
- 1 Pimiento dulce rojo picado fino
- ¼ Taza de cilantro picado
- 6 Hojas de lechuga

Preparación

Corte el pescado en filetes y quítele toda la piel. Pártalo en cubitos de ¼ (6.5mm).

Corte por la mitad los limones y las limas y haga jugo con ellos. En un tazón grande de vidrio, combine los jugos, el jengibre, el ajo, los pimientos, los cebollinos, sal y pimienta. Agregue el pescado y ponga a marinar en el refrigerador por 2 horas.

Saque el pescado de la salsa de marinar y póngalo en un tazón. Báñelo con el aceite y revuelva todo con el pimiento rojo y el cilantro.

Sírvalo poniendo en los platos la hoja de lechuga y luego el pescado.

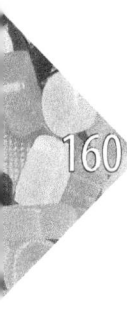

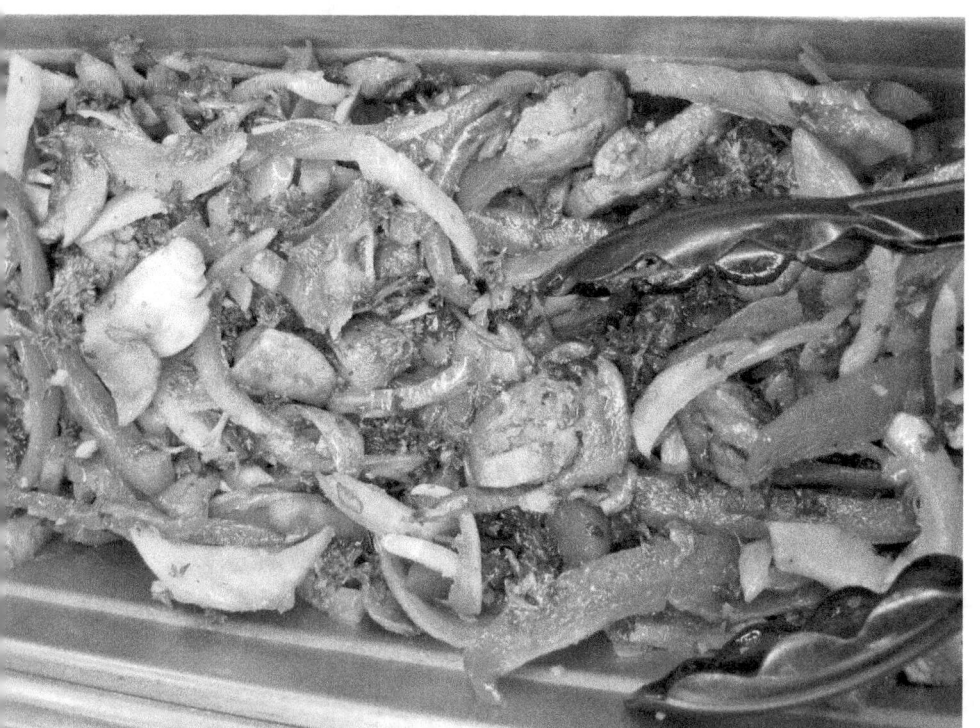

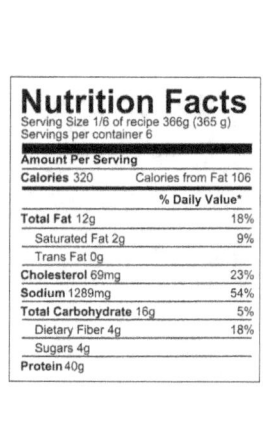

Nutrition Facts	
Serving Size 1/6 of recipe 366g (365 g)	
Servings per container 6	
Amount Per Serving	
Calories 320	Calories from Fat 106
	% Daily Value*
Total Fat 12g	18%
Saturated Fat 2g	9%
Trans Fat 0g	
Cholesterol 69mg	23%
Sodium 1289mg	54%
Total Carbohydrate 16g	5%
Dietary Fiber 4g	18%
Sugars 4g	
Protein 40g	

3. Róbalo con espinacas – Colombia

Tiempo de preparación: 20 minutos
8 porciones

Ingredientes

- 2 Libras de filetes de róbalo
- ½ Libra de hojas de espinaca
- 3 Dientes de ajo
- 3 Cucharadas de almendras peladas y picadas
- 3 Cucharadas de migas de pan integral
- 2 Limones
- 1 Cucharadita de sal
- ½ Cucharadita de tomillo en polvo
- ½ Cucharadita de laurel en polvo
- 1 Taza de caldo de pollo
- Aceite de oliva en aerosol

Preparación

Lave el pescado y agregue sal, tomillo, laurel, jugo de limón y ajos machacados. Deje marinar esto por una hora. Luego riegue en un plato las migas de pan y unte los filetes por ambos lados y en una sartén rociada de aceite ponga los filetes y llévelos al horno precalentado a 350*F; voltéelos una vez hasta que se doren.

Aparte, en una cacerola grande rocíe con aceite y ponga a dorar las almendras y luego agregue las espinacas previamente lavadas y aún mojadas, escurridas y cortadas finamente hasta que cocinen en su jugo. Luego agregue esto al pescado y deje el caldo de pollo y todo junto al fuego por 10 minutos removiendo suavemente. Se acompaña con arroz blanco.

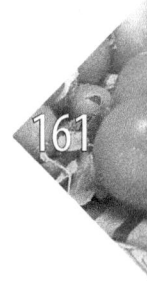

Nutrition Facts

Serving Size 1/8 of recipe 196g (195 g)
Servings per container 8

Amount Per Serving	
Calories 200	Calories from Fat 72
	% Daily Value*
Total Fat 8g	13%
Saturated Fat 1g	5%
Trans Fat 0g	
Cholesterol 46mg	15%
Sodium 459mg	19%
Total Carbohydrate 7g	2%
Dietary Fiber 2g	8%
Sugars 1g	
Protein 25g	

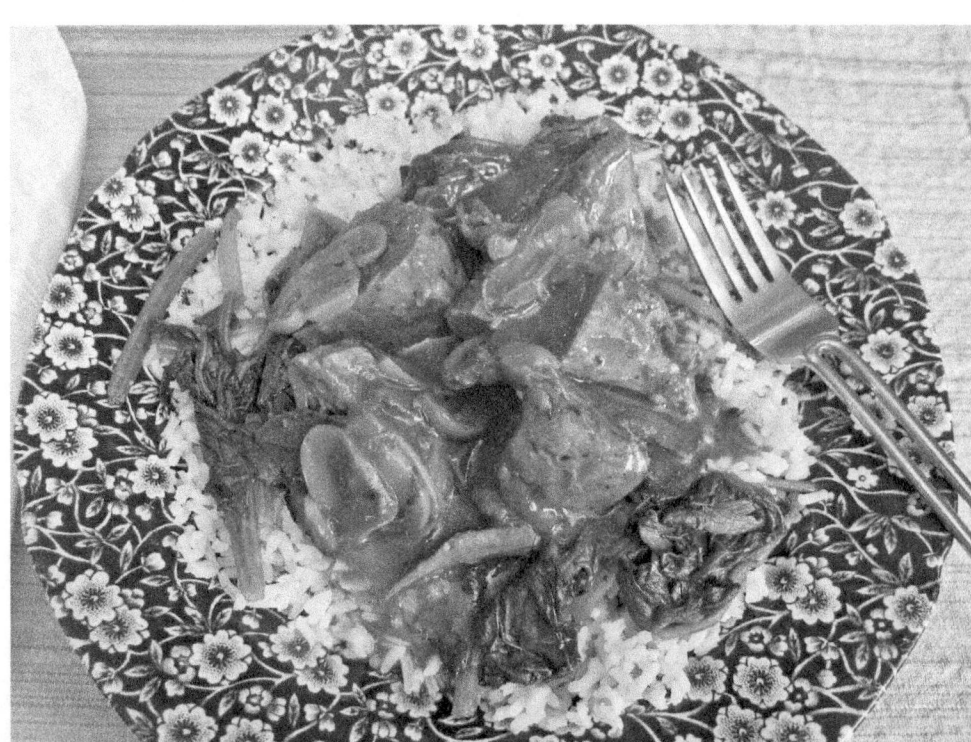

4. Tortillas de salmón – Alaska

Tiempo de preparación: 20 minutos
12 porciones

Ingredientes

1 ½ Libras de filetes de salmón, sin piel y cortados en cubos
1 Tazas de leche al 1%
1 Hoja de laurel
3 ½ Onzas de brócoli cocido y tierno
4 Papas blancas cocinadas y en puré
4 Cucharadas de perejil picado
4 Huevos (3 claras 1 entero) batidos
2 Tazas de miga de pan integral
Aceite de oliva en aerosol
Sal y pimienta

Preparación

Caliente el horno a 400F. Ponga el salmón en una sartén, junto con la leche y la hoja de laurel, deje hervir y cocine a temperatura media por 2 minutos. Retírelo, bote la hoja de laurel y deje enfriar. Luego ponga el salmón junto con el brócoli, la papa, perejil, sal y pimienta y la mitad de los huevos batidos en la licuadora o el procesador y mezcle hasta que quede uniforme.

Divida la mezcla en 12 porciones y haga las tortillas. Ponga el resto de los huevos en un plato y en otro las migas de pan y enseguida pase las tortillas una a una primero por el plato con huevos y enseguida por las migas por ambos lados.

Aparte, caliente el horno a 400F y rocíe una bandeja de hornear con el aceite en aerosol y coloque todas las tortillas para llevarlas al horno ya caliente, por 10 minutos (aprox.) hasta que estén doradas por cada lado. Deliciosas para servir con unos vegetales al gusto.

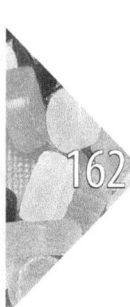

162

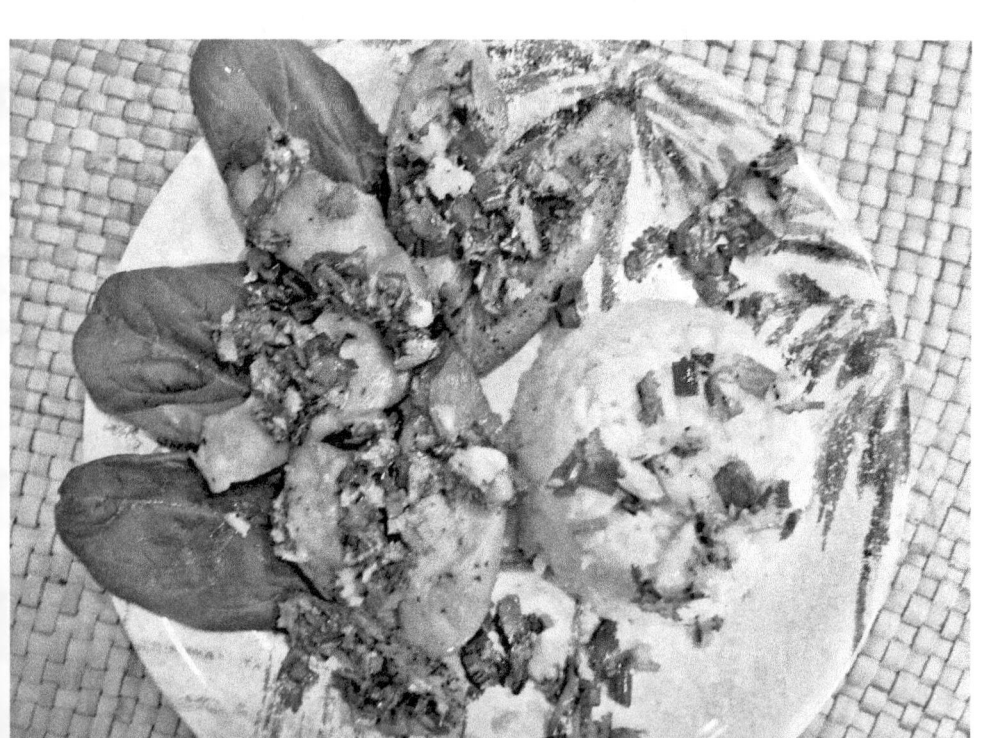

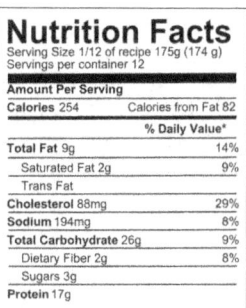

Nutrition Facts

Serving Size 1/12 of recipe 175g (174 g)
Servings per container 12

Amount Per Serving

Calories 254	Calories from Fat 82

	% Daily Value*
Total Fat 9g	14%
Saturated Fat 2g	9%
Trans Fat	
Cholesterol 88mg	29%
Sodium 194mg	8%
Total Carbohydrate 26g	9%
Dietary Fiber 2g	8%
Sugars 3g	
Protein 17g	

5. Camarones en salsa china sobre espaguetti

Tiempo de preparación: 15 minutos
6 porciones

Ingredientes:

½ Libra de camarones medianos, pelados sin vena, lavados y secos
½ Taza de agua
2 Claras de huevo y 1 entero batidos
5 Cucharadas de salsa de soya
2 Cucharadas de salsa de tomate
1 Clavo de ajo molido
1 libra de pasta espagueti
½ Cucharadita de raíz de jengibre fresca y rallada con limón
1 Pimentón verde cortado en trozos grandes
1 Cebolla mediana cortada en trozos grandes
2 Ramas de apio cortadas diagonal en pedazos delgados
2 Tomates cortados en trozos grandes
Aceite Canola

Preparación

Mezcle bien los huevos batidos con el agua y agregue 2 cucharadas de salsa de soya, la salsa de tomate y los camarones. Caliente bien una sartén rociada con aceite Canola, agregue los camarones, deje freír por un minuto y retírelos. Caliente de nuevo la sartén con más aceite y agregue el ajo y el jengibre rallado y deje por un minuto, luego agregue el pimentón, la cebolla y el apio y sofría por 4 minutos.

Agregue de nuevo el resto de salsa de soya, los camarones y los tomates y deje cocinar revolviendo hasta que la salsa hierva y espese ligeramente. Aparte, cocine la pasta siguiendo las direcciones de la caja, cuele el agua y divida las raciones de pasta sobre los platos. Cubra cada porción con los camarones en salsa.

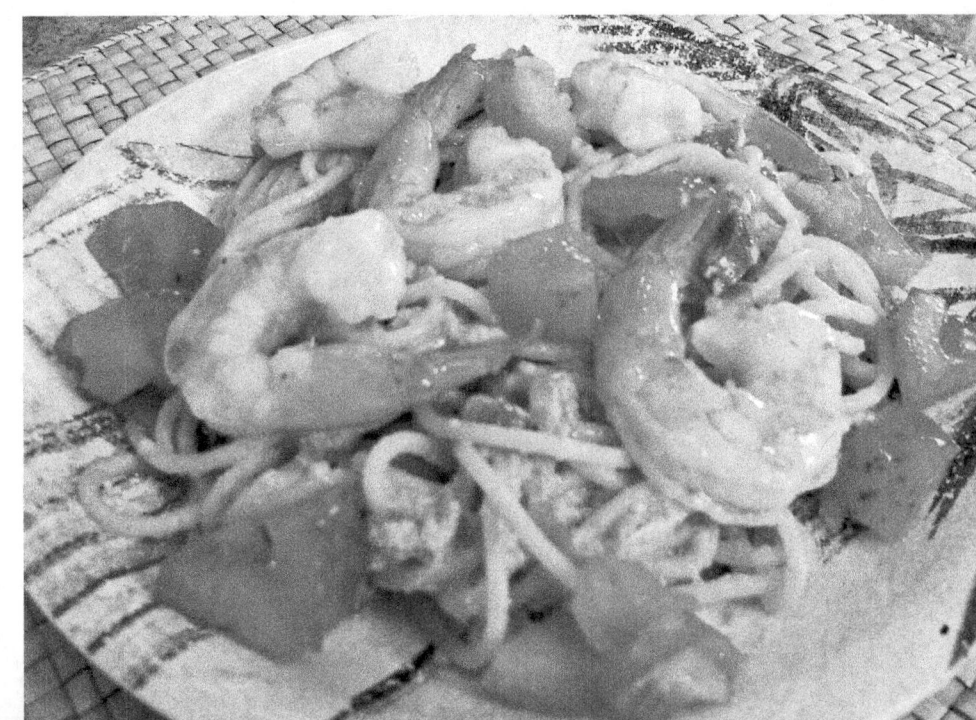

Nutrition Facts	
Serving Size 1/6 of recipe 226g (225 g)	
Servings per container 6	
Amount Per Serving	
Calories 288	Calories from Fat 26
	% Daily Value*
Total Fat 3g	5%
Saturated Fat 1g	3%
Trans Fat	
Cholesterol 118mg	39%
Sodium 987mg	41%
Total Carbohydrate 48g	16%
Dietary Fiber 1g	5%
Sugars 4g	
Protein 17g	

6. Filetes de Catfish asados con almendras y limón

Tiempo de preparación: 15 minutos
4 porciones

Ingredientes

4 Filetes de Catfish
1 Cucharadita de cebolla en polvo
½ Cucharadita de páprika (pimentón en polvo)
4 Cucharadas de almendras peladas y cortadas
2 Cucharadas de jugo de limón fresco.
1 Cucharada de perejil picado fino
Aceite de oliva en aerosol
Sal y pimienta al gusto

Preparación

Lave bien y seque los filetes, adóbelos con sal y pimienta y rocíelos ligeramente con el aceite. Aparte, mezcle la cebolla en polvo y la páprika y salpíquela sobre el pescado, póngalo en una lata rociada de aceite y lleve al horno precalentado a 400F.

La lata con el pescado debe quedar a 4 pulgadas de distancia del fuego; deje cocinar por 20 minutos o hasta que el pescado esté ya dorado pero aún suave. Aparte, dore las almendras en una sartén pequeña con el jugo de limón y reparta con una cuchara esta mezcla sobre los filetes.

Sirva los platos, salpicados con el perejil y acompañe con vegetales al vapor.

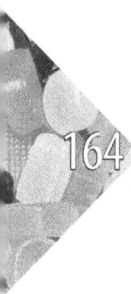

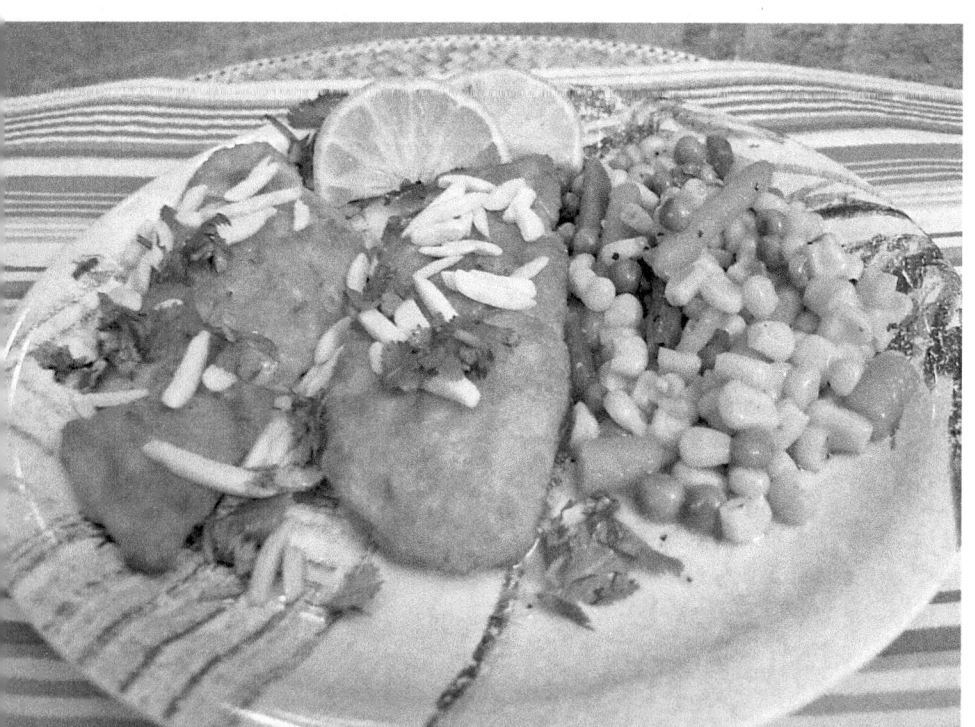

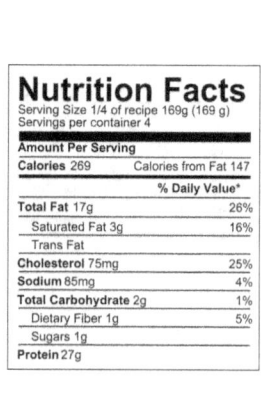

Nutrition Facts		
Serving Size 1/4 of recipe 169g (169 g)		
Servings per container 4		
Amount Per Serving		
Calories 269	Calories from Fat 147	
		% Daily Value*
Total Fat 17g		26%
Saturated Fat 3g		16%
Trans Fat		
Cholesterol 75mg		25%
Sodium 85mg		4%
Total Carbohydrate 2g		1%
Dietary Fiber 1g		5%
Sugars 1g		
Protein 27g		

7. Pez espada (Swordfish) a la parrilla – Comida Latina

Tiempo de preparación: 30 minutos
4 porciones

Ingredientes

- 4 Clavos de ajo machacados
- 1/3 Taza de vino blanco
- 1/4 Taza de jugo de limón
- 2 Cucharadas de salsa de soya
- 2 Cucharadas de aceite de olivas
- 1 Cucharada de sazón para pescado
- 1/4 Cucharadita de sal
- 1/8 Cucharadita de pimienta
- 4 Porciones de pez espada
- 1 Cucharada de romero fresco picado fino.

Preparación

En un recipiente mezcle todos los ingredientes (excepto el romero) y ponga a marinar el pescado en el refrigerador por 4 horas antes de prepararlo.

Caliente el Gril (o parrilla), ponga el pescado y déjelo allí hasta que luzca medio dorado para voltearlo (12 minutos, aproximadamente) y de igual manera por el otro lado. Sirva rociándole el perejil y acompañe con verduras.

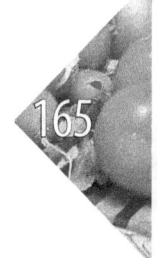

165

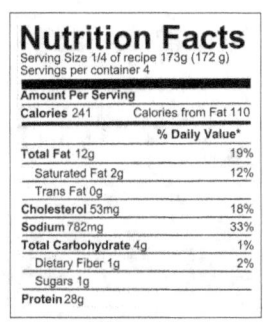

Nutrition Facts

Serving Size 1/4 of recipe 173g (172 g)
Servings per container 4

Amount Per Serving		
Calories 241	Calories from Fat 110	
		% Daily Value*
Total Fat 12g		19%
Saturated Fat 2g		12%
Trans Fat 0g		
Cholesterol 53mg		18%
Sodium 782mg		33%
Total Carbohydrate 4g		1%
Dietary Fiber 1g		2%
Sugars 1g		
Protein 28g		

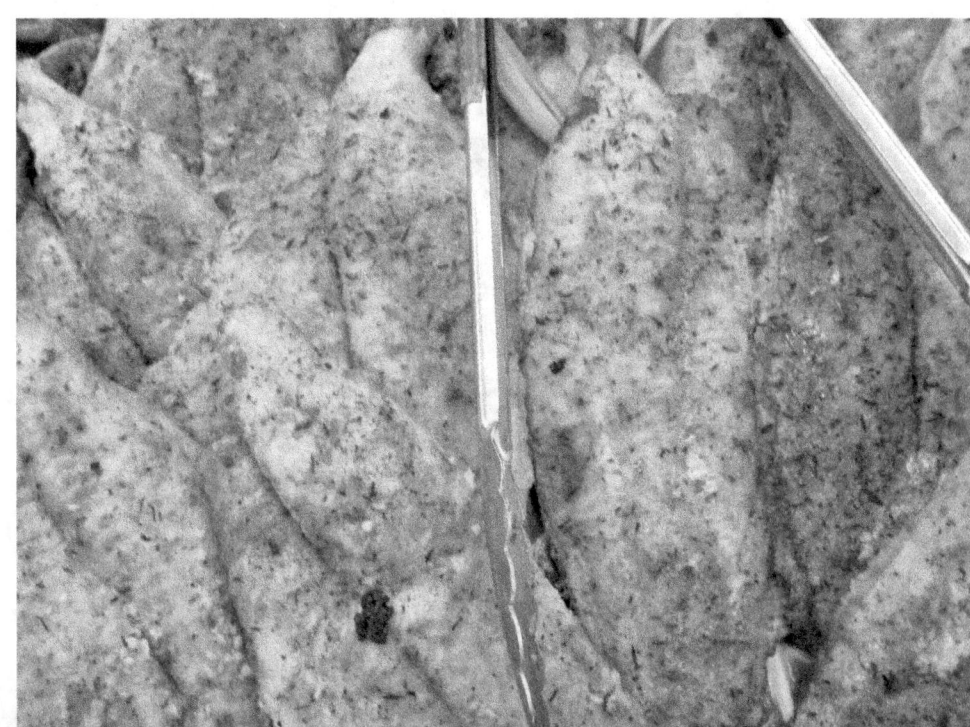

8. Salmón sudado sin piel (Poached)

Tiempo de preparación: 30 minutos
4 porciones

Ingredientes

1 Libra de salmón rojo sin piel
1 Cebolla blanca pequeña picada
1 Pimentón rojo y 1 verde cortado en rodajas
1 Tarro 8 onzas de tomates pelados y cortados
1 Zanahoria pelada y cortada en pedacitos de 1 pulgada
1 Apio cortado en pedazos de 1 pulgada
2 Cucharadas de vinagre balsámico
1 Taza de caldo de pollo
2 Cucharadas de perejil finamente picado
1 limón cortado en gajos
Aceite Canola en aerosol
Sal y pimienta al gusto

Preparación

En una sartén rocíe con aceite y ponga a freír los pimentones rojo y verde por 5 minutos; agregue los tomates y el resto de ingredientes y deje cocinar por 5 minutos más. Luego agregue el caldo de pollo y deje cocinar por 5minutos más.

Ponga el salmón en una bandeja de hornear y agregue el caldo con los ingredientes anteriores y hornee a 400*F por cerca de 20 minutos.

Sirva con el limón en gajos. Acompañe con unas espinacas sudadas al gusto.

166

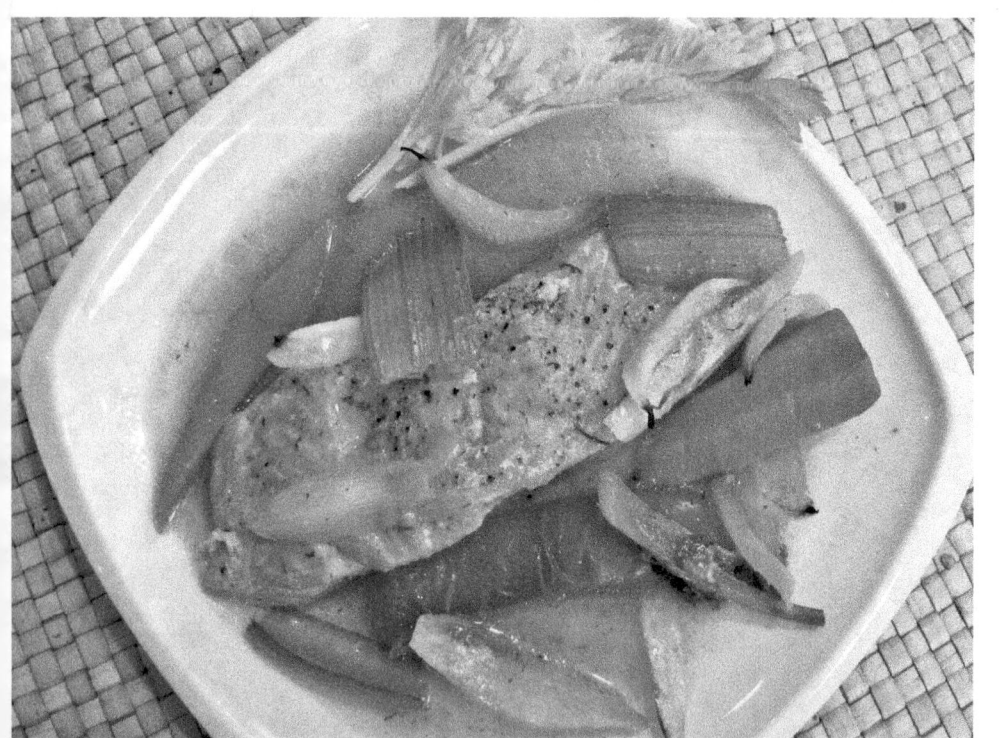

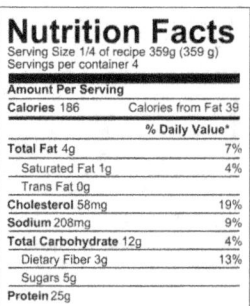

Nutrition Facts
Serving Size 1/4 of recipe 359g (359 g)
Servings per container 4

Amount Per Serving	
Calories 186	Calories from Fat 39

	% Daily Value*
Total Fat 4g	7%
Saturated Fat 1g	4%
Trans Fat 0g	
Cholesterol 58mg	19%
Sodium 208mg	9%
Total Carbohydrate 12g	4%
Dietary Fiber 3g	13%
Sugars 5g	
Protein 25g	

Platos para acompañar
sus comidas

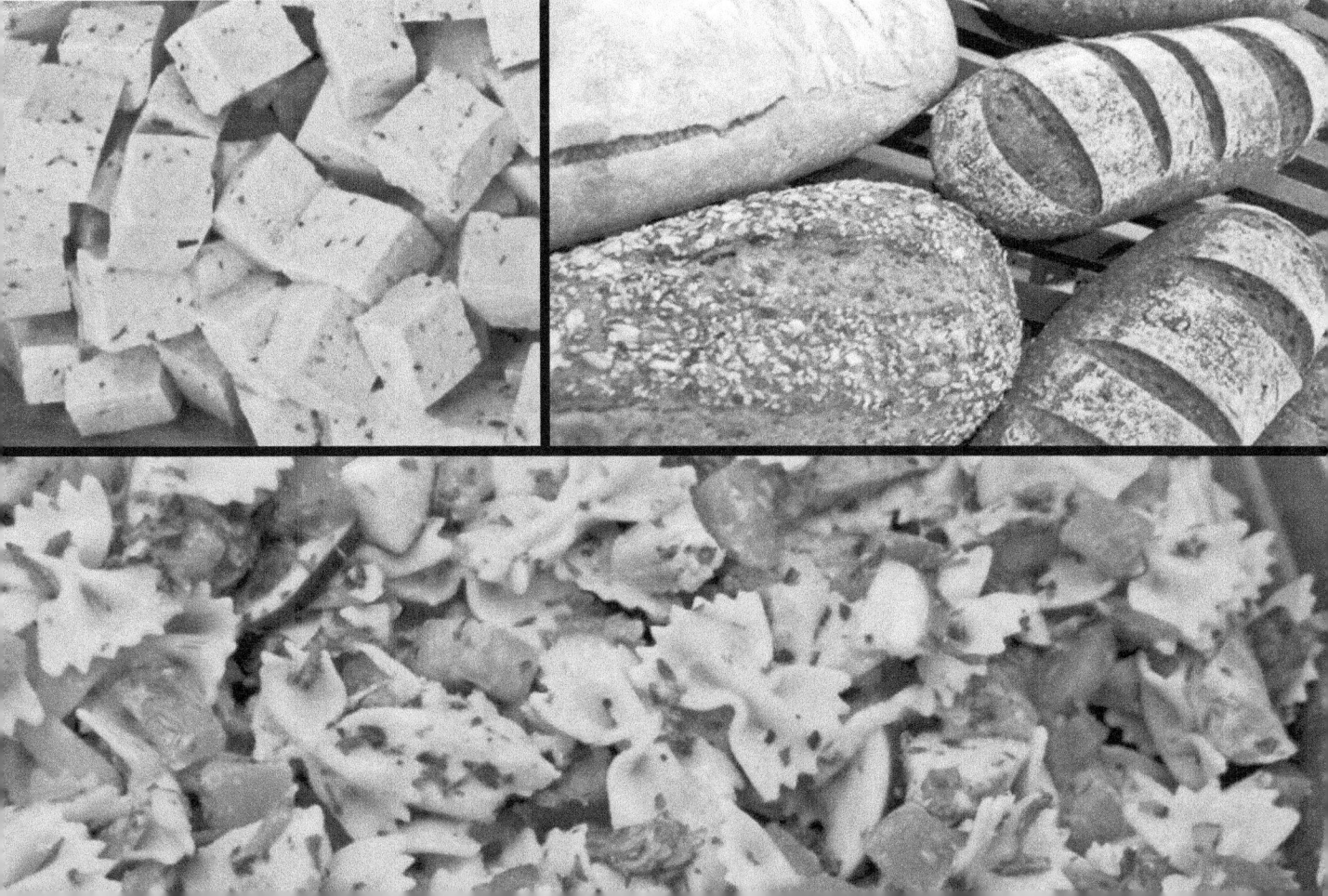

1. Huevos batidos con pimentón verde y tomates – Francia

Tiempo de preparación: 10 minutos
4 a 6 porciones

Ingredientes

2 Pimientos verdes medianos cortados en rebanadas
1 Cebolla mediana en rebanadas
1 Diente de ajo picado
1 ½ Cucharaditas de sal
½ Cucharadita de tomillo seco
2 Tomates bien picados
½ Taza de leche
½ Taza de jamón de pavo ahumado cortado en pequeños pedazos
1 ½ Cucharadita de sal
¼ Cucharadita de pimienta
6 Claras de huevo y 3 completos. (Puede reemplazarlos por huevos para dieta)
Aceite de Canola en aerosol

Preparación

Rocíe una sartén con aceite y ponga los pimientos, cebolla y ajo, ½ cucharadita de sal y el tomillo y deje cocinar a fuego lento por 8 minutos; agregue los tomates y caliente por dos minutos más, sáquelos a una bandeja y manténgalos calientes.

Caliente de nuevo la sartén con aceite rociado a mediana temperatura. Bata y mezcle el resto de los ingredientes y cocine sin cubrir, revolviendo constantemente hasta que los huevos estén ya cocinados pero todavía con humedad. Colóquelos en el centro de la bandeja con las verduras alrededor y rocíe todo con el perejil antes de servir con tostadas de pan francés.

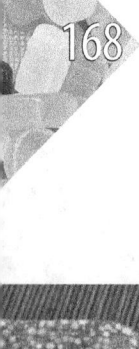

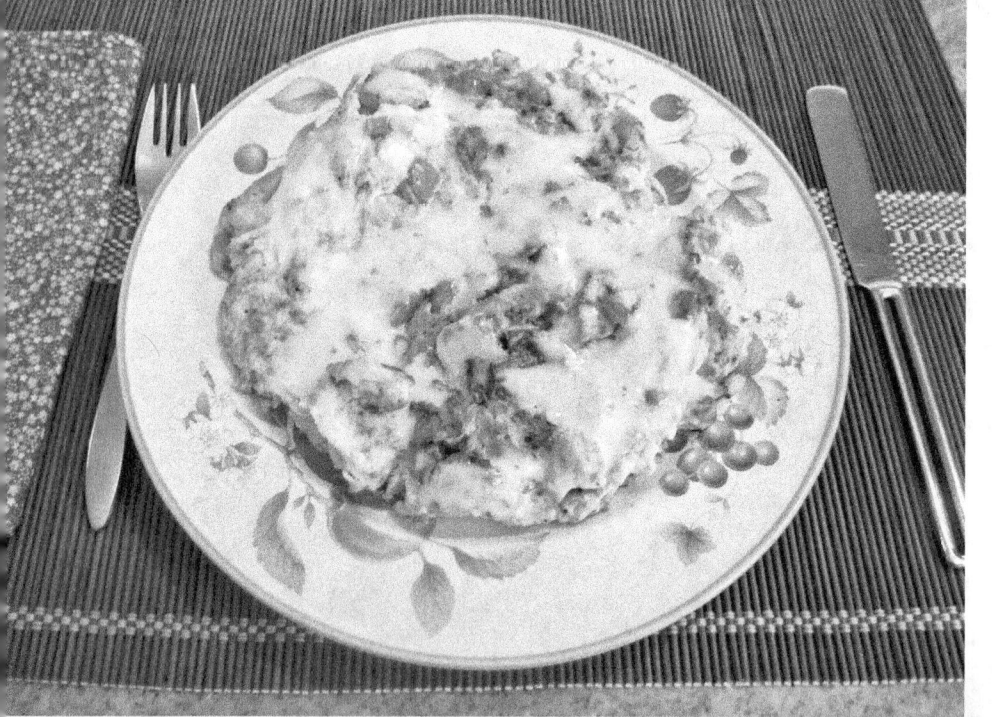

Nutrition Facts	
Serving Size 1/5 of recipe 250g (250 g)	
Servings per container 5	
Amount Per Serving	
Calories 151	Calories from Fat 50
	% Daily Value*
Total Fat 6g	9%
Saturated Fat 2g	8%
Trans Fat 0g	
Cholesterol 118mg	39%
Sodium 843mg	35%
Total Carbohydrate 9g	3%
Dietary Fiber 2g	8%
Sugars 4g	
Protein 17g	

2. Frijoles negros estilo cubano

Tiempo de preparación: 80 minutos
4 porciones

Ingredientes

- 2   Tazas de agua
- 1   Taza de frijoles negros
- 1   Pimiento verde pequeño picado
- 1   Cebolla pequeña picada
- 1   Clavo de ajo finamente picado
- 1   Cucharada de aceite canola
- 1   Hoja de laurel
- ¾ Cucharadita de orégano seco
- ½ Cucharadita de comino molido
- ½ Cucharadita de sal
- 1   Pizca de pimiento
- 2   Tazas de arroz blanco caliente

Preparación

Caliente el agua y ponga a hervir los frijoles por 2 minutos. Retire del fuego y cubra la olla y deje reposar por 1 hora.

Aparte en una sartén ponga el aceite y el pimentón verde, la cebolla y el ajo hasta que la cebolla este bien tierna, luego agregue los frijoles y las dos tazas de agua (y algo mas si es necesario) y deje hervir y luego cocinar a fuego lento. Agregue la hoja de Laurel, orégano, cominos, sal y pimiento. Cubra todo y deje cocinar hasta que los frijoles estén bien tiernos y el agua sea absorbida. Retire la hoja de laurel y sirva los frijoles sobre el arroz blanco caliente.

169

Nutrition Facts	
Serving Size 1/4 of recipe 162g (162 g)	
Servings per container 4	
Amount Per Serving	
Calories 290	Calories from Fat 38
	% Daily Value*
Total Fat 4g	7%
Saturated Fat 1g	4%
Trans Fat 0g	
Cholesterol 0mg	0%
Sodium 296mg	12%
Total Carbohydrate 52g	17%
Dietary Fiber 7g	30%
Sugars 2g	
Protein 12g	

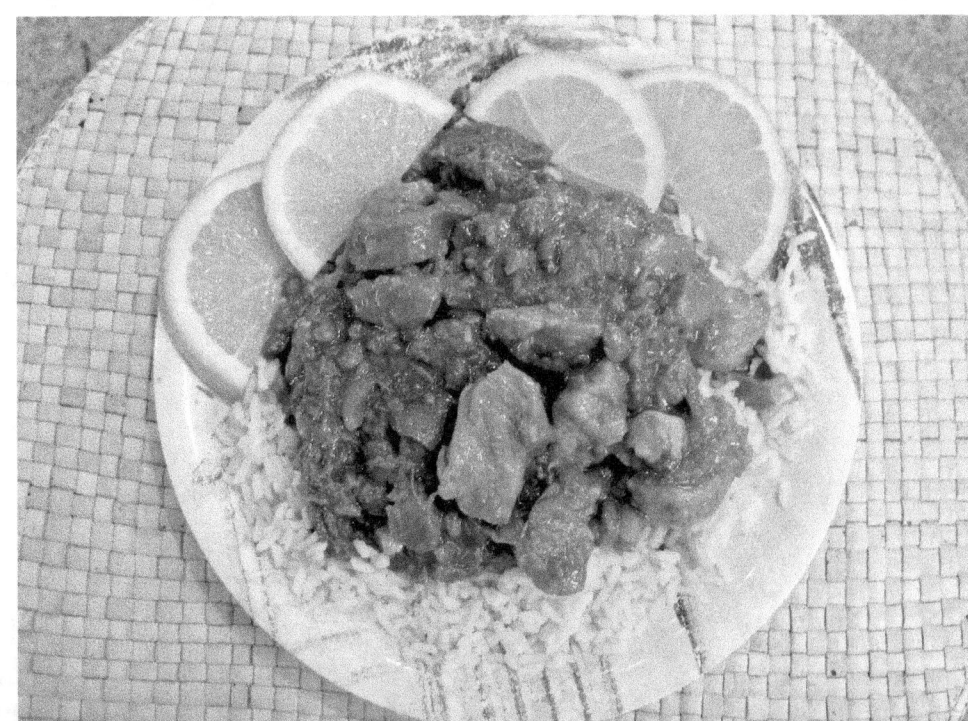

3. Pinchos de vegetales con pollo a la parrilla

Tiempo de preparación: 30 minutos
8 porciones

Ingredientes

2 Calabacines italianos (Zucchini)
1 Libra de pechuga de pollo
2 Chayotes amarillos (squash)
2 Cebollas rojas medianas
1 Pimentón verde
1 Pimentón rojo
16 Tomates cerezos (enanos)
8 Onz. de champiñones frescos
8 Palillos de madera para pinchos
2 Mazorcas medianas
Aceite Canola en aerosol

Para la salsa

½ Taza de vinagre balsámico
2 Cucharadas de mostaza
3 Dientes de ajo picados
¼ Cucharadita de tomillo

Preparación

Lave todos los vegetales bien. Corte en pedazos de 1 ½ pulgada los calabacines, el chayote y los pimentones. Corte la cebolla roja en cruz y en un tazón, mezcle las verduras cortadas con los tomates y los champiñones frescos.

Para la salsa, mezcle el vinagre, la mostaza, ajo y tomillo en una taza pequeña y luego vierta esta mezcla junto con las verduras y rocíe bien con el aceite. Ensarte los vegetales en los palillos de madera (previamente lavados) poniendo en cada uno un pedazo diferente de cada verdura y luego repita en el mismo orden de ser necesario. Enseguida, póngalos en la parrilla previamente calentada a fuego moderado y déles vuelta en la medida que van tostando, untándoles un poco más de la salsa aproximadamente en 20 minutos. Cuando ya estén cocinados pero suaves, estarán listos para servir, junto con un arroz cocinado con salsa de tomate.

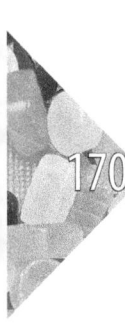

170

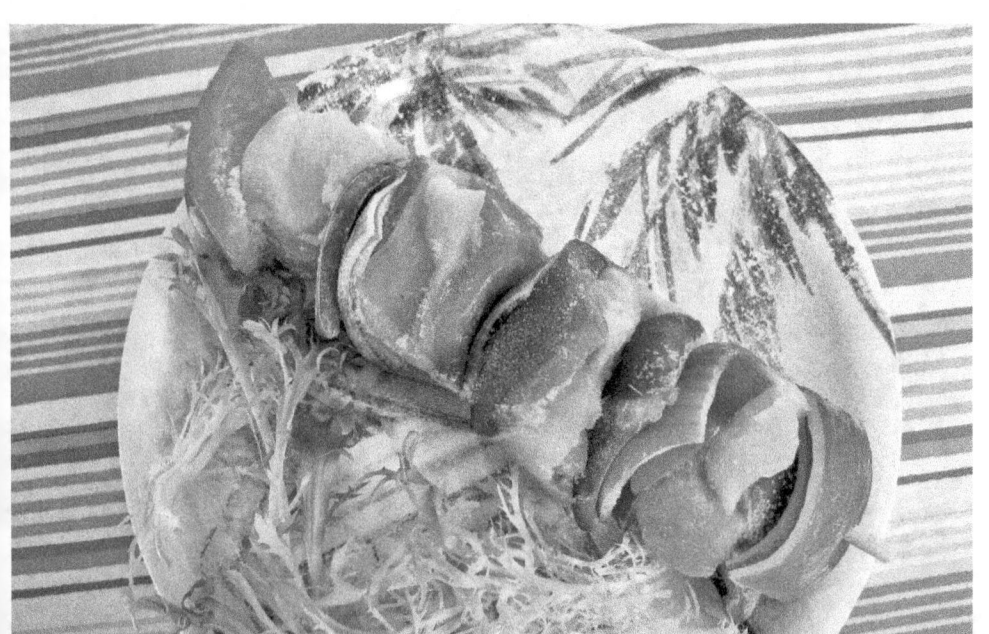

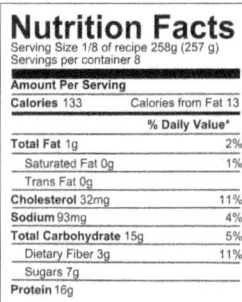

Nutrition Facts
Serving Size 1/8 of recipe 258g (257 g)
Servings per container 8

Amount Per Serving

Calories 133 — Calories from Fat 13

% Daily Value*

Total Fat 1g	2%
Saturated Fat 0g	1%
Trans Fat 0g	
Cholesterol 32mg	11%
Sodium 93mg	4%
Total Carbohydrate 15g	5%
Dietary Fiber 3g	11%
Sugars 7g	
Protein 16g	

4. Tortilla española de papa

Tiempo de preparación: 15 minutos
4 porciones

Ingredientes

4 Salchichas de pavo cortadas en pedazos
de 1 pulgada
1 Papa pelada y cortada en cuadros
de ½ pulgada
1 Cebolla mediana picada
4 Claras de huevo y 3 completos
¾ Cucharadita de sal
⅛ Cucharadita de pimiento
1 Tomate cortado fino Perejil picado fino
Aceite de tarro Canola en aerosol

Preparación

Rocíe con aceite una sartén pequeña y ponga a freír las salchichas de pavo a fuego mediano hasta que estén doradas. Retírelas y ponga en la misma sartén las papas y la cebolla por cerca de 10 minutos hasta que estén doradas.

Bata los huevos y agrégueles sal y pimienta. Junte la salchicha de pavo con las papas y tomates y cocine unos minutos, luego agregue los huevos y cubra la sarten y dejelos a fuego lento por 10 minutos. Cuando estén dorados en los bordes y al fondo, proceda a voltearlos con una espátula y en un minuto más de cocción apague el fuego, corte la tortilla en cruz (4 pedazos) y sírvalos salpicados de perejil.

Nutrition Facts	
Serving Size 1/4 of recipe 196g (195 g)	
Servings per container 4	
Amount Per Serving	
Calories 194	Calories from Fat 73
	% Daily Value*
Total Fat 8g	13%
Saturated Fat 2g	11%
Trans Fat 0g	
Cholesterol 143mg	48%
Sodium 1060mg	44%
Total Carbohydrate 15g	5%
Dietary Fiber 2g	7%
Sugars 4g	
Protein 16g	

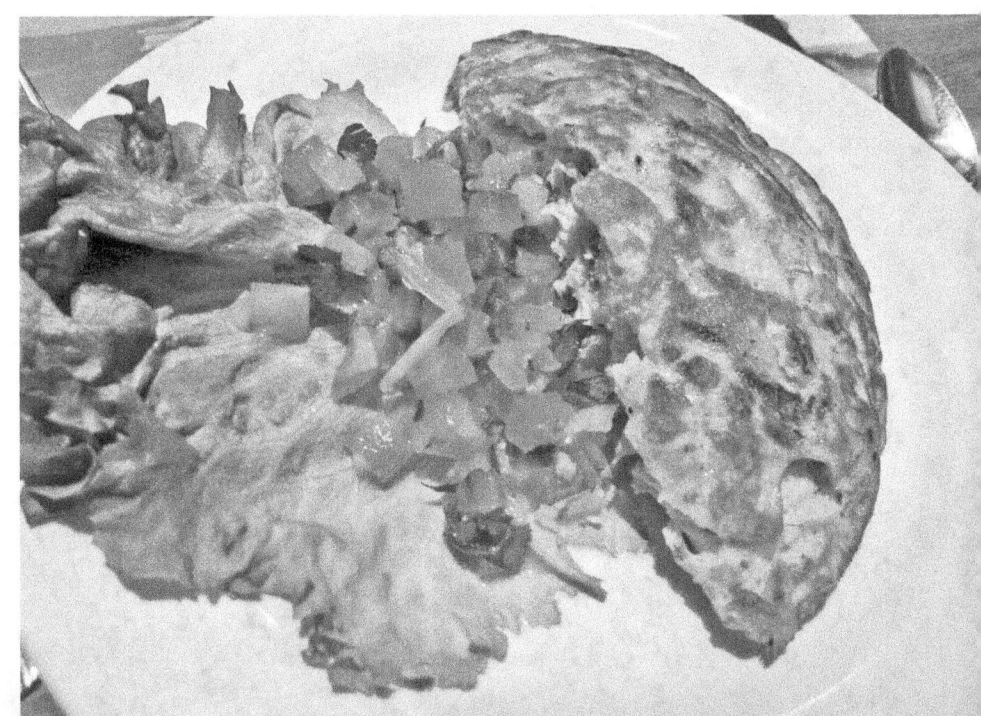

5. Arroz atollado – Colombia

Receta de Carmen / Tiempo de preparación: 30 minutos
8 porciones

Ingredientes

2 Tazas de arroz blanco
½ Libra de carne para asar cortada en pedacitos pequeños
4 Chorizos de pavo (100 g.)
1 Taza de mazorca desgranada
1 Zanahoria cortada en cuadritos
½ Taza de alverjas
3 Tazas de caldo de pollo
1 Tomate grande picado
1 Cebolla larga picada fino
2 Dientes de ajo molidos
1 Cucharada de aceite de olivas
½ Cucharada de pimienta
1 Plátano hartón maduro asado al horno en su propia cáscara.
2 Cucharaditas de sal

Preparación

En una olla mediana, vierta el aceite junto con la cebolla y los ajos y caliente hasta que estén medio dorados. Agregue el arroz, revuelva y luego agregue la zanahoria, la mazorca, las alverjas y revuelva. Agregue el caldo de pollo y la sal y deje cocinar hasta que el arroz seque y se abra.

Aparte, en una sartén, ponga los chorizos a calendar para que suelten la grasa y una vez dorados escurra la grasa, agregue la carne y la pimienta y deje sofreír unos minutos hasta que la carne este cocinada y blanda. Agregue los chorizos y la carne al arroz y revuelva ligeramente con un tenedor.

Para servir, ponga en los platos lechuga, luego el arroz y rocíe cada plato con el tomate picado y acompañe con tajadas de plátano maduro calientes.

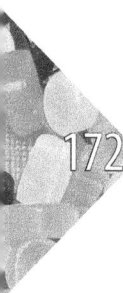

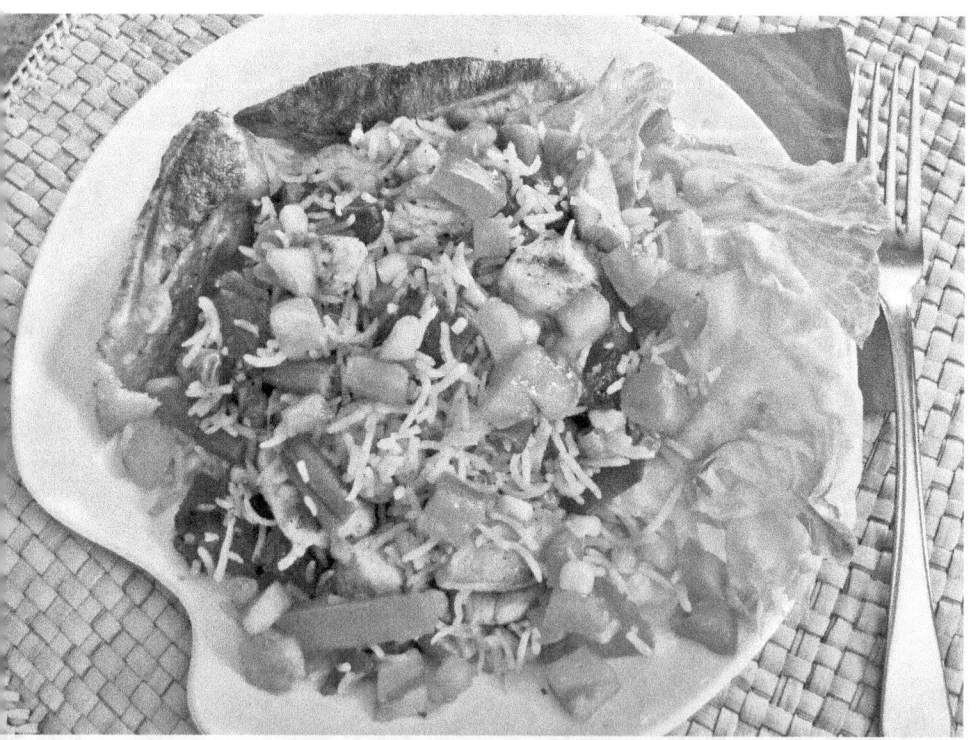

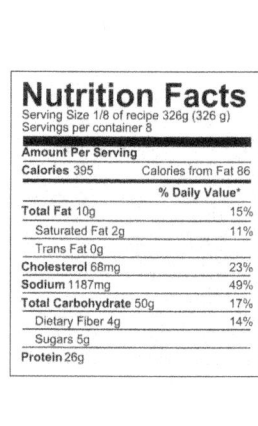

Nutrition Facts	
Serving Size 1/8 of recipe 326g (326 g)	
Servings per container 8	
Amount Per Serving	
Calories 395	Calories from Fat 86
	% Daily Value*
Total Fat 10g	15%
Saturated Fat 2g	11%
Trans Fat 0g	
Cholesterol 68mg	23%
Sodium 1187mg	49%
Total Carbohydrate 50g	17%
Dietary Fiber 4g	14%
Sugars 5g	
Protein 26g	

6. Pasta en rollos (Manicotti) estofada con brócoli

Tiempo de preparación: 30 minutos
12 Rollos

Ingredientes

1 Caja de pasta en rollos o Manicotti
½ Libra de brócoli fresco lavado, picado fino y seco
½ Libra de champiñones frescos cortados en tajadas
½ Libra de queso amarillo sin grasa, rallado
¼ Cebolla y 2 dientes de ajo finamente picados.
Aceite de Canola en aerosol

Para la salsa

1 ½ Taza de leche al 1%
1 Taza de caldo de pollo
½ Taza de miga de pan integral.
2 Cucharaditas de tomillo fresco
½ Taza de queso amarillo sin grasa y rallado
Sal y pimienta al gusto.

Preparación

Cocine la pasta según las direcciones de la caja. Cuele y séquelos.

Mientras tanto, en un recipiente mediano combine el brócoli y los champiñones y mezcle bien. En una sartén rociada con aceite de tarro ponga la cebolla y los ajos a dorar y agréguelos a la mezcla de vegetales junto con el queso rallado, sal y pimienta y mezcle todo muy bien. Enseguida proceda a rellenar la pasta, (cuidando que ésta no se abra) y coloque los rollos en una bandeja para llevar al horno previamente rociada de aceite.

Aparte, en una olla mediana rociada de aceite, prepare la salsa a fuego mediano, poniendo cada uno de los ingredientes en el orden de la lista y deje hervir hasta que espese; retire e inmediatamente rocíe esta salsa sobre la pasta para llevar al horno precalentado a 350F y deje hornear por 15 minutos. Para servir, rocíe de nuevo cada plato con la salsa y salpique con perejil o cilantro finamente picado.

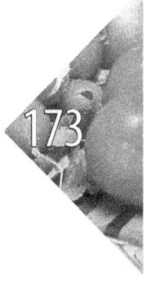

173

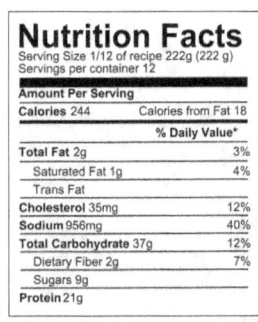

Nutrition Facts

Serving Size 1/12 of recipe 222g (222 g)
Servings per container 12

Amount Per Serving	
Calories 244	Calories from Fat 18

	% Daily Value*
Total Fat 2g	3%
Saturated Fat 1g	4%
Trans Fat	
Cholesterol 35mg	12%
Sodium 956mg	40%
Total Carbohydrate 37g	12%
Dietary Fiber 2g	7%
Sugars 9g	
Protein 21g	

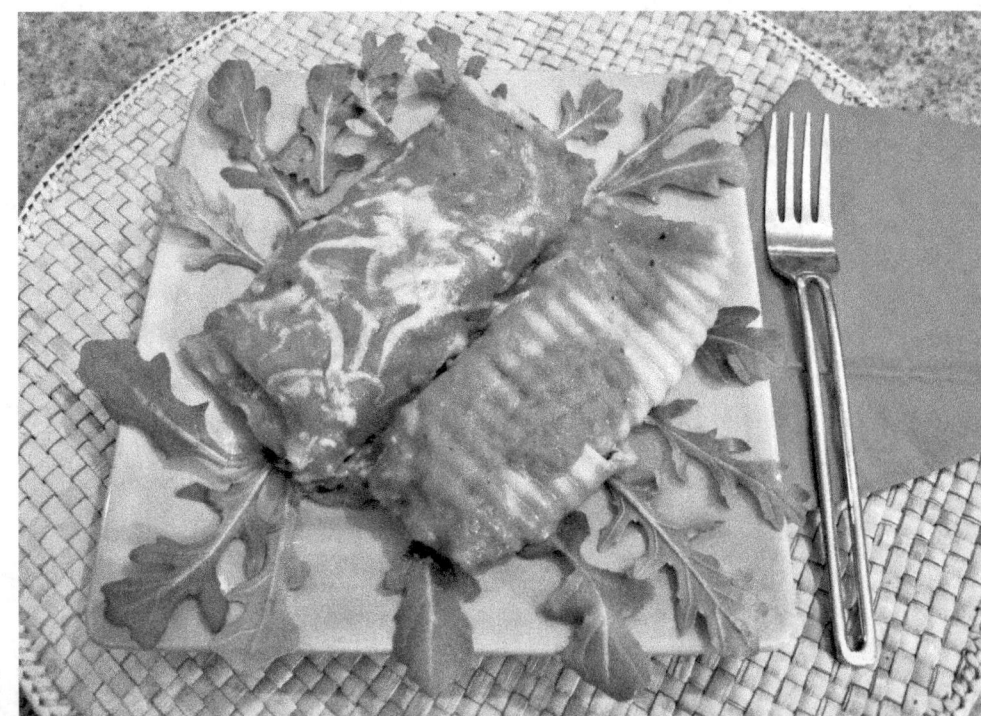

7. Tortas de yuca – (Casaba) Países latinos

Tiempo de preparación: 20 minutos
8 porciones

Ingredientes

1 Libra de yuca (bien blanca)
½ Libra de queso campesino sin grasa
3 Claras de huevo
1 Cucharada de margarina (para dieta)
Aceite de tarro en aerosol
Sal al gusto

Preparación

Pele la yuca, pártala por la mitad y cocínela en una olla, con agua que la cubra, agregue la sal, deje hervir y luego cocine a fuego lento por 20 o 30 minutos hasta que esté blanda. Sáquela y escúrrala.

Precaliente el horno a 375F. Mientras tanto, triture la yuca y revuélvala con las claras de huevo, el queso rallado y la margarina hasta que quede una masa uniforme. Arme con esta masa pequeñas tortas y una vez listas póngalas en una bandeja de hornear previamente rociada con el aceite de tarro y llévelas al horno por 20 minutos; una vez doradas por una cara, déles la vuelta y deje dorar la otra cara.

Se sirven calientes como aperitivo o también para acompañar con carnes.

174

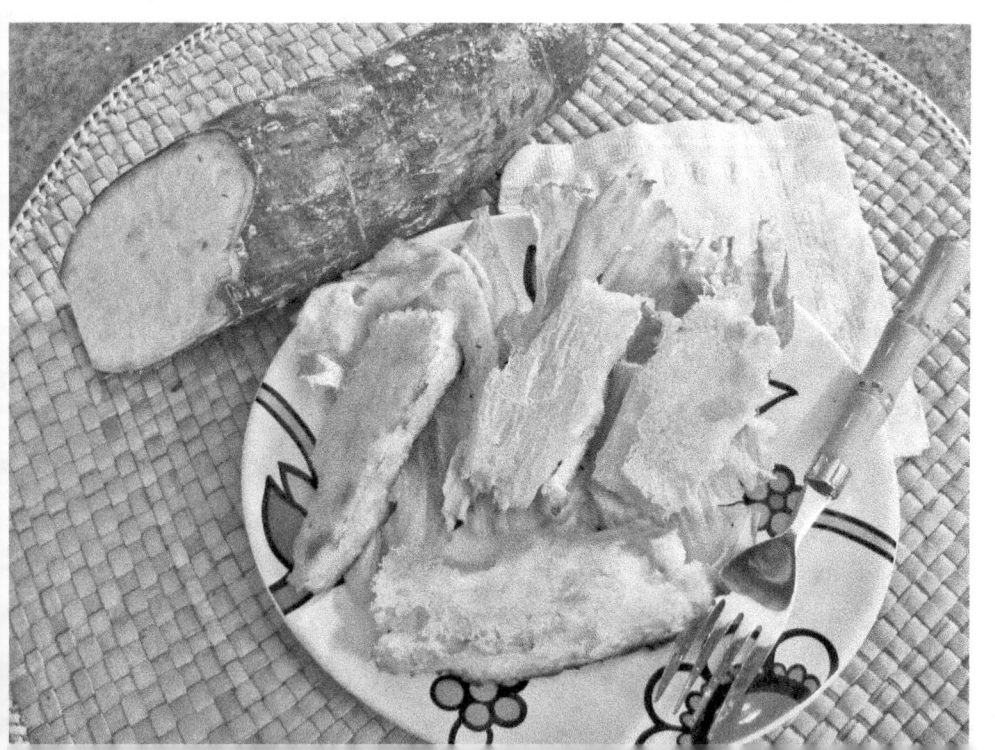

Nutrition Facts		
Serving Size 1/8 of recipe 98g (98 g)		
Servings per container 8		
Amount Per Serving		
Calories 138	Calories from Fat 4	
		% Daily Value*
Total Fat 0g		1%
Saturated Fat 0g		1%
Trans Fat		
Cholesterol 3mg		1%
Sodium 472mg		20%
Total Carbohydrate 25g		8%
Dietary Fiber 1g		4%
Sugars 4g		
Protein 8g		

8. Vegetales (Ratatouille) – Estilo francés

Tiempo de preparación: 10 minutos
8 porciones

Ingredientes

- 1 Berenjena de 1 libra (eggplant)
- 1 Cebolla mediana tajada en redondo
- 1 Clavo de ajo picado
- 1 Cucharada de aceite de oliva
- ½ Taza de caldo de pollo
- 4 Tomates medianos cortados por la mitad y luego en 4 partes
- 1 Zuchinni (calabacín) cortado en redondo
- 1 Pimiento verde cortado en tiras
- ¼ De taza de perejil picado
- 1 Cucharadita de sal
- ½ Cucharadita de basilico seco
- ¼ Cucharadita de pimiento

Preparación

Corte la berenjena en cuadros de ½ pulgada. En una olla ponga el aceite y agregue la cebolla y el ajo hasta que estén tiernos.

Agregue la berenjena y el resto de ingredientes. Deje hervir y reduzca el fuego a medio, tape y deje cocinar alrededor de 10 minutos. De vez en cuando revuelva hasta que los vegetales estén apenas tiernos pero no sobrecocidos.

Sírvalos en compañía de cualquiera carne, pollo o pescado, para complementar.

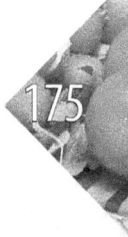

Nutrition Facts		
Serving Size 1/8 of recipe 191g (191 g)		
Amount Per Serving		
Calories 56	Calories from Fat 18	
		% Daily Value*
Total Fat 2g		3%
Saturated Fat 0g		2%
Trans Fat 0g		
Cholesterol 0mg		0%
Sodium 314mg		13%
Total Carbohydrate 9g		3%
Dietary Fiber 4g		16%
Sugars 5g		
Protein 2g		

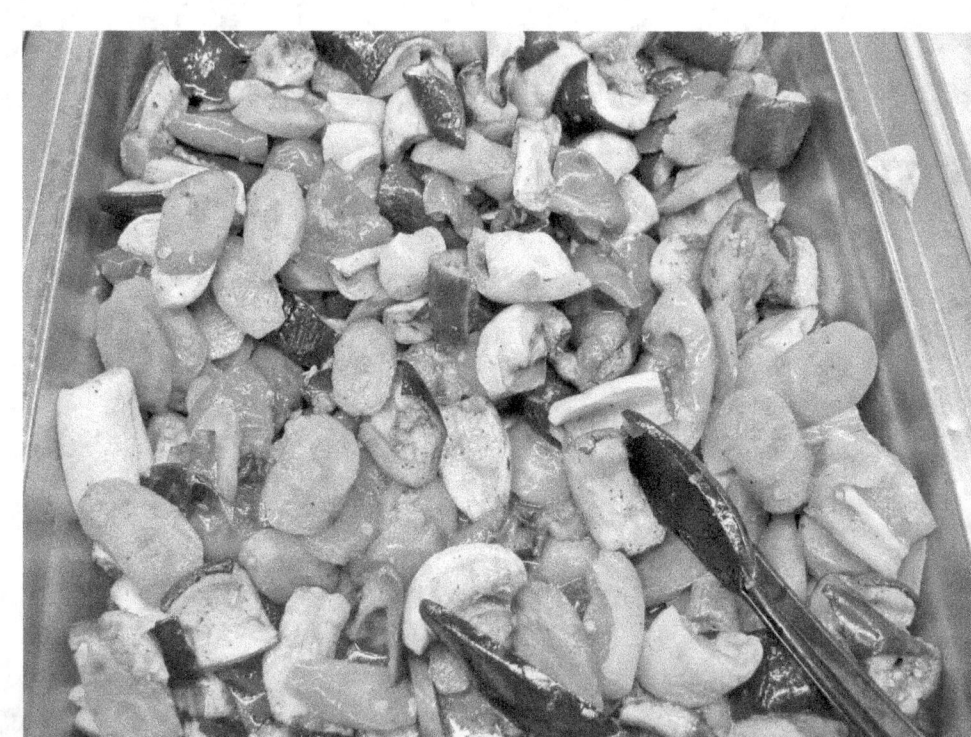

Deliciosos postres
de sobremesa

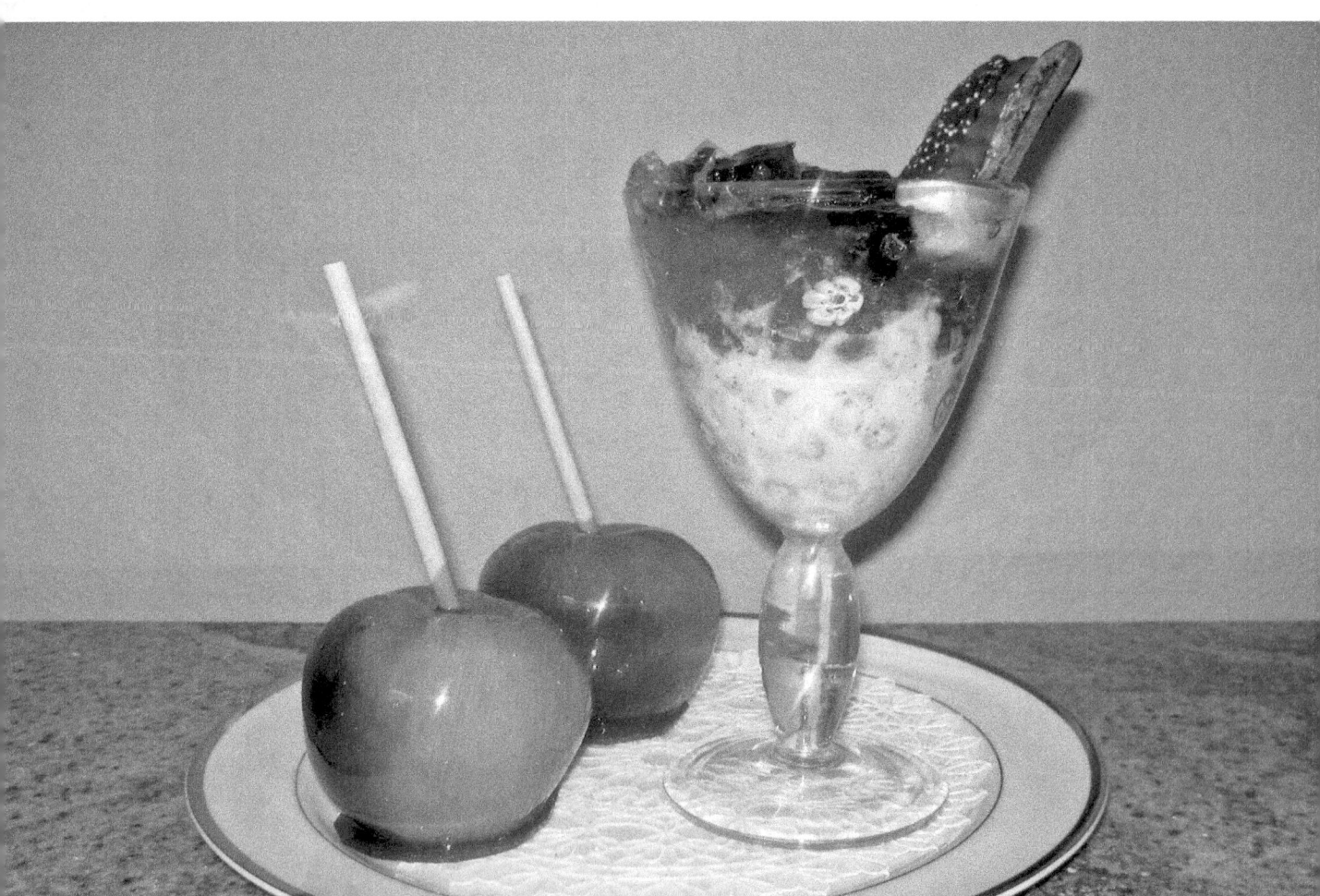

1. Pancakes de cerezas – Estilo alemán

Tiempo de preparación: 20 minutos
4 porciones

Ingredientes

4 Huevos
¾ Taza de harina de trigo
¾ Taza de leche al 1%
½ Cucharadita de sal
½ Cucharadita de polvo para hornear
2 Tazas de cerezas sin semilla
¼ Taza de molazas para endulzar o un melado suave o miel rebajada con agua.
¼ Cucharadita de canela molida
Aceite de tarro Canola en aerosol

Preparación

Caliente el horno a 400* y ponga dos sartenes del tamaño de los pancakes a calentar en el horno. Bata en la licuadora los huevos, agregue la harina, leche, sal y el polvo de hornear.

Retire las sartenes del horno y riegue en cada una el aceite con el rociador y enseguida agregue la mezcla en partes iguales en cada sartén; antes de regresarlos al horno riegue en cada una las tajadas de manzana y espolvoree con la canela. Déjelos hornear sin cubrir hasta que estén dorados Corte en dos cada pancake y sírvalos de inmediato bañándolos con la molaza o un melado suave o miel rebajada con agua, para endulzar.

Son deliciosos para un buen desayuno!

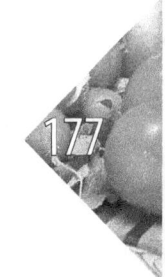

177

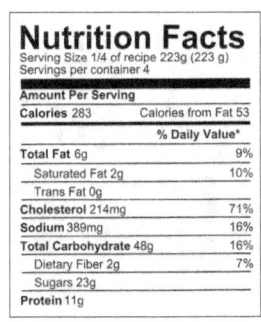

Nutrition Facts
Serving Size 1/4 of recipe 223g (223 g)
Servings per container 4

Amount Per Serving

Calories 283 — Calories from Fat 53

% Daily Value*

Total Fat 6g	9%
Saturated Fat 2g	10%
Trans Fat 0g	
Cholesterol 214mg	71%
Sodium 389mg	16%
Total Carbohydrate 48g	16%
Dietary Fiber 2g	7%
Sugars 23g	
Protein 11g	

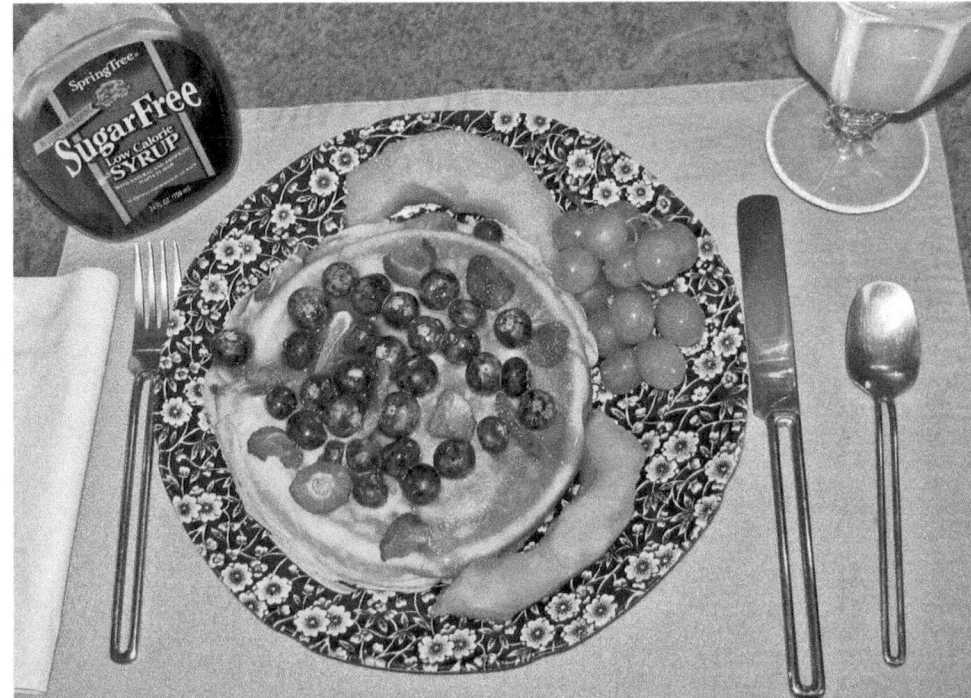

2. Postre de flan de leche – Comida latina baja en calorías

Tiempo de preparación: 15 minutos
4 porciones

Ingredientes

½ Taza de sustituto de huevos (o 2 huevos enteros y 4 claras)
1 ½ Tazas de leche al 1%
½ Taza de melado suave o molazas
1 Cucharadita de vainilla
½ Cucharadita de cáscara de limón rallado
½ Cucharadita de canela en polvo
Aceite Canola en aerosol

Preparación

Caliente el horno a 165*C. Coloque en la parte de abajo del horno, una bandeja con agua fria hasta la mitad. Reparta la margarina para untar bien los cuatro moldes individuales para el flan. Mezcle el sustituto de huevos y añada la leche, más la mitad del melado, la vainilla, y la ralladura de limón y mezcle bien. En otra taza mezcle el resto del melado con la canela en polvo.

Vierta sobre cada uno de los moldes ¼ de la mezcla de melado y canela y luego reparta la mezcla de huevo en los 4 moldes. Coloque los en el horno y déjelos cocinar a baño de Maria hasta que la mezcla se cuaje, cuando se pueda insertar la punta de un chuchillo en el flan y salga seco. Antes de servir afloje las orillas con una espátula y póngalos en platos para postre. Sírvalos calientes o fríos y se pueden acompañar con fresas frescas al lado.

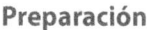 178

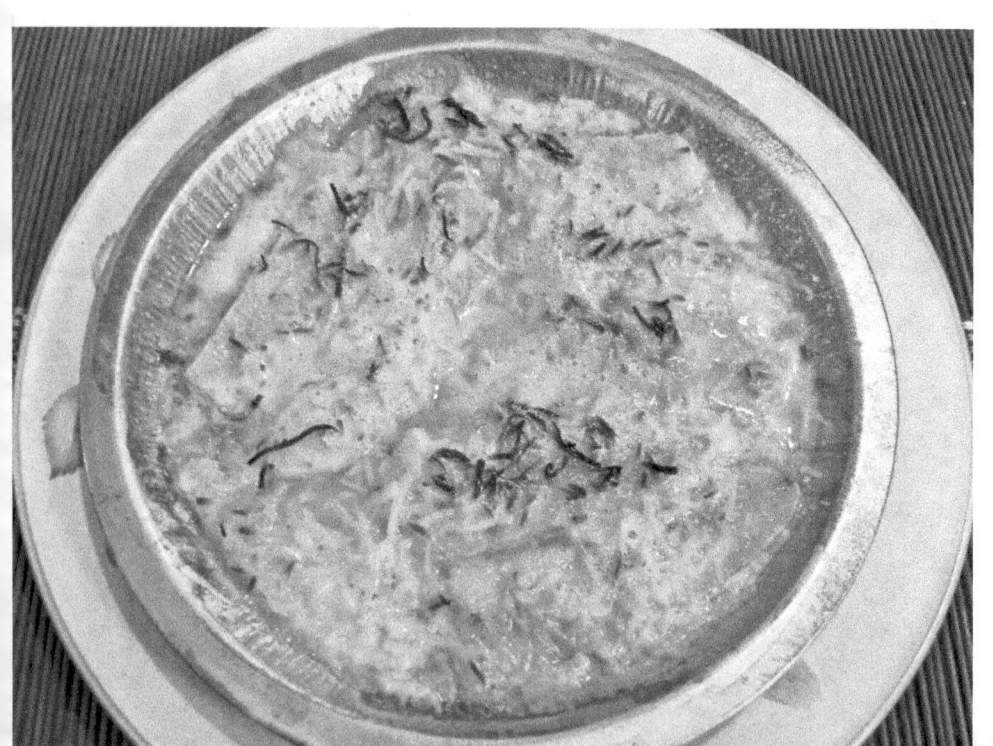

Nutrition Facts	
Serving Size 1/4 of recipe 191g (191 g)	
Servings per container 4	
Amount Per Serving	
Calories 199	Calories from Fat 31
	% Daily Value*
Total Fat 4g	5%
Saturated Fat 1g	7%
Trans Fat 0g	
Cholesterol 110mg	37%
Sodium 134mg	6%
Total Carbohydrate 33g	11%
Dietary Fiber 0g	1%
Sugars 29g	
Protein 10g	

3. Ensalada de fruta "Mandarina"

Tiempo de preparación: 15 minutos
6 porciones

Ingredientes

- 6 Duraznos maduros
- 6 Mandarinas en gajos
- 6 Peras maduras
- 2 Mangos maduros y duros pelados y cortados en gajos
- ½ Taza de queso ricota sin grasa
- ¼ De almendras picadas

Para la salsa

- 2 Cucharadas esencia de almendras
- 2 Cucharada de miel

Preparación

Corte por mitad los duraznos y las peras y retire las pepas y semillas; luego corte en 3 cada mitad y agregue los gajos de mandarina y los mangos, que queden todas las frutas cortadas en porciones uniformes, luego agregue las almendras y el queso ricota y mezcle bien. Para servir, agregue los ingredientes para la salsa y sirva sobre hojas de lechuga

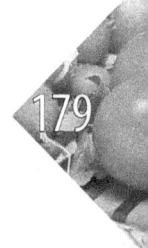

179

Nutrition Facts	
Serving Size 1/6 of recipe 516g (515 g)	
Servings per container 6	
Amount Per Serving	
Calories 337	Calories from Fat 55
	% Daily Value*
Total Fat 6g	10%
Saturated Fat 1g	3%
Trans Fat 0g	
Cholesterol 3mg	1%
Sodium 165mg	7%
Total Carbohydrate 66g	22%
Dietary Fiber 10g	41%
Sugars 48g	
Protein 9g	

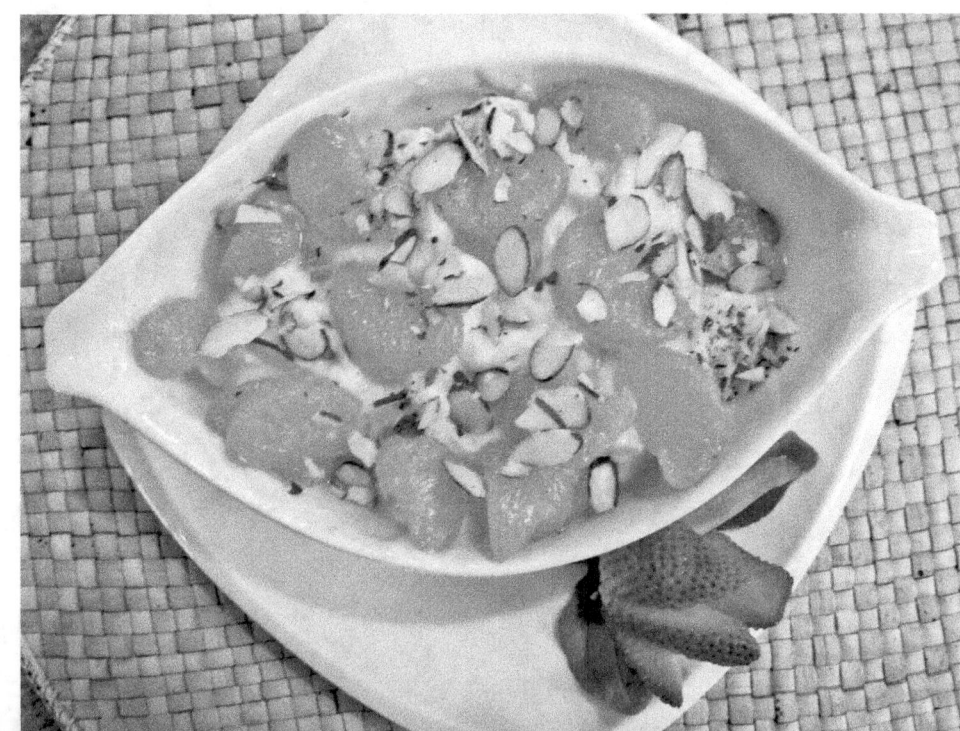

4. Postre de fresas con requesón

Tiempo de preparación: 10 minutos
4 porciones

Ingredientes

2 Tazas de fresas grandes y frescas
1 Cucharaditas de azúcar de dieta
2 Cucharadas de requesón o
   queso "Cottage" - reducida la grasa
2 Cucharadas de miel
½ Vaso de agua

Preparación

Lave bien las fresas y tritúrelas, agregue el azúcar de dieta y el agua.

En 4 copas divida las fresas trituradas y en el medio deje caer una cucharadita de requesón o queso Cottage, previamente mezclado con la miel.

Servir muy frio.

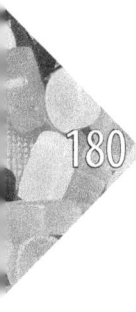

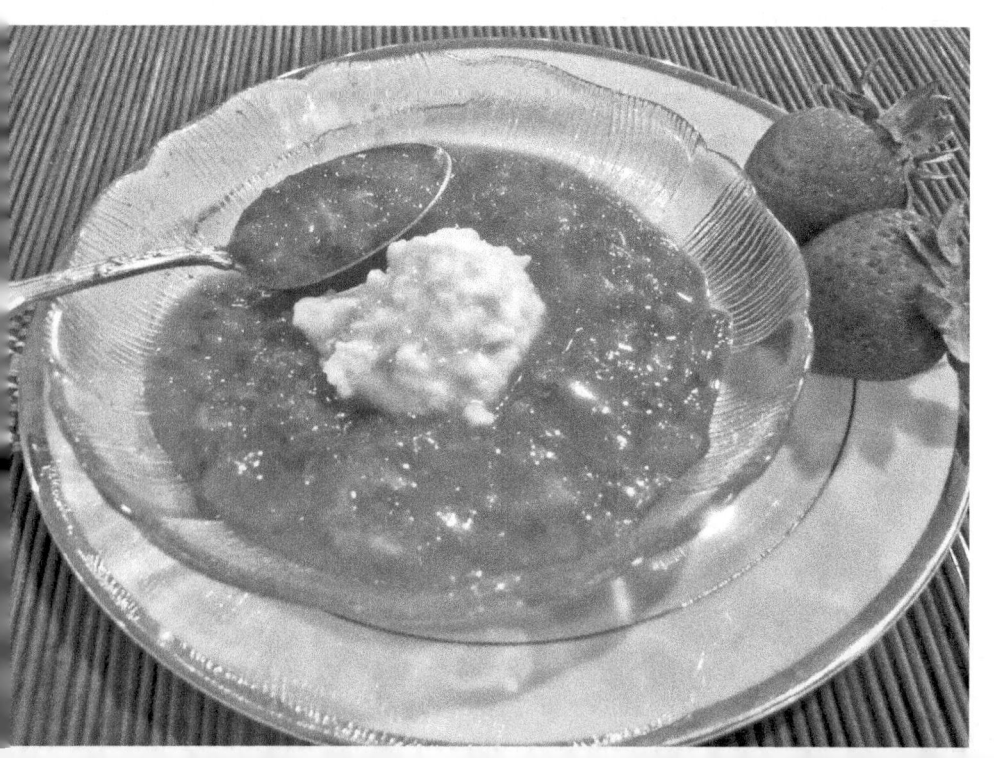

Nutrition Facts	
Serving Size 1/4 of recipe 94g (94 g)	
Servings per container 4	
Amount Per Serving	
Calories 63	Calories from Fat 3
	% Daily Value*
Total Fat 0g	0%
Saturated Fat 0g	0%
Trans Fat 0g	
Cholesterol 0mg	0%
Sodium 30mg	1%
Total Carbohydrate 15g	5%
Dietary Fiber 2g	6%
Sugars 13g	
Protein 1g	

5. Flan de claras de huevo y bananas – Estilo Custard

Tiempo de preparación: 40 minutos
6 porciones

Ingredientes

10 Claras de huevo (o un cartón de sustituto de huevos de 1 libra)
½ Taza de molazas o miel
¼ Cucharadita de sal
2 ½ Tazas de leche al 1%
1 ½ Cucharaditas de vainilla
½ Taza de bananas picadas

Preparación

Precaliente el horno a 350F. Mezcle la miel, la sal, y la vainilla; agregue las claras de huevo y mezcle muy bien. Luego agregue las bananas y revuelva. Reparta la mezcla en pequeños recipientes y póngalos en una sartén grande llena de agua caliente hasta la altura de la mitad de los recipientes. Hornée por 35 minutos y retire.

Para dar un dorado agradable, salpique cada recipiente con azúcar morena y colóquelos debajo de la parrilla caliente para dorarlos antes de servir. Es un postre delicioso.

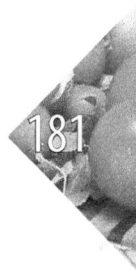

Nutrition Facts
Serving Size 1/6 of recipe 198g (198 g)
Servings per container 6

Amount Per Serving	
Calories 165	Calories from Fat 10
	% Daily Value*
Total Fat 1g	2%
Saturated Fat 1g	3%
Trans Fat 0g	
Cholesterol 5mg	2%
Sodium 244mg	10%
Total Carbohydrate 30g	10%
Dietary Fiber 0g	1%
Sugars 23g	
Protein 10g	

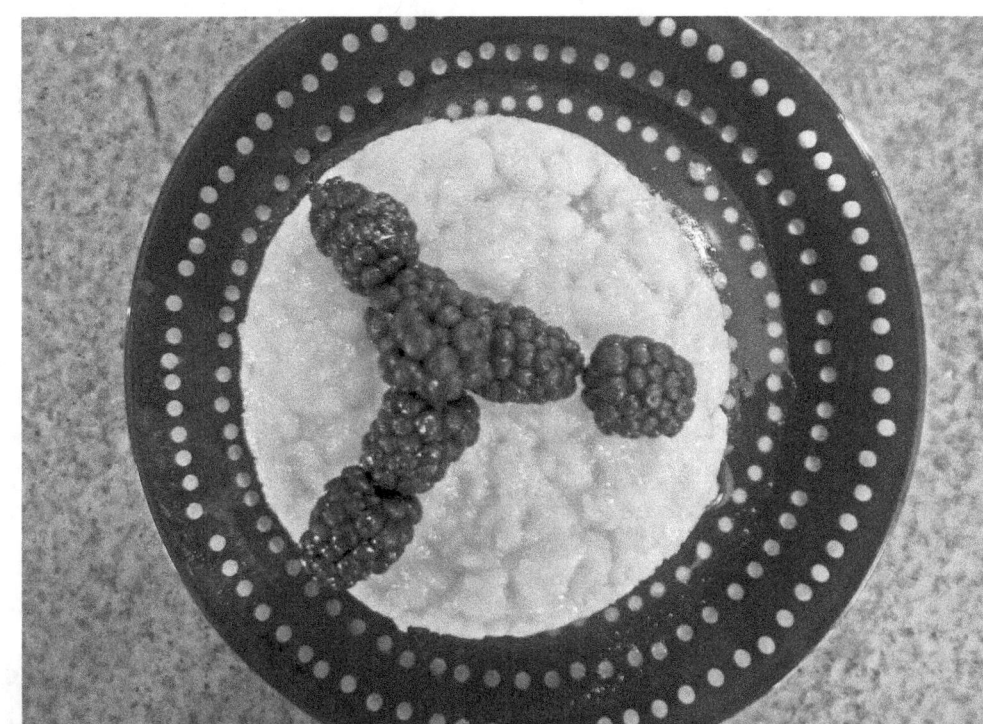

6. Postre de arroz con leche especial

Receta de Carmen / Delicioso y bajo en calorías
Tiempo de preparación: 30 minutos
8 porciones

Ingredientes

1 Taza de arroz blanco (grano entero y grande)
½ Taza de margarina "o" calorías
2 Tazas de jugo de manzana
2 Tazas de leche al 1% (sin grasa)
1 Taza de molazas o miel rebajada (o remplace con sustituto de azúcar "o" calorías)
1 Astilla grande de canela
1 Clavo de olor
1 Cucharadita de vainilla
1 Cucharada de canela en polvo
½ Taza de uvas blancas con agua o remplace poruvas pasas negras (raisins)
1 Taza de quezo cottage sin grasa

Preparación

En una olla de regular tamaño ponga a derretir la margarina y agregue el arroz previamente lavado y las 2 tazas de agua, la canela en astilla y el clavo de olor y deje cocinar a fuego muy lento hasta que el arroz haya absorbido toda el agua y esté casi tierno (de ser necesario, agregue más agua para lograr este punto), luego agregue la leche y deje cocinar hasta que el arroz esté abierto y espeso; agregue la molaza (o el sustituto de azúcar) y la vainilla y revuelva bien pero despacio y retire del fuego. Sirva el arroz en un recipiente para postres y agregue el quezo cottage y decore por encima con uvas y ciruelas pasas, previamente ciruelas pasas, remojadas en agua caliente (o vino) y coladas. Sirva las porciones en cada plato y espolvorée con la canela en polvo. Es un manjar para los niños.

182

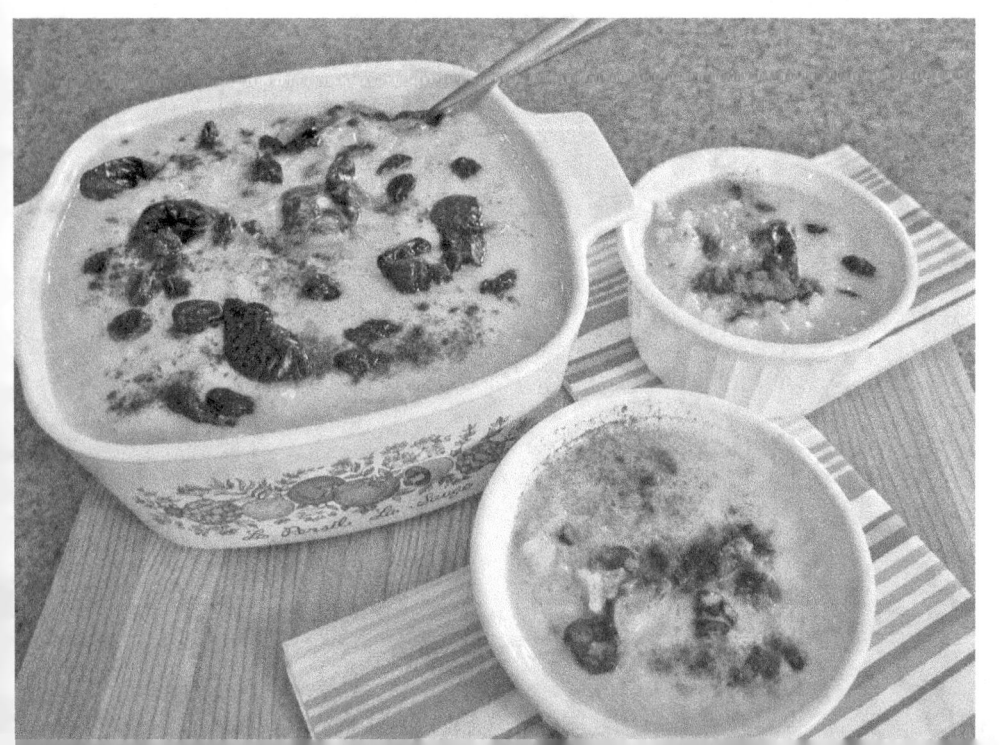

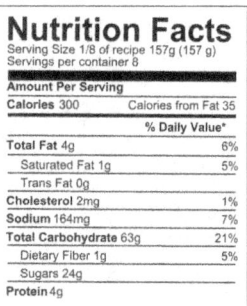

Nutrition Facts

Serving Size 1/8 of recipe 157g (157 g)
Servings per container 8

Amount Per Serving	
Calories 300	Calories from Fat 35
	% Daily Value*
Total Fat 4g	6%
Saturated Fat 1g	5%
Trans Fat 0g	
Cholesterol 2mg	1%
Sodium 164mg	7%
Total Carbohydrate 63g	21%
Dietary Fiber 1g	5%
Sugars 24g	
Protein 4g	

7. Postre de manzanas horneado al natural

Para Dieta Saludable
Tiempo de preparación: 30 minutos
4 porciones

Ingredientes

4 Manzanas rojas grandes
1 Taza de jugo natural de manzana (sin azúcar)
1 Taza de jugo de arándano (cramberry) natural y sin azúcar
½ Cucharadita de canela en polvo
1 Clavo entero
1 Astilla de canela entera
2 Cucharadas de margarina para dieta

Preparación

Ponga el horno a calentar a 400*F. Lave las manzanas bien y retire con un cuchillo largo el centro completo con las semillas. Luego, en un recipiente grande para hornear, untado con la margarina, ponga las 4 manzanas y agregue el jugo de manzana y el jugo de arándano, la canela en astilla y el clavo y por último rocíe sobre las 4 manzanas la canela en polvo; deje hornear por 30 minutos hasta que las manzanas se vean tiernas y jugosas.

Sirva en platos de postre y riéguelos con su jugo. Son deliciosas, nutritivas y muy buenas para la dieta.

Nutrition Facts	
Serving Size 1/4 of recipe 349g (348 g)	
Servings per container 4	
Amount Per Serving	
Calories 174	Calories from Fat 5
	% Daily Value*
Total Fat 1g	1%
Saturated Fat 0g	0%
Trans Fat 0g	
Cholesterol 0mg	0%
Sodium 6mg	0%
Total Carbohydrate 46g	15%
Dietary Fiber 6g	23%
Sugars 37g	
Protein 1g	

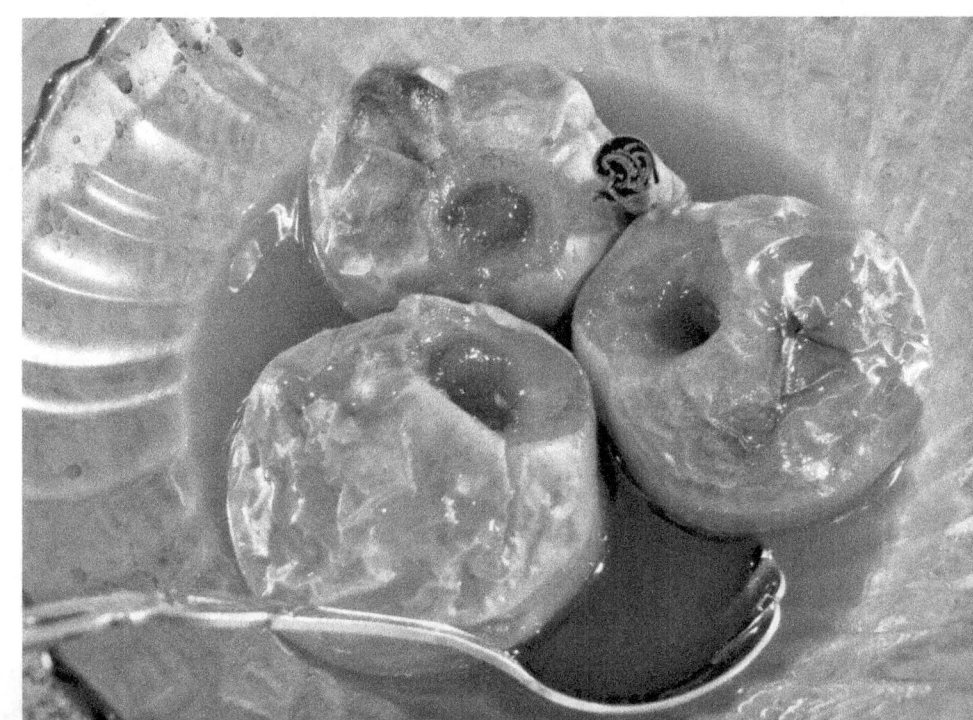

8. Crepes suzettes "Terraza Pasteur"

Tiempo de preparación: 10 minutos
4 porciones

Ingredientes

1 Limón rallado fino
1 Cucharada de mantequilla
1 Huevo
6 Cucharadas de harina de trigo
1 Pocillo de leche al 1%
1 Cucharadita de esencia de vainilla
6 Cucharadas de mermelada de frutas (sin azúcar) de cualquier sabor
3 Cucharadas de yogurt de vainilla para dieta
Aceite Canola en aerosol

Nota

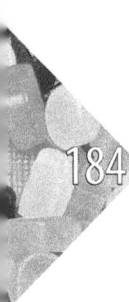

Se pueden preparar fríos o calientes y se pueden rellenar con diferentes ensaladas. Ej.: Ensalada de jamón con queso o ensalada de Atún o ensalada de vegetales o simplemente con un yogurt de frutas, etc.

Preparación

Ponga en la licuadora la ralladura de limón, mantequilla, huevo, harina, y leche y bata hasta conseguir una masa uniforme.

Luego, en una sartén del tamaño de un plato mediano, rocíe con el aceite y caliente; ponga una cantidad de masa muy delgada que apenas cubra la sartén y déjela dorar por un lado y luego voltéela para dorar la otra cara, sáquela y póngala en un plato para continuar con el relleno. Haga de igual manera con el resto de la masa.

Una vez preparados todos los crepes póngalos en los platos de servir y rellénelos con la mermelada, a su gusto; luego enróllelos y cúbralos con el yogurt para servir.

Este plato también es delicioso al desayuno.

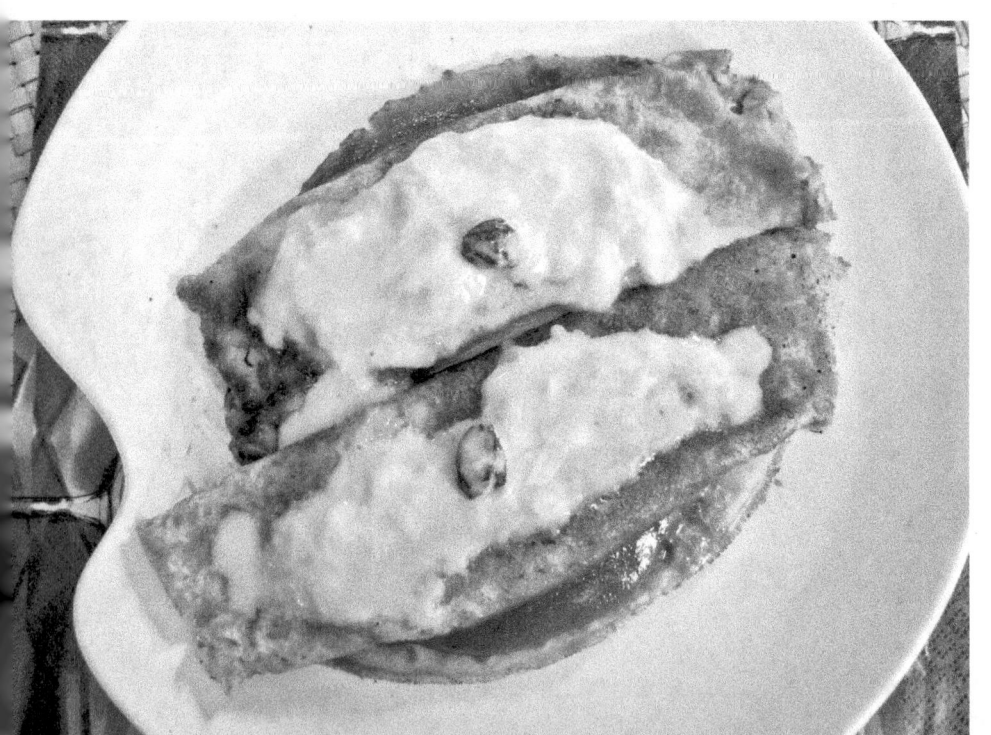

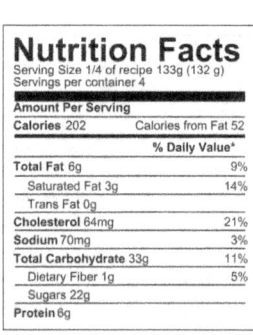

Nutrition Facts	
Serving Size 1/4 of recipe 133g (132 g)	
Servings per container 4	
Amount Per Serving	
Calories 202	Calories from Fat 52
	% Daily Value*
Total Fat 6g	9%
Saturated Fat 3g	14%
Trans Fat 0g	
Cholesterol 64mg	21%
Sodium 70mg	3%
Total Carbohydrate 33g	11%
Dietary Fiber 1g	5%
Sugars 22g	
Protein 6g	

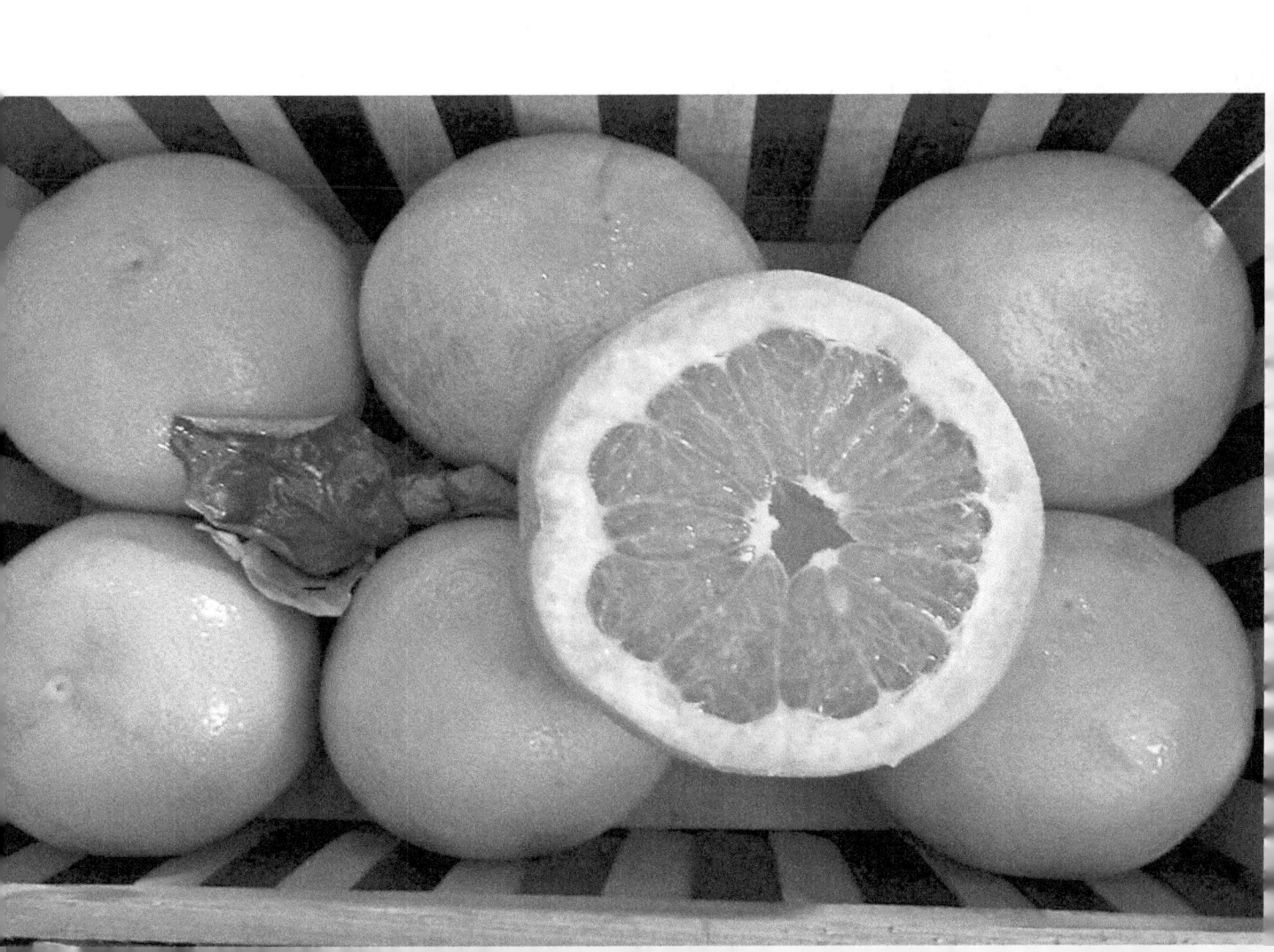

Índice de recetas

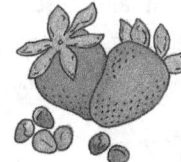

Glosario

APETITO: deseo natural de comer, especialmente cuando se dispone de alimento.

ANOREXIA NERVIOSA (AN): enfermedad que se caracteriza por: 1) renuncia a mantener un peso corporal normal; 2) intenso temor a subir de peso; 3) distorsión de la imagen corporal; y 4) amenorrea en las mujeres prosmenárquicas; puede ser: restrictiva o con exceso de comida/purgas.

ANTECEDENTES ALIMENTICIOS: registro alimenticio detallado; incluye un recordatorio de las 24 horas previas, cuestionarios sobre la frecuencia con que se toman alimentos y otras informaciones, como antecedentes de peso, cambios previos a la dieta, empleo de suplementos e intolerancias a ciertos alimentos.

ANTROPOMETRÍA: ciencia que estudia la medición del tamaño, peso y proporciones del cuerpo humano.

BULIMIA NERVIOSA (BN): enfermedad que se caracteriza por accesos iterativos de excesos alimenticios seguidos de métodos compensadores inadecuados como purgamiento, lo que incluye el vómito provocado por el propio paciente, o uso inadecuado de laxantes, diuréticos o enemas, o sin purgamiento, como someterse a ayuno deliberado o participar en ejercicio excesivo.

CAPRICHO ALIMENTICIO: periodo durante el cual los alimentos que antes eran atractivos ahora son rechazados o se pide un alimento específico en cada comida; suele observarse entre niños de entre dos y seis años de edad.

CONSUMO ADECUADO (AI): nivel de consumo diario recomendado con base en cálculos observados o determinados experimentalmente, del consumo de nutrimentos por un grupo (o grupos) de personas sanas; estas recomendaciones para los nutrientes se utilizan cuando no se ha podido determinar un requerimiento alimenticio recomendado (RDA).

CONSUMOS ALIMENTICIOS DIARIOS ESTIMADOS COMO SEGUROS Y ADECUADOS (ESADDI): rangos recomendados de consumo apropiado de nutrientes, para los cuales no se dispone de la suficiente información que permita establecer un requerimiento alimenticio recomendado.

CONSUMOS DIARIOS DE REFERENCIA: serie de referencias alimenticias para las etiquetas, basadas en los requerimientos alimenticios recomendados en 1968 para vitaminas y minerales; este término remplaza los requerimientos alimenticios recomendados en Estados Unidos, previamente utilizados para la información nutricional en productos alimenticios.

DATOS DEL CONSUMO ALIMENTICIO: comprenden información relacionada con el apetito y el consumo, los patrones de alimentación y las estimaciones del consumo típico de nutrientes.

DEPÓSITOS DE GRASA ANDROIDE: depósito de grasa alrededor de la cintura y la parte alta del abdomen; distribución de la grasa en forma de "manzana".

DETECCIÓN NUTRICIONAL: proceso que se utiliza para identificar problemas nutricionales y factores de riesgo.

DIARIO ALIMENTICIO: registro de las cantidades de todos los alimentos y líquidos que se consumen durante un periodo establecido, por lo general de tres a siete días; a menudo incluye información sobre el tiempo, lugar y situación del consumo de alimentos.

DIETA MUY BAJA EN CALORÍAS (VLCD): dieta que proporciona 800 Kcal. o menos por día.

DISTRIBUCIÓN GINECOIDE DE LA GRASA: deposito de la grasa en los muslos y las nalgas; distribución de grasa en forma de "pera".

EFECTO DE YO-YO: proceso de perder y aumentar de peso, varias veces durante la vida; a menudo se caracteriza por un mayor grado de gordura con cada ciclo. Es decir que se baja de peso, luego sube más peso del que se tenía.

ESTADO NUTRICIONAL: medición del grado en el cual se están cumpliendo las necesidades fisiológicas de nutrientes del individuo.

ETIQUETA DE CONTENIDO NUTRIMENTAL: información del contenido nutricional en los productos alimenticios, ideada para ayudar a los consumidores a seleccionar alimentos para incorporar en una dieta sana, utilizando la pirámide de alimentos y los lineamientos alimenticios.

EXCESO ALIMENTICIO: episodio de consumo de alimentos que se identifica por tres características particulares: 1) la cantidad de alimento que se consume es mayor que la que la mayoría de los individuos comerían en circunstancias similares; 2) el excesivo consumo de alimentos ocurre en un lapso de tiempo definido, por lo general (menos de 2 y 3 horas) el consumo de alimentos se acompaña de una sensación subjetiva de pérdida de control.

GRASA DE ALMACENAMIENTO: grasa que se acumula bajo la piel y alrededor de los órganos internos.

GRASA ESENCIAL: la grasa corporal localizada en sitios específicos, que se requiere para la subsistencia; aproximadamente 3% al 12% del peso corporal.

HIPERFAGIA: periodo de consumo excesivo de alimentos.

HIPERPLASIA: aumento en el tamaño del tejido por un incremento en el número de las células. En los infantes y adolescentes que aumentan de peso se presenta este proceso a nivel de las células adiposas, por lo cual se hace más difícil la reducción de peso porque se aumenta no sólo el tamaño de las células sino también la cantidad de las células grasosas.

HIPOFAGIA: periodo de menor consumo de alimentos.

IMAGEN CORPORAL: concepto mental de sí mismo, relacionado con la tasa de crecimiento y el cambio en las proporciones del cuerpo.

ÍNDICE DE MASA CORPORAL (BMI): Peso (kg)/estatura (m)^2; una definición del grado de adiposidad.

INSEGURIDAD ALIMENTARIA: disponibilidad limitada o incierta de alimentos nutritivamente adecuados y seguros, o capacidad limitada para adquirir alimentos aceptables en formas socialmente aceptables.

MODIFICACIÓN DEL ESTILO DE VIDA: examen de antecedentes, conductas y consecuencias inherentes a los hábitos de alimentación, ejercicio y patrones de pensamiento.

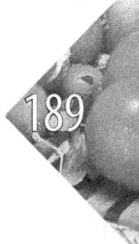

MORBILIDAD CONCOMITANTE: cualquier estado que acompaña la obesidad y que suele agravarse conforme aumenta el problema y a menudo mejora a medida que se trata satisfactoriamente.

NIVEL DE CONSUMO SUPERIOR TOLERABLE (UL): el máximo nivel de consumo diario de nutrimentos que tiene menos posibilidades de imponer riesgos de efectos adversos para la salud en casi todos los individuos, en la población general.

OBESIDAD: Es una condición caracterizada por la acumulación excesiva del estado de adiposidad (grasa corporal) en el cual el peso del cuerpo está por encima de lo ideal en más de un 10%, según la edad y hoy en día es considerada como un trastorno crónico y está basada en una predisposición que requiere un alto nivel de vigilancia y seguimiento con un tratamiento a largo plazo.

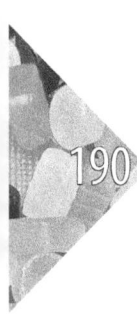

OBESIDAD MÓRBIDA: estado de adiposidad en el cual el peso corporal se encuentra 100% por arriba del peso corporal ideal; un índice de masa corporal (IMC/BMI) mayor de 39 en infantes y adolecentes. La presencia de factores de riesgo y enfermedad asociados con la obesidad mórbida, también son usados para establecer un diagnostico clínico de: Diabetes tipo 2, Hipercolesterinemia, Hipertensión. Apnea del sueño entre otros factores de riesgo que constituyen un peligro para la calidad de vida e indica la necesidad de un tratamiento clínico urgente para este tipo de obesidad.

PIRÁMIDE DE ALIMENTOS: traduce los requerimientos alimenticios de nutrientes que se estima satisfacen el requerimiento de la mitad de los individuos sanos en un grupo.

PRECRIPCIÓN DE DIETA: designa tipo, cantidad y frecuencia de la alimentación; puede incluir cantidades y formas, proteínas, carbohidratos, grasas, líquidos, vitaminas y minerales.

RAZÓN CINTURA: CADERA (WHR): La relación de la medida de la cintura con la medida de la cadera; método para valorar la distribución de la grasa.

REBOTE DE ADIPOSIDAD: fenómeno de crecimiento normal que ocurre alrededor de los seis años de edad, cuando aumenta la grasa corporal de un niño.

REQUERIMIENTO PROMEDIO ESTIMADO (EAR): valor del contenido de nutrientes que se estima satisface el requerimiento de la mitad de los individuos sanos en un grupo.

REQUERIMIENTOS ALIMENTICIOS RECOMENDADOS (RDA): cantidad de nutrientes que se requiere para satisfacer los requerimientos de casi toda la población sana (97 a 98%).

SOBREPESO: estado en el cual el peso sobrepasa una norma entre 5% a 10 % basada en la estatura, según la edad.

TRASTORNO DE EXCESO ALIMENTICIO (BED): trastorno que se caracteriza por excesos de consumo de comida por lo menos dos veces a la semana, durante un periodo de seis meses.

TRANSTORNO DE LA ALIMENTACIÓN: conductas anormales relacionadas con el alimento y su ingestión, las cuales incluyen ayuno, excesos alimenticios, vómito, abuso de laxantes o ejercicio excesivo acompañado de ideas no realistas sobre los alimentos, imagen corporal distorsionada y anormalidades psicológicas y del desarrollo.

VALOR DIARIO (DV): término de referencia en las etiquetas de alimentos para ayudar a los consumidores a seleccionar una dieta sana; consta de dos tipos de referencias, los consumos diarios de referencia y los valores diarios de referencia.

VALORACIÓN NUTRICIONAL: la ciencia determina el estado nutricional mediante el análisis de los antecedentes médicos, alimenticios y sociales de un individuo; los datos antropométricos, los datos bioquímicos y las interacciones de medicamentos y nutrientes.

VALORES DIARIOS DE REFERENCIA (DRV): una serie de referencias alimenticias para las etiquetas de alimentos que constan de nutrientes (con excepción de la proteína), para los cuales no existían normas previas; los valores diarios de referencia se han establecido para grasa, ácidos grasos saturados, colesterol, carbohidratos total, proteína, fibra, sodio y potasio.

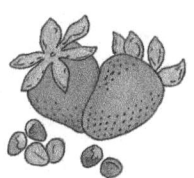

Bibliografía

NUTRICIÓN Y DIETOTERAPIA. Krausel Kathleen Mahan, MS,RD,CDE Sylvia Escott-Stum, MA, RD, LDN. McGraw Hill. Interamericana Editores,S.A. Décima edición, ISBN 0-7216-7904-8

ALIMENTACIÓN Y DIETOTERAPIA. P.Cervera; J. Clapes; R. Rigolfas. McGraw Hill Interamericana Editores,S.A. ISBN 84-7605-427-0

TRATADO DE PEDIATRIA W.E. Nelson, MD V.C. Vaughan III, MD. R.J. McKay, MD. Salvat Editores, S.A. ISBN 0-7216-9018-1

Artículos

1. NIÑOS OBESOS…adultos diabéticos. Revista Nexos – Septiembre 2008.

2. THE NEW YORK TIMES - Suplemento. La obesidad en los niños. Publicado en enero de 2006 con la participación de la Universidad de San Francisco, California. UCSF, Kaiser Permanente la Universidad de California UCLA, junto con otras instituciones en la batalla contra el flagelo de la obesidad en los niños.

3. THE NEW YORK TIMES. Sección salud. Publicado en septiembre 2008. Habla de las diferentes formas de cirugía como el Bypass Gástrico.

4. CHILDREN HOSPITAL DE BOSTON, UNIVERSIDAD DE MICHIGAN. Haga funcionar la nutrición en niños que estan creciendo. Abril 2008.

5. UNIVERSIDAD DE HARVARD, USA. Dpto. de Nutrición y Salud Pública. Artículo publicado en 09/30/2008. Está dedicado al rol de los padres para prevenir la obesidad de sus hijos.

6. THE JOHN HOPKINS CHILDREN CENTER (USA). Publicado en febrero de 2008

Dice: "La obesidad en los niños vista como una manera de saciarse en La TV. de habla hispana.

7. YES, WE CAN! Programa Especial del Gobierno Americano desde 1980, para la lucha contra la obesidad infantil, en el cual participan varias entidades como The Nacional Heart, Luna and Blood Institute (NHLBI) y la American Academy of Pediatrics (AAP).

8. KIDSHEALTH – Organización Americana. El sobrepeso y la obesidad infantil. Publicado en febrero 12, 2005.

9. BRITISH MEDICAL ASSOCIATION / Reporte sobre la obesidad Infantil. Publicado en 2008.

10. LE FIGARO, Francia. Publicado en 10/01/2008. Jornada para detectar la obesidad infantil.

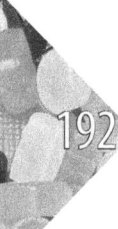

11. HAMILTON, Canadá / MCMASTER University. Actualmente realiza una investigación del Instituto de "Población Salud", sobre el predominio de la obesidad infantil y su tratamiento.

Anexo

12. MANUAL DE PUERICULTURA. Asociación Española de Pediatría. Doctor Valentín Pineda. Consultor en Pediatría.

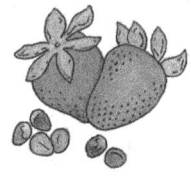

Notas y Metas Personales

Notas y Metas Personales

Notas y Metas Personales

Notas y Metas Personales